Nicole Wagner

Arbeitsbuch Nerven

AF546018

Nicole Wagner

Arbeitsbuch Nerven

für Mediziner und Physiotherapeuten

Zeichnen, Lernen, Verstehen

ELSEVIER

Elsevier GmbH, Bernhard-Wicki-Str. 5, 80636 München, Deutschland
Wir freuen uns über Ihr Feedback und Ihre Anregungen an kundendienst@elsevier.com
ISBN 978-3-437-44180-6

Alle Rechte vorbehalten
1. Auflage 2023
© Elsevier GmbH, Deutschland

Wichtiger Hinweis
Die medizinischen Wissenschaften unterliegen einem sehr schnellen Wissenszuwachs. Der stetige Wandel von Methoden, Wirkstoffen und Erkenntnissen ist allen an diesem Werk Beteiligten bewusst. Sowohl der Verlag als auch die Autorinnen und Autoren und alle, die an der Entstehung dieses Werkes beteiligt waren, haben große Sorgfalt darauf verwandt, dass die Angaben zu Methoden, Anweisungen, Produkten, Anwendungen oder Konzepten dem aktuellen Wissensstand zum Zeitpunkt der Fertigstellung des Werkes entsprechen.
Der Verlag kann jedoch keine Gewähr für Angaben zu Dosierung und Applikationsformen übernehmen. Es sollte stets eine unabhängige und sorgfältige Überprüfung von Diagnosen und Arzneimitteldosierungen sowie möglicher Kontraindikationen erfolgen. Jede Dosierung oder Applikation liegt in der Verantwortung der Anwenderin oder des Anwenders. Die Elsevier GmbH, die Autorinnen und Autoren und alle, die an der Entstehung des Werkes mitgewirkt haben, können keinerlei Haftung in Bezug auf jegliche Verletzung und/oder Schäden an Personen oder Eigentum, im Rahmen von Produkthaftung, Fahrlässigkeit oder anderweitig übernehmen.

Für die Vollständigkeit und Auswahl der aufgeführten Medikamente übernimmt der Verlag keine Gewähr.
Geschützte Warennamen (Warenzeichen) werden in der Regel besonders kenntlich gemacht (®). Aus dem Fehlen eines solchen Hinweises kann jedoch nicht automatisch geschlossen werden, dass es sich um einen freien Warennamen handelt.

Bibliografische Information der Deutschen Nationalbibliothek
Die Deutsche Nationalbibliothek verzeichnet diese Publikation in der Deutschen Nationalbibliografie; detaillierte bibliografische Daten sind im Internet über https://www.dnb.de abrufbar.

23 24 25 26 27 5 4 3 2 1

Für Copyright in Bezug auf das verwendete Bildmaterial siehe Abbildungsnachweis

Das Werk einschließlich aller seiner Teile ist urheberrechtlich geschützt. Jede Verwertung außerhalb der engen Grenzen des Urheberrechtsgesetzes ist ohne Zustimmung des Verlages unzulässig und strafbar. Das gilt insbesondere für Vervielfältigungen, Übersetzungen, Mikroverfilmungen und die Einspeicherung und Verarbeitung in elektronischen Systemen.

In ihren Veröffentlichungen verfolgt die Elsevier GmbH das Ziel, genderneutrale Formulierungen für Personengruppen zu verwenden. Um jedoch den Textfluss nicht zu stören sowie die gestalterische Freiheit nicht einzuschränken, wurden bisweilen Kompromisse eingegangen. Selbstverständlich sind **immer alle Geschlechter** gemeint.

Planung: Dr. Konstanze Knies
Projektmanagement: Dr. Andrea Beilmann
Redaktion: Birgit Prosinger, München
Bildredaktion und Rechteklärung: Lea Aufenvenne
Abbildungen: Die anatomischen Zeichnungen wurden von Frau PD Dr. Nicole Wagner, Würzburg erstellt.
Herstellung: Dietmar Radünz, Leipzig
Artwork: abavo GmbH, Buchloe/Deutschland
Satz: STRAIVE, Puducherry/Indien
Druck und Bindung: Drukarnia Dimograf Sp. z o. o., Bielsko-Biała/Polen
Umschlaggestaltung: SpieszDesign, Neu-Ulm
Titelbild: PD Dr. Nicole Wagner, Würzburg; SpieszDesign, Neu-Ulm

Aktuelle Informationen finden Sie im Internet unter www.elsevier.de

Vorwort

Neuroanatomie ist faszinierend – und unglaublich komplex ...

Beim Erlernen von Aufbau und Funktion des Nervensystems führen viele Wege zum Ziel, das Lernen am Körperspender, an Modellen, mithilfe von Atlanten, Lehrbüchern und digitalen Plattformen. Eine weitere Möglichkeit ist das Einzeichnen der Zusammensetzung von Nerven, ihres Verlaufs oder das Markieren ihrer sensorischen Versorgungsgebiete in übersichtlichen Grafiken. Der Lernerfolg dieses Vorgehen wird von verschiedenen Theorien unterstützt, nach denen Lerninhalte leichter im Gedächtnis gespeichert und wieder abgerufen werden können, wenn sie aktiv reproduziert werden.

In diesem Buch werden nur die Organisation der Spinalnerven und die sich aus ihnen formierenden peripheren Nerven und deren Versorgungsgebiete betrachtet. Dieses Wissen ist zum einen für das Verständnis dieser Strukturen während des vorklinischen makroskopischen Kurses der Anatomie essenziell, zum anderen stellen Läsionen peripherer Nerven oder Kompressionen von Nervenwurzeln mit radikulären Symptomen einen beträchtlichen Anteil der Indikationen dar, die zu Vorstellungen in der Neurologie führen. Aus diesem Grund ist die genaue Kenntnis der Spinalnerven und die sich aus ihnen zusammensetzenden peripheren Nerven und ihrer Versorgungsgebiete auch diagnostisch von großer Bedeutung!

Die Idee zu diesem Buch knüpft an das bewährte Konzept des "*Arbeitsbuch Muskeln*" an. Die von mir erstellten Grafiken sollen Vorlagen zum Einzeichnen der Zusammensetzung peripherer Nerven und ihres detaillierten Verlaufs oder auch zum Markieren der sensorischen Versorgungsgebiete liefern und es in Verbindung mit den Texten im Lösungskapitel ermöglichen, das Wissen über diese Nerven und ihre klinische Relevanz auf eine neue didaktische Weise zu vertiefen.

Eine besondere zeichnerische Begabung ist dazu nicht nötig. Vielmehr sind es die Überlegungen als Vorarbeit zum ersten Strich: Aus welchen Rückenmarkssegmenten setzt sich ein peripherer Nerv zusammen, wie ist sein Verlauf, welche Äste gibt er ab und wo ziehen diese hin, welches sind seine sensorischen und motorischen Versorgungsgebiete? Welche sensorischen Versorgungsgebiete anderer Nerven liegen angrenzend/überlappend? Wie ist die klinische Symptomatik beim Ausfall des entsprechenden Nervs, habe ich diese im Zusammenhang mit dem Wissen über seine sensorischen und motorischen Versorgungsgebiete wirklich verstanden? Das Umsetzen all dieser Gedanken in einigen wenigen Strichen soll es ermöglichen, das komplexe Wissen der peripheren Nerven in idealer Weise zu vertiefen.

Das Sobotta Arbeitsbuch Nerven richtet sich an Studierende der Medizin und Zahnmedizin, die im Rahmen ihrer praktischen Kurse und begleitenden Vorlesungen das komplexe Wissen der peripheren Nerven und ihrer Ziele in der Theorie erlernen und dann selbstständig auf den Körperspender oder das Modell übertragen sollen. Die detaillierte Beschreibung des Verlaufs der peripheren Nerven in Bezug auf Leitmuskeln oder wichtige topografische Strukturen im Lösungskapitel und die Beschreibung der Versorgungsgebiete sollen hierfür eine Hilfestellung bieten. Dieses Buch richtet sich aber auch an Schüler der Physiotherapie sowie Studierende der Medizin höherer Semester und Ärztinnen und Ärzte in der Weiterbildung, die sich im Rahmen ihrer praktischen Arbeit, Weiterbildung oder fachärztlichen Spezialisierung mit den spezifischen Läsionen peripherer Nerven und ihrer Symptomatik beschäftigen.

Selbstverständlich sind alle Anmerkungen, Anregungen und Verbesserungsvorschläge herzlich willkommen, um dieses Buch weiter zu verbessern und nach Ihren Wünschen und Ihrem Bedarf gestalten zu können.

Ich wünsche allen Leserinnen und Lesern viel Erfolg beim Erlernen dieses komplexen Kapitels der Neuroanatomie und viel Freude bei der Arbeit mit diesem Buch!

Würzburg, Sommer 2023

PD Dr. Nicole Wagner, Institut für Anatomie und Zellbiologie, Universität Würzburg

Danksagung

Bedanken möchte ich mich vor allem bei PD Dr. Stefan Hübner, der das Arbeitsbuch Nerven gelesen und mit seinen kritischen und konstruktiven Anmerkungen die Qualität dieses Buches verbessert hat.

Mein Dank gilt allen Mitarbeitern und Mitarbeiterinnen des Lektorats und des Elsevier-Verlags für die harmonische und konstruktive Zusammenarbeit. Mein besonderer Dank gilt Frau Dr. Konstanze Knies und Frau Dr. Andrea Beilmann, die dieses Projekt zusammen mit mir entworfen und redaktionell begleitet haben.

Würzburg, Sommer 2023

PD Dr. Nicole Wagner

Benutzerhinweise

Dieses Buch gliedert sich in Aufgaben- und dazugehörige Lösungskapitel.

Die **Aufgabenkapitel** enthalten die folgenden Elemente, die den Anwender zum Nachdenken und zur Rekapitulation des Gelernten anregen sollen und dazu dienen, das Gelernte aktiv durch das schematische Zeichnen jedes peripheren Nervens anzuwenden und zu vertiefen:

- Eine Aufforderung, die Rückenmarkssegmente zu benennen, aus denen sich der periphere Nerv zusammensetzt und dessen segmentalen Aufbau in eine Zeichenvorlage einzuzeichnen, welche den Nervenplexus des relevanten Abschnittes des Rückenmarks zeigt.
- Eine Aufforderung, die Äste, deren Verlauf sowie die sensorischen und motorischen Innervationsgebiete des peripheren Nervens zu beschreiben.
- Eine Aufforderung, den Verlauf des peripheren Nervens und seiner Äste schematisch in eine Zeichenvorlage einzuzeichnen, welche die Elemente des relevanten Abschnittes des Menschen zeigt.
- Eventuell eine Aufforderung, das sensorische Innervationsgebiet des peripheren Nervens schematisch in einer Zeichenvorlage zu markieren, welche die sensorische Innervation der relevanten Extremität zeigt.
- Eine Aufforderung, die Klinik bei Ausfall dieses Nervens zu beschreiben.

Die **Lösungskapitel** dieses Buches enthalten die folgenden Elemente, durch die das erarbeitete Wissen dauerhaft gefestigt werden soll:

- Lerntexte, die in gut verständlicher und ausformulierter Form die wesentlichen Informationen zu jedem peripheren Nerven beinhalten. Diese Lerntexte enthalten Informationen zu Zusammensetzung, Verlauf, Ästen und Innervationsgebieten jedes peripheren Nervens und ggf. seiner klinischen Relevanz und greifen so alle wichtigsten prüfungs- und examensrelevanten Fakten auf.
- Eine kurze und prägnante Zusammenfassung der motorischen und sensorischen Innervationsgebiete des peripheren Nervens zur schnellen systematischen Wiederholung oder Wissensvertiefung.
- Eine Grafik des Nervenplexus, in welcher die Zusammensetzung des peripheren Nervens schematisch eingezeichnet wurde.
- Eine oder mehrere Abbildung(en) des Verlaufs des peripheren Nervens und detaillierte Darstellung seiner Äste.
- Eventuell eine oder mehrere Abbildung(en) des/r sensorischen Innervationsgebiete(s) des peripheren Nervens.
- Eventuell eine oder mehrere Abbildung(en) der typischen Symptomatik nach Läsion des peripheren Nervens.

Beim **Einzeichnen der Nerven, ihrer Äste und ggf. der sensorischen Innervationsgebiete** sollen folgende Hinweise berücksichtigt werden:

- Achten Sie beim Zeichnen darauf, auf welche Körperseite die Nerven und ihre Äste eingezeichnet werden sollen.
- Beachten Sie ggf. zusätzliche Hinweise in den einzelnen Aufgabenkapiteln.
- Verwenden Sie beim Zeichnen am besten einen spitzen Buntstift.
- Markieren Sie das sensorische Innervationsgebiet des entsprechenden Nerven am besten mit einem Bundstift und rufen Sie sich die peripheren Nerven in Erinnerung, welche die angrenzenden/überlappenden Gebiete sensorisch versorgen.

Abkürzungen

Singular:
Plural:

N. = Nervus
Nn. = Nervi

R. = Ramus
Rr. = Rami

A. = Arteria
Aa. = Arteriae

V. = Vena
Vv. = Venae

M. = Musculus
Mm. = Musculi

Art. = Articulatio
PNS = Peripheres Nervensystem
ZNS = Zentrales Nervensystem
ENS = Enterisches Nervensystem
C = zervikal
Th = Thorakal
L = Lumbal
S = Sakral

Fehler gefunden?

An unsere Inhalte haben wir sehr hohe Ansprüche. Trotz aller Sorgfalt kann es jedoch passieren, dass sich ein Fehler einschleicht oder fachlich-inhaltliche Aktualisierungen notwendig geworden sind.
Sobald ein relevanter Fehler entdeckt wird, stellen wir eine Korrektur zur Verfügung. Mit diesem QR-Code gelingt der schnelle Zugriff.

https://else4.de/978-3-437-44180-6

Wir sind dankbar für jeden Hinweis, der uns hilft, dieses Werk zu verbessern. Bitte richten Sie Ihre Anregungen, Lob und Kritik an folgende E-Mail-Adresse: kundendienst@elsevier.com

Inhaltsverzeichnis

I Aufgaben

Peripheres Nervensystem

1

Das periphere Nervensystem (PNS) umfasst alle Anteile des Nervensystems, die außerhalb von Gehirn und Rückenmark (dem zentralen Nervensystem, ZNS) liegen. Es verbindet Gehirn (Encephalon) und Rückenmark (Medulla spinalis) mit der Peripherie des Körpers und leitet somit Signale aus der Peripherie zum ZNS und umgekehrt von Gehirn und Rückenmark zur Körperperipherie. Funktionell können die beiden Systeme nicht getrennt werden. Die Abgrenzung zwischen PNS und ZNS erfolgt unter topografischen sowie entwicklungsbiologischen Aspekten.

Das periphere Nervensystem kann unter Berücksichtigung funktioneller Aspekte folgendermaßen untergliedert werden:

- somatisches (willkürliches) Nervensystem
  - motorische (efferente) Neuronen
  - sensorische (afferente) Neuronen
- vegetatives (autonomes) Nervensystem
  - sympathisches Nervensystem (Sympathikus)
  - parasympathisches Nervensystem (Parasympathikus)
  - enterisches Nervensystem (ENS)

In diesem Buch wird nur die Organisation des somatischen Nervensystems betrachtet, also der Teil des PNS, dessen sensorische (afferente) Neuronen über verschiedene Rezeptoren aufgenommene Sinneseindrücke an das ZNS weiterleiten und dessen motorische (efferente) Neuronen die Signale aus dem ZNS für die Innervation der Skelettmuskulatur weiterleiten.

Die Organisation des vegetativen Nervensystems, das für die Aufrechterhaltung der Homöostase des Körpers zuständig ist und die Funktion der inneren Organe kontrolliert, ist nicht Bestandteil dieses Buches.

Im PNS lassen sich weiterhin zwei verschiedene Arten von Nerven unterscheiden:

Die Hirnnerven (Nn. craniales, Nn. encephali, 12 Paare) stehen mit dem Gehirn in Verbindung, sie werden in diesem Buch nicht berücksichtigt.

Die Spinalnerven (Nn. spinales, 31–33 Paare) stehen mit dem Rückenmark (Medulla spinalis) in Verbindung. Die sich aus Spinalnerven formierenden peripheren Nerven und deren Innervationsgebiete bilden die Thematik dieses Buches.

1.1 Organisation der Spinalnerven

Entsprechend der metameren Gliederung der Wirbelsäule und des Rückenmarks existieren 31 Paare von Spinalnerven, die nach ihrem jeweiligen Rückenmarkabschnitt benannt sind.

- 8 Halsnerven (Nn. cervicales)
- 12 Brustnerven (Nn. thoracici)
- 5 Lumbalnerven (Nn. lumbales)
- 5 Sakralnerven (Nn. sacrales)
- 1 Coccygealnerv (N. coccygeus)

Das Rückenmark wird unter funktionellen Aspekten in 31 Segmente untergliedert. Jedes Segment ist mit einem Spinalnervenpaar verbunden (Spinalsegment, spinales Segment). Aus dem Rückenmark treten die Spinalnerven beidseits in regelmäßigen Abständen aus den Zwischenwirbellöchern (Foramina intervertebralia) der Wirbelsäule aus. Der Austritt erfolgt, mit Ausnahme des 1. Spinalnervs (C1), der zwischen dem Hinterhauptbein (Os occipitale) und dem ersten Halswirbel austritt, und mit Ausnahme der 2.–7. Spinalnerven, die oberhalb des entsprechenden Wirbelkörpers austreten, immer unterhalb des zugehörigen Wirbelkörpers. Im Bereich des Kreuzbeins (Os sacrum) sind es die Foramina sacralia anteriora et posteriora, aus denen die Spinalnerven austreten.

Jeder der sehr kurzen, gemischten Spinalnerven (Ausnahme C1) wird durch die Vereinigung einer Vorderwurzel (Radix anterior) – aus Bündeln von motorischen (efferenten) Nervenfasern bestehend – und einer Hinterwurzel (Radix posterior) – aus Bündeln von sensorischen (afferenten) Nervenfasern bestehend – gebildet. In die Hinterwurzel ist das Spinalganglion eingelagert (Ganglion n. spinalis), in dem sich die Zellkörper der sensorischen pseudounipolaren Neuronen befinden. Die Wurzeln der Spinalnerven verlaufen von der Oberfläche des Rückenmarks zunächst frei im Subarachnoidalraum, anfangs nahezu horizontal, weiter kaudalwärts zunehmend steiler (unter Bildung der Cauda equina) auf das entsprechende Foramen intervertebrale zu. Im entsprechenden Foramen intervertebrale vereinigen sich die Wurzeln zum jeweiligen Spinalnerv. Der nur circa 10 mm lange Stamm des Spinalnervs (Truncus nervi spinalis) teilt sich meist schon am Ausgang des Foramen intervertebrale in verschiedene Äste auf:

- einen stärkeren **R. anterior** (R. ventralis) für die Innervation der ventrolateralen Rumpfwand (über 11 Nn. intercostales und einen N. subcostalis) sowie des Halses und der Extremitäten (durch Bildung der Nervenplexus)
- einen schwächeren **R. posterior** (R. dorsalis) für die Innervation der dorsalen Leibeswand (mit Rr. musculares zur Innervation der autochthonen Rückenmuskulatur und Rr. cutanei posteriores zur Innervation der Haut des Rückens)
- einen **R. meningeus** (R. recurrens), der über das Foramen intervertebrale zurück in den Wirbelkanal zieht, um die Rückenmarkshäute (Meningen) zu innervieren.
- **Rr. communicantes albi** und **grisei** (nur auf Höhe von Th1–L2), welche präganglionäre (Rr. communicantes albi) und postganglionäre (Rr. communicantes grisei) Nervenfasern führen, die mit dem Grenzstrang (Truncus sympathicus) in Verbindung stehen.

Die segmentalen Spinalnerven sind gemischte Nerven, da sie somatoefferente (motorische, z.T. auch viszeroefferente) und sensorische Fasern enthalten. Die Rr. anteriores und Rr. posteriores sind ebenfalls (mit einer Ausnahme: C1) gemischte Nerven.

Da jedem Rückenmarkssegment genau ein Spinalnervenpaar zugeordnet ist, sind ihm dadurch ebenfalls auch die Muskeln und Hautareale, die von diesen Spinalnerven innerviert werden, sowie die Reflexbögen, die über diesen Spinalnerven verlaufen, zugeteilt.

Daher führt der funktionelle Ausfall eines Rückenmarkssegments oder eines Spinalnervs zu funktionellen Beeinträchtigungen bestimmter Muskeln, sensorischen Störungen in definierten Hautarealen und der Abschwächung bestimmter Reflexe.

Das sensorische Gebiet, das einem Rückenmarkssegment und damit auch dem zugehörigen Spinalnerv zugeordnet ist, wird als **Dermatom** bezeichnet.

Da die Innervation der Dermatome durch genau ein Spinalganglion mit der entsprechenden Hinterwurzel erfolgt, spricht man von einer **radikulären Innervation** und stellt diese der **peripheren Innervation** der Haut durch einzelne periphere Nerven gegenüber.

Das motorische Gebiet, das einem Rückenmarkssegment und damit auch dem zugehörigen Spinalnerv zugeordnet ist, wird als **Myotom** bezeichnet. Die Bestimmung der Muskeln, die einem Spinalnerv zuzuordnen sind, ist allerdings schwieriger, da während der embryonalen Entwicklung die Myotome mehrerer Rückenmarkssegmente miteinander fusionieren und so zur Innervation eines Muskels beitragen. Es gibt dennoch definierte Leitmuskeln sowie Reflexbögen, die vom Ausfall eines Rückenmarkssegments besonders betroffen sind, Muskelkraft und Reflexstärke sind dann vermindert.

Dermatome werden in den Lehrbüchern zur besseren Vorstellung durch klare Linien voneinander getrennt. In der Realität überlappen allerdings benachbarte Dermatome erheblich, d. h., das entsprechende sensorische Hautareal wird an beiden Seiten von sensorischen Nervenfasern der benachbarten Rückenmarkssegmente innerviert. Man geht davon aus, dass diese Überlappung für das Empfinden von Berührungsreizen stärker ausgeprägt ist als für die Empfindung von Schmerzen oder Temperaturreizen. In der Regel wird der sensorische Ausfall eines Dermatoms erst dann offensichtlich, wenn mindestens 2–3 benachbarte Hinterwurzeln geschädigt sind.

Bei umschriebenen Verletzungen des Rückenmarks oder Kompression der jeweiligen Nervenwurzeln, beispielsweise durch Bandscheibenvorfälle, kann anhand der charakteristischen sensorischen und motorischen Beeinträchtigungen die Lokalisation der Läsion ermittelt werden.

Bei diesen radikulären Läsionen und Störungen spielt die Dermatom- und Kennmuskeldiagnostik eine entscheidende Rolle.Für die neurologische Diagnostik ist nicht nur die Ermittlung der Höhe der Läsion, sondern auch die Bestimmung der Art der Läsion von Bedeutung, d. h., ist die Läsion auf Rückenmarksebene und hat somit eine radikuläre Symptomatik zur Folge oder ist die Läsion auf Höhe des peripheren Nervs.

Da sich die meisten peripheren Nerven aus mehreren Wurzeln zusammensetzen, führt die Läsion eines peripheren Nervs zu ganz spezifischen Störungen in dem dem Nerv zugeordneten sensorischen Innervationsgebiet (Beeinträchtigung der Oberflächensensorik, Schmerzen) sowie in der motorischen Innervation spezifischer Muskeln (Paresen, Reflexabschwächung).

Läsionen peripherer Nerven oder Kompressionen von Nervenwurzeln mit radikulären Symptomen stellen einen beträchtlichen Anteil der Indikationen dar, die zu Vorstellungen in der Neurologie führen. Aus diesem Grund ist die genaue Kenntnis der peripheren Nerven, ihrer Äste und Innervationsgebiete diagnostisch von großer Bedeutung!

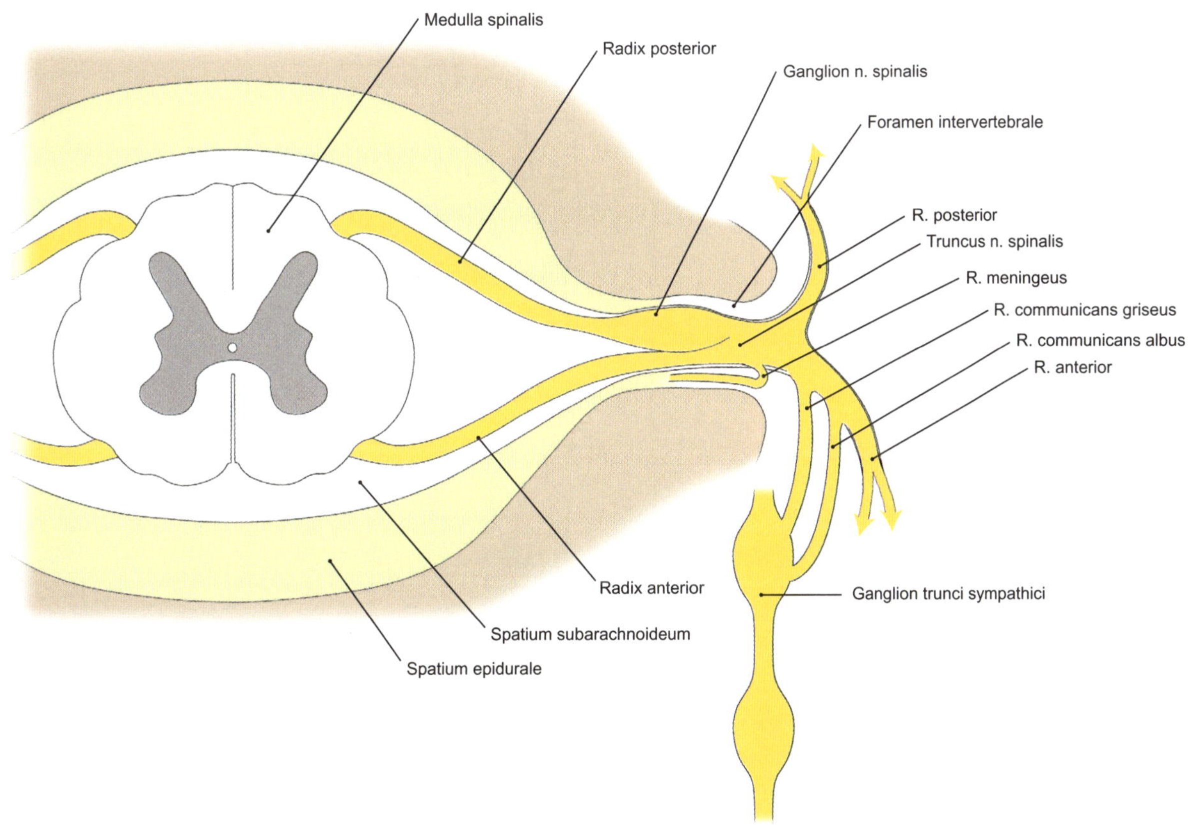

Abb. 1.1 Aufbau eines Spinalnervs (thorakales Rückenmarkssegment) und seiner Äste.

Aufgabe: Beziffern Sie die Dermatome in ➤ Abb. 1.2

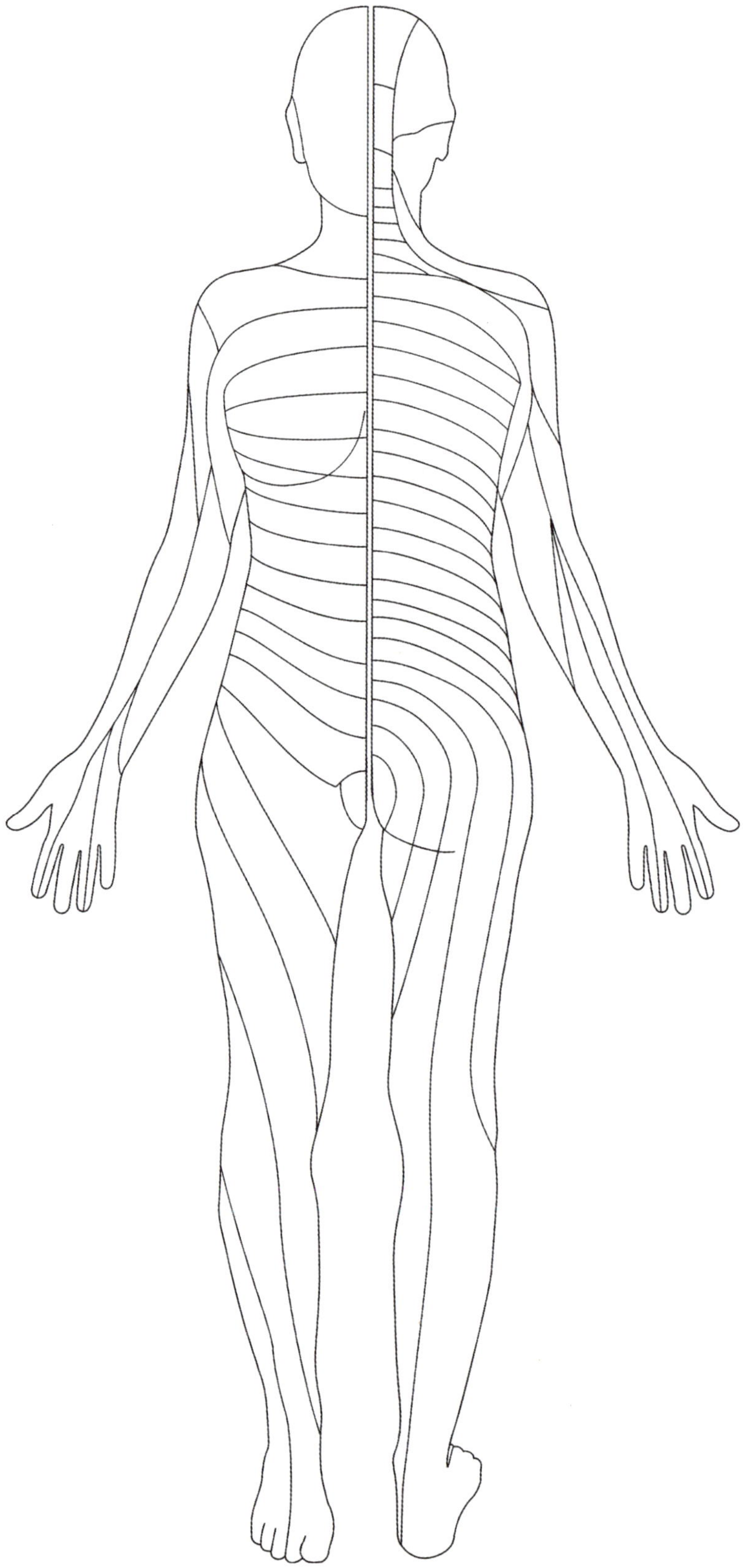

Abb. 1.2 Segmentale Innervation der Haut (Dermatome), Ansicht von ventral und dorsal.

1.2 Plexusbildung

Im Bereich des Halses, Armes und im Lenden-Kreuzbein-Bereich weisen die Rr. anteriores als Besonderheit die Bildung von Nervengeflechten, sogenannten Plexus, auf. Die Plexus dienen dem Austausch von Nervenfasern und sind die Konsequenz der Aufhebung der ursprünglichen Metamerie der ventrolateralen Leibeswand in der Embryonalentwicklung im Bereich des Halses und der Extremitäten. Der überwiegende Teil der Thorakalnerven hingegen bildet keine Nervenplexus, hier bleibt die ursprüngliche segmentale Gliederung weitgehend erhalten.

Eine Plexusbildung erfolgt durch die Rr. anteriores folgender Spinalnerven:

- Spinalnerven der Segmente C1–C4 (Plexus cervicalis)
- Spinalnerven der Segmente C5–Th1 (Plexus brachialis)
- Spinalnerven der Segmente Th12–L4 (Plexus lumbalis)[1]
- Spinalnerven der Segmente L4–S4 (Plexus sacralis)[1]

Die Bildung der Plexus hat für die daraus hervorgehenden peripheren Nerven folgende Konsequenzen, die für das Verständnis der Unterscheidung der Läsion peripherer Nerven von der Läsion der Spinalnerven auf Rückenmarksebene von großer Bedeutung sind:

- Die Nervenfasern, die aus einem R. anterior hervorgehen, werden meistens auf mehrere periphere Nerven aufgeteilt.
- Ein peripherer Nerv führt Nervenfasern mehrerer Rr. anteriores.
- Die Rr. musculares für die Innervation eines Muskels führen meistens Nervenfasern aus mehreren Rückenmarkssegmenten.
- Die sensorischen Areale der Haut, die von peripheren Nerven innerviert werden (sensorisches Versorgungsgebiet), überlappen zu einem großen Teil. Es gibt meist nur kleine Areale, die ausschließlich von einem peripheren Nerv innerviert werden (Autonomiegebiete).

[1] werden zum Plexus lumbosacralis zusammengefasst

Halsnerven (Nn. cervicales)

2

Im Halsabschnitt des Rückenmarks (Zervikalmark) bilden die 8 Spinalnervenpaare die Nn. cervicales (C1–C8). Die Spinalnerven C1–C7 treten dabei kranial ihrer zugeordneten Halswirbel hervor, während der Spinalnerv C8 kaudal des 7. Halswirbels austritt.

Die Spinalnerven teilen sich unmittelbar nach dem Verlassen der Foramina intervertebralia in anteriore (ventrale) Äste (Rr. anteriores), die den Plexus cervicalis (C1–C4) sowie den Plexus brachialis (C4–C8) bilden, und posteriore Äste (Rr. posteriores).

Rr. posteriores

Die Rr. posteriores innervieren über Rr. musculares die Muskulatur des Nackens und über sensorische Äste die Haut des Nackens und des Hinterhauptes. Sie sind von C1–C3 besonders stark ausgebildet und führen daher eigene anatomische Namen.

- N. suboccipitalis (C1)
- N. occipitalis major (C2)
- N. occipitalis tertius (C3)

Die Rr. posteriores aus C4–C8 teilen sich jeweils in gemischte Rr. mediales und motorische Rr. laterales zur Versorgung der kaudalen Nackenregion. Die Rr. mediales innervieren motorisch die Muskulatur des medialen Traktes der autochthonen Rückenmuskulatur sowie sensorisch die darüberliegende Haut. Die rein motorischen Rr. laterales innervieren die Muskulatur des lateralen Traktes der autochthonen Rückenmuskulatur.

Rr. anteriores und Plexus cervicalis

Der Plexus cervicalis bildet sich aus den Rr. anteriores der Spinalnerven der Rückenmarkssegmente C1–C4 (mit Anteilen aus C5).

Die Rr. anteriores ziehen zwischen den tiefen Halsmuskeln, dem M. longus capitis und dem M. scalenus medius, hindurch und bilden dann im lateralen Halsdreieck (Regio cervicalis lateralis[1]), vom tiefen Blatt der Halsfaszie (Fascia cervicalis – Lamina prevertebralis) bedeckt, den Plexus cervicalis.

[1] gebildet durch den Hinterrand des M. sternocleidomastoideus, den Vorderrand des M. trapezius sowie das mittlere Drittel der Clavicula

Dieser führt motorische Äste zur Innervation der infrahyalen Muskulatur, der ventralen Halsmuskulatur sowie des Diaphragmas (Zwerchfell). Die von ihm gebildeten sensorischen Äste treten am hinteren Rand des M. sternocleidomastoideus im „Punctum nervosum" hervor und verlaufen dann subkutan zur Innervation der Haut in der ventrolateralen Region des Halses.

Nerven des Plexus cervicalis:

- N. occipitalis minor
- N. auricularis magnus
- N. transversus colli
- Nn. supraclaviculares
- Rr. musculares
- Ansa cervicalis
- N. phrenicus
- sensorische Nervenfasern verbinden sich mit dem N. hypoglossus (XII. Hirnnerv). Sie treten durch den Canalis nervi hypoglossi in die hintere Schädelgrube und versorgen als R. meningeus die harte Hirnhaut (Dura mater) der hinteren Schädelgrube.

Motorische Äste des Plexus cervicalis

Die motorischen Äste des Plexus cervicalis bilden die Ansa cervicalis, den N. phrenicus sowie die Rr. musculares für die Innervation unterschiedlicher Muskelgruppen:

- Ansa cervicalis (C1–C3)
- N. phrenicus (C3–C5)
- Rr. musculares
  - Mm. rectus capitis anterior et lateralis (➤ Abb. 2.1)
  - M. longus capitis (➤ Abb. 2.1)
  - M. longus colli (➤ Abb. 2.2)
  - M. levator scapulae (➤ Abb. 2.3) (zusätzlich vom N. dorsalis scapulae innerviert)
  - Mm. scaleni anterior et medius (➤ Abb. 2.3) (zusätzlich vom Plexus brachialis innerviert)
  - inkonstante Muskeläste zu den Mm. sternocleidomastoideus et trapezius, die sich vorher dem N. accessorius (XI. Hirnnerv) anschließen

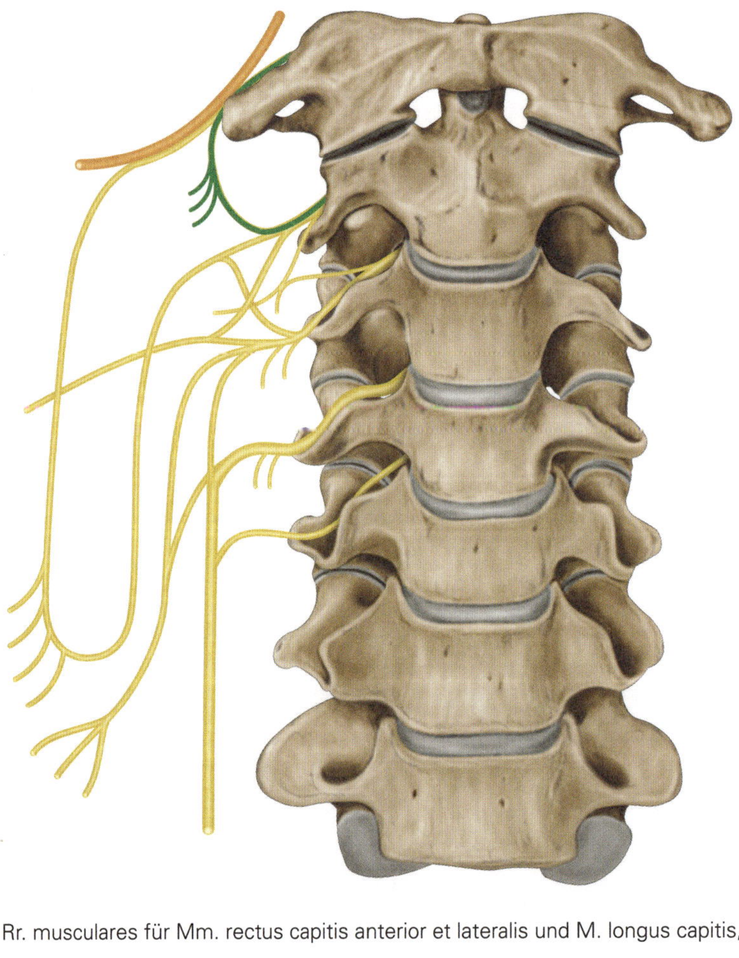

Abb. 2.1 Plexus cervicalis mit Rr. musculares für Mm. rectus capitis anterior et lateralis und M. longus capitis, in Grün eingezeichnet.

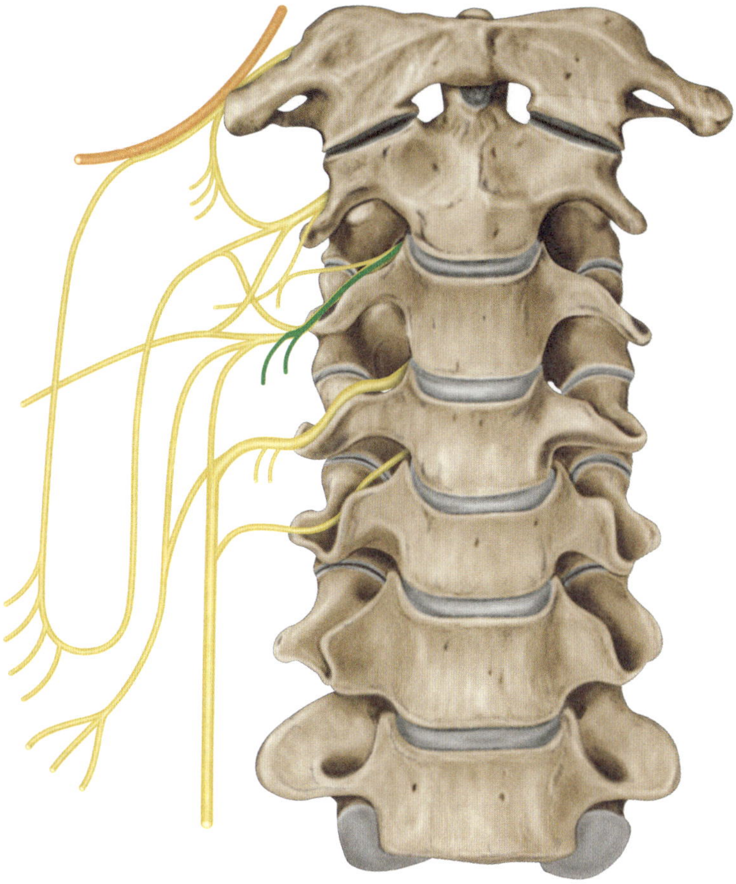

Abb. 2.2 Plexus cervicalis mit Rr. musculares für M. longus colli, in Grün eingezeichnet.

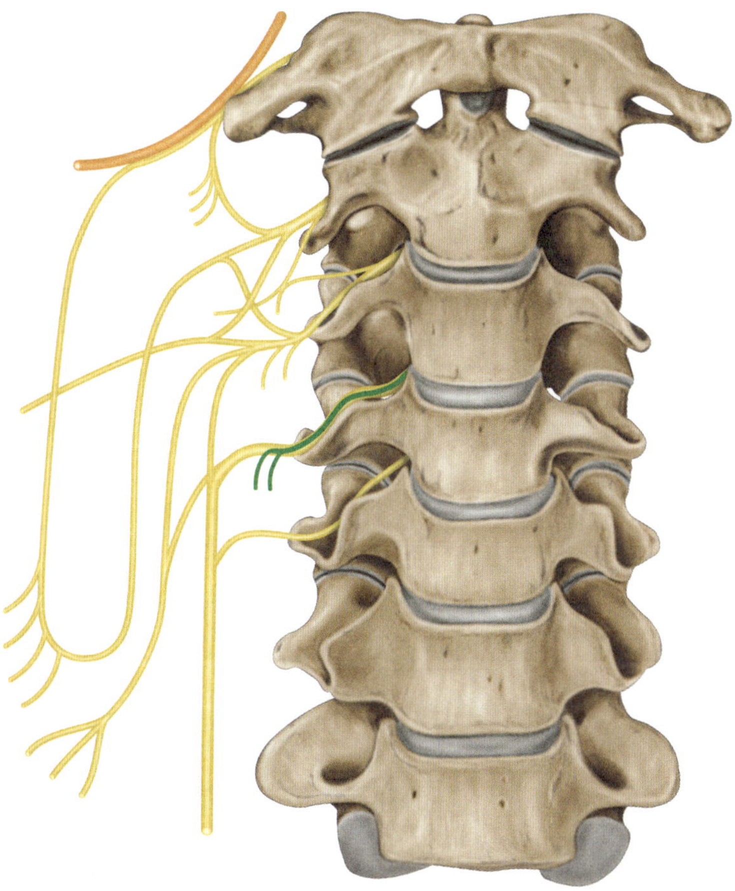

Abb. 2.3 Plexus cervicalis mit Rr. musculares für M. levator scapulae et Mm. scaleni, in Grün eingezeichnet.

2.1 N. suboccipitalis

Aufgabe 1: Beschreiben Sie den Verlauf des N. suboccipitalis sowie seine Innervationsgebiete.

Aufgabe 2: Zeichnen Sie den Verlauf des N. suboccipitalis in ➤ Abb. 2.4 ein.

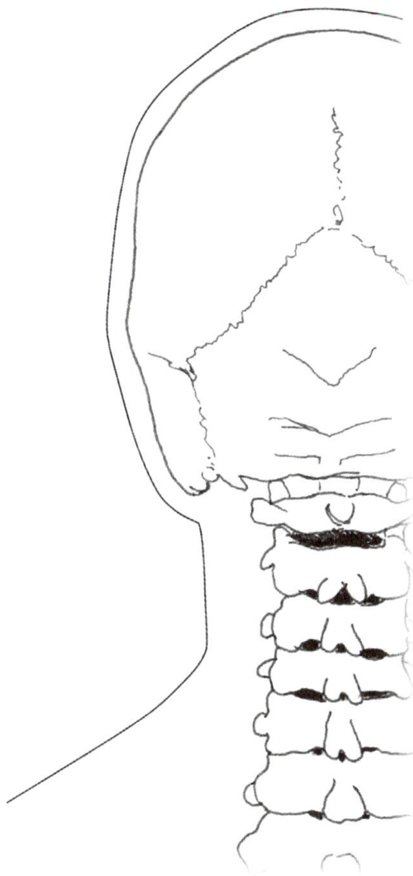

Abb. 2.4 Hals und Schädel, Ansicht von dorsal.

Aufgabe 3: Beschreiben Sie die Klinik bei Ausfall des N. suboccipitalis.

Die Lösung finden Sie in ➤ Kap. 7.1.

2.2 N. occipitalis major

Aufgabe 1: Beschreiben Sie den Verlauf des N. occipitalis major sowie seine Innervationsgebiete.

Aufgabe 2: Zeichnen Sie den Verlauf des N. occipitalis major in ➤ Abb. 2.5 ein.

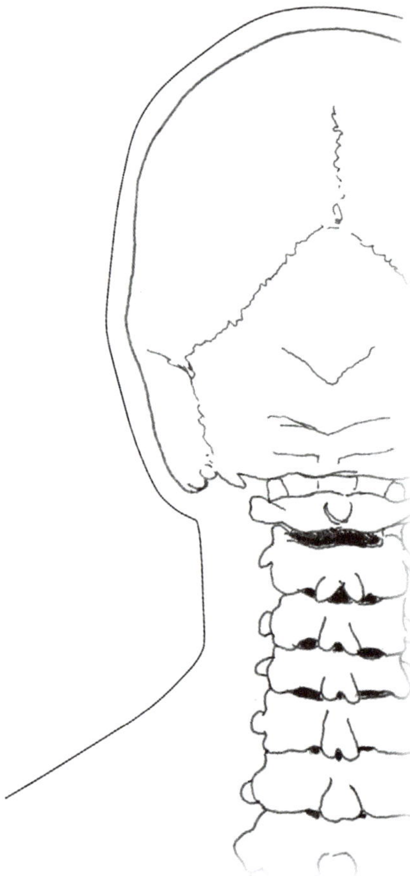

Abb. 2.5 Hals und Schädel, Ansicht von dorsal.

Aufgabe 3: Beschreiben Sie die Klinik bei Ausfall des N. occipitalis major.

Die Lösung finden Sie in ➤ Kap. 7.2.

2.3 N. occipitalis tertius

Aufgabe 1: Beschreiben Sie den Verlauf des N. occipitalis tertius sowie seine Innervationsgebiete.

Aufgabe 2: Zeichnen Sie den Verlauf des N. occipitalis tertius in ➤ Abb. 2.6 ein.

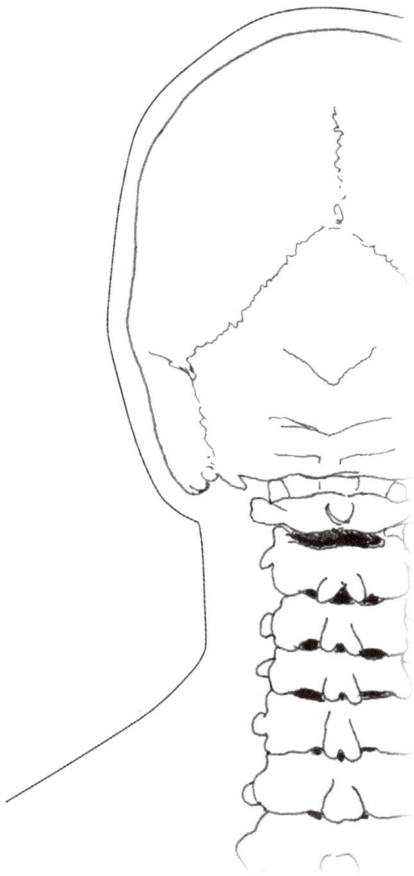

Abb. 2.6 Hals und Schädel, Ansicht von dorsal.

Aufgabe 3: Beschreiben Sie die Klinik bei Ausfall des N. occipitalis tertius.

Die Lösung finden Sie in ➤ Kap. 7.3.

2.4 N. occipitalis minor

Aufgabe 1: Nennen Sie die Rückenmarkssegmente, aus deren Nervenfasern sich der N. occipitalis minor zusammensetzt, und zeichnen Sie diese in ➤ Abb. 2.7 ein.

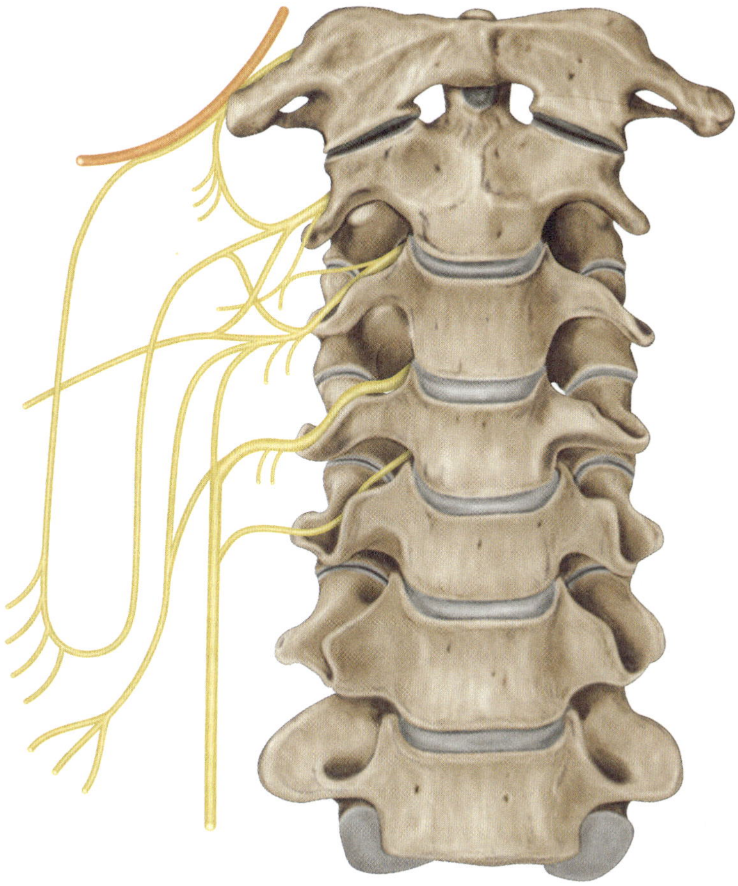

Abb. 2.7 Plexus cervicalis (rechts), Ansicht von ventral.

Aufgabe 2: Beschreiben Sie den Verlauf des N. occipitalis minor sowie sein Innervationsgebiet.

Aufgabe 3: Zeichnen Sie den Verlauf des N. occipitalis minor in ➤ Abb. 2.8 ein.

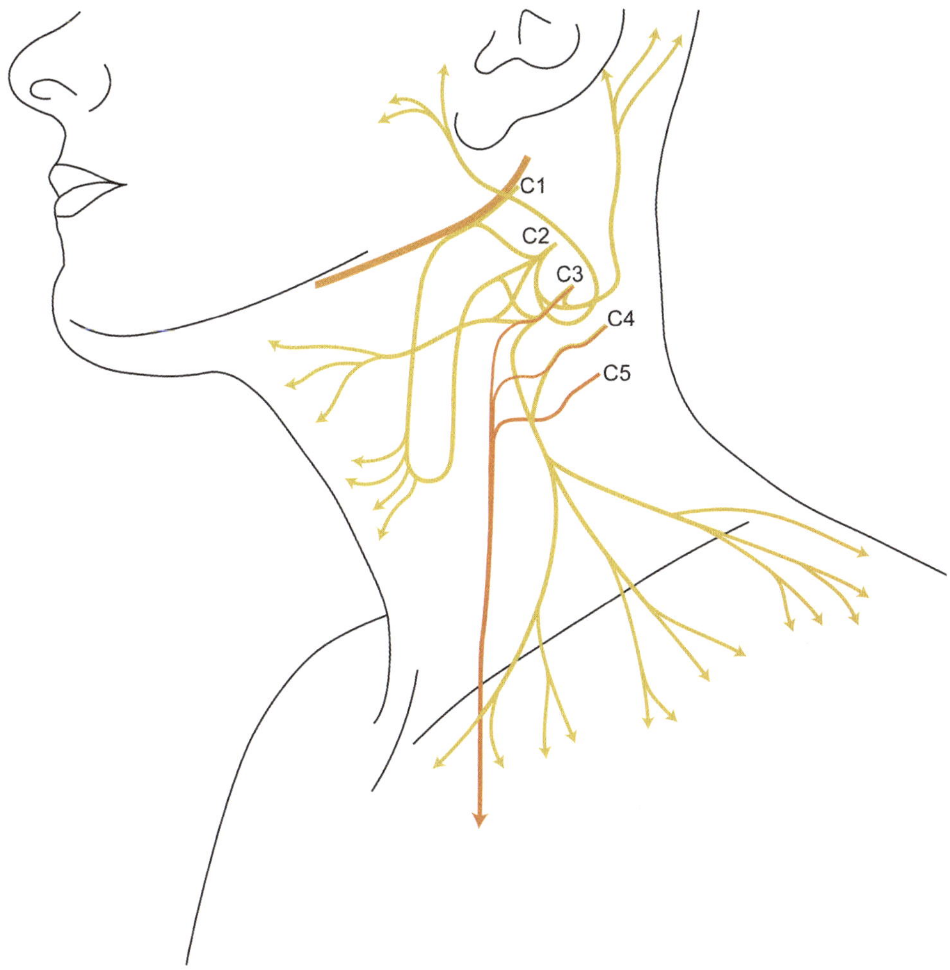

Abb. 2.8 Hals, Ansicht von lateral.

Aufgabe 4: Beschreiben Sie die Klinik bei Ausfall des N. occipitalis minor.

Die Lösung finden Sie in ➤ Kap. 7.4.

2.5 N. auricularis magnus

Aufgabe 1: Nennen Sie die Rückenmarkssegmente, aus deren Nervenfasern sich der N. auricularis magnus zusammensetzt, und zeichnen Sie diese in ➤ Abb. 2.9 ein.

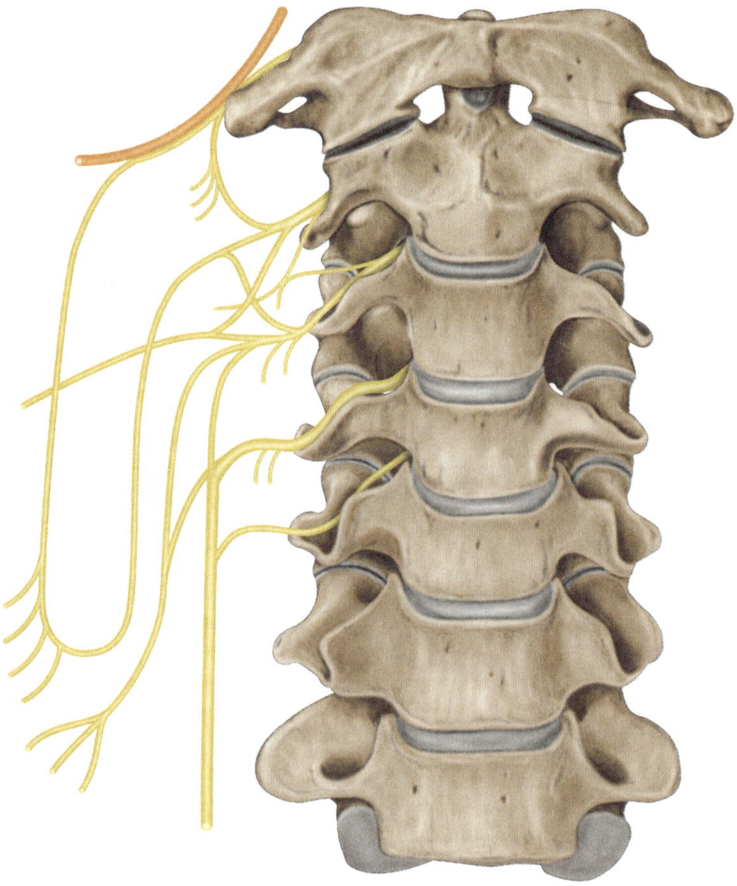

Abb. 2.9 Plexus cervicalis (rechts), Ansicht von ventral.

Aufgabe 2: Beschreiben Sie den Verlauf des N. auricularis magnus sowie sein Innervationsgebiet.

Aufgabe 3: Zeichnen Sie den Verlauf des N. auricularis magnus in ➤ Abb. 2.10 ein.

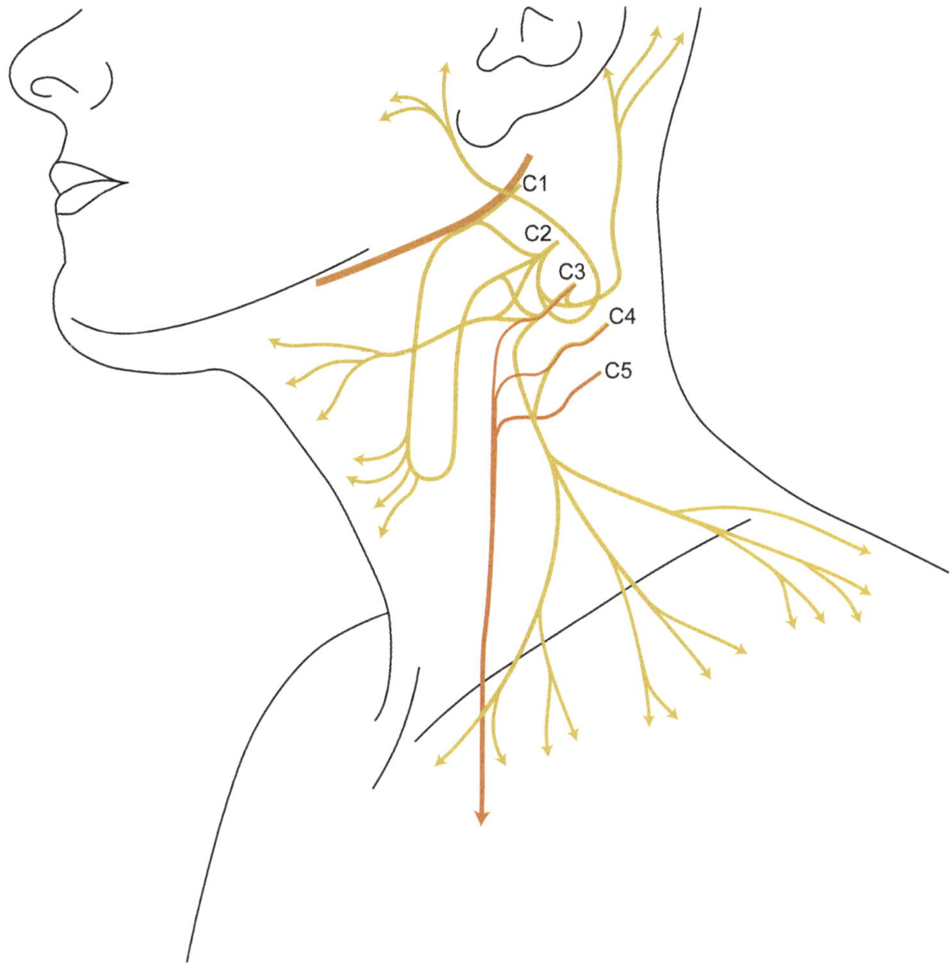

Abb. 2.10 Hals, Ansicht von lateral.

Aufgabe 4: Beschreiben Sie die Klinik bei Ausfall des N. auricularis magnus.

Die Lösung finden Sie in ➤ Kap. 7.5.

2.6 N. transversus colli

Aufgabe 1: Nennen Sie die Rückenmarkssegmente, aus deren Nervenfasern sich der N. transversus colli zusammensetzt, und zeichnen Sie diese in ➤ Abb. 2.11 ein.

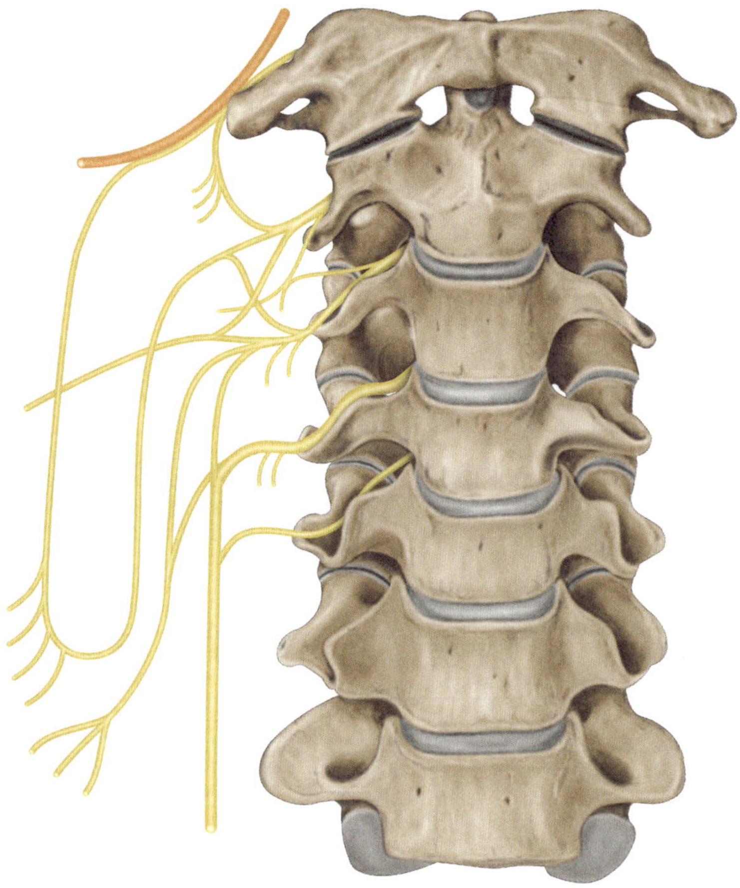

Abb. 2.11 Plexus cervicalis (rechts), Ansicht von ventral.

Aufgabe 2: Beschreiben Sie den Verlauf des N. transversus colli sowie sein Innervationsgebiet.

Aufgabe 3: Zeichnen Sie den Verlauf des N. transversus colli in ➤ Abb. 2.12 ein.

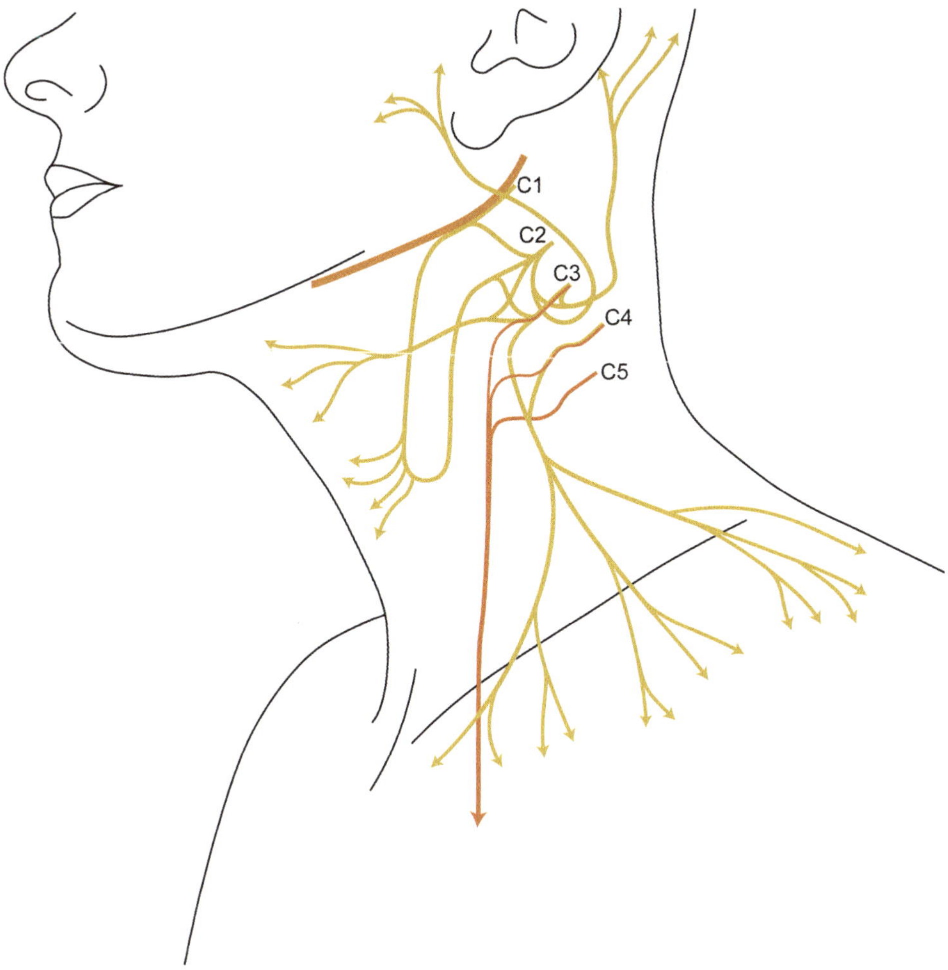

Abb. 2.12 Hals, Ansicht von lateral.

Aufgabe 4: Beschreiben Sie die Klinik bei Ausfall des N. transversus colli.

Die Lösung finden Sie in ➤ Kap. 7.6.

2.7 Nn. supraclaviculares

Aufgabe 1: Nennen Sie die Rückenmarkssegmente, aus deren Nervenfasern sich die Nn. supraclaviculares zusammensetzen, und zeichnen Sie diese in ➤ Abb. 2.13 ein.

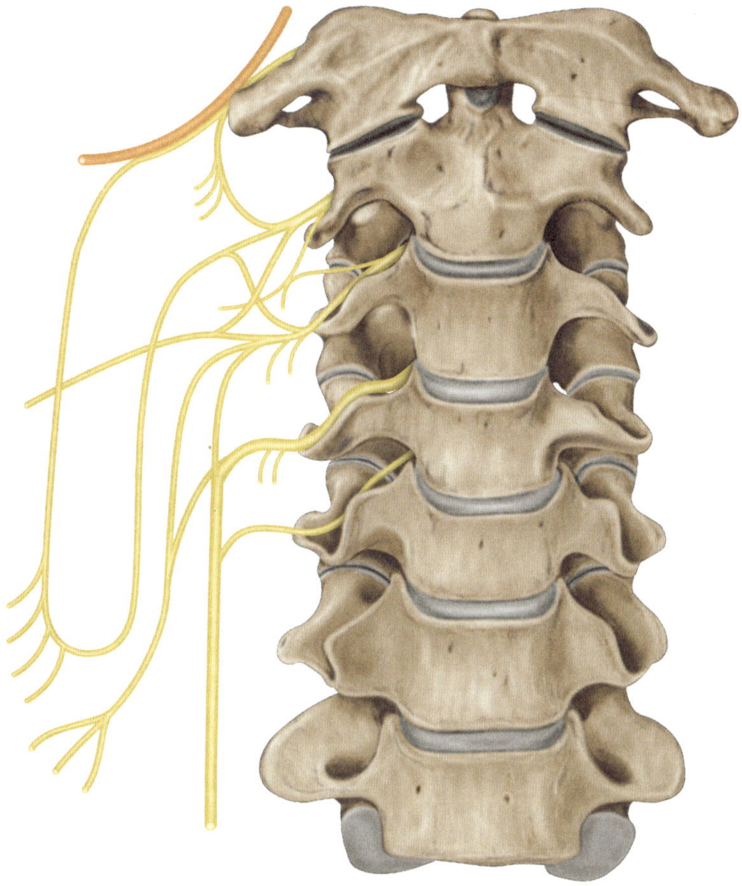

Abb. 2.13 Plexus cervicalis (rechts), Ansicht von ventral.

Aufgabe 2: Beschreiben Sie den Verlauf der Nn. supraclaviculares sowie ihr Innervationsgebiet.

Aufgabe 3: Zeichnen Sie den Verlauf der Nn. supraclaviculares in ➤ Abb. 2.14 ein.

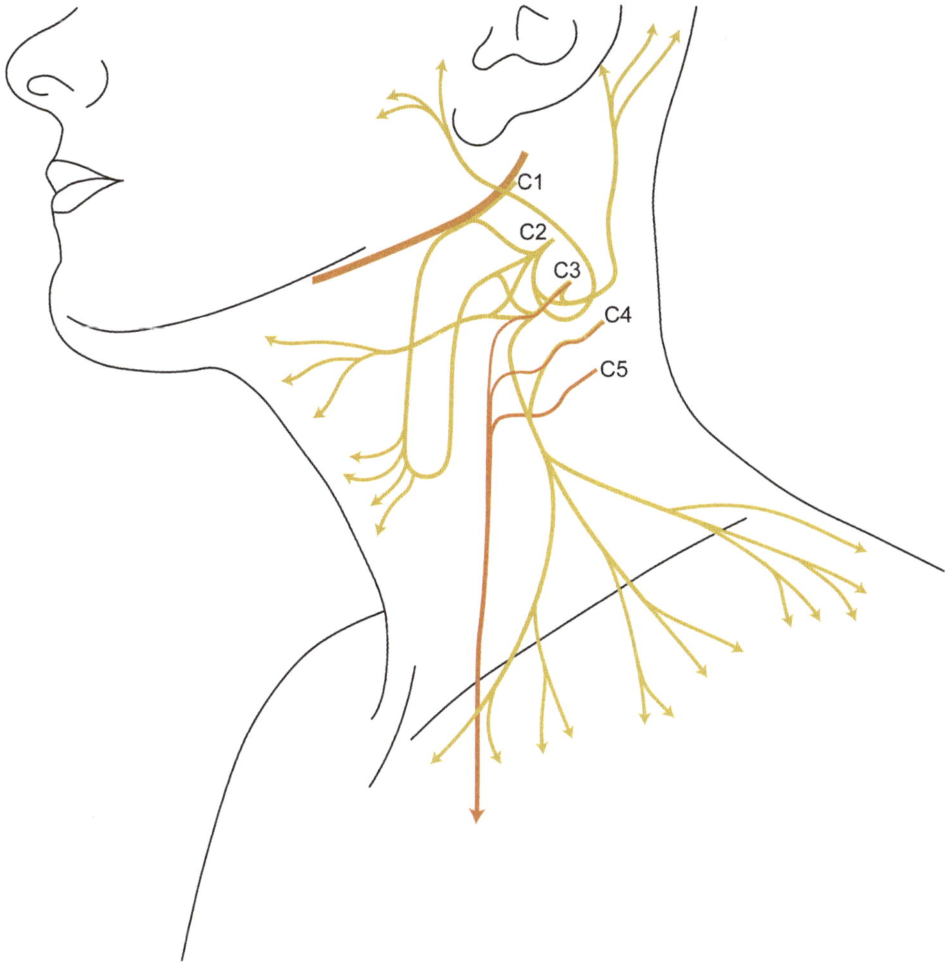

Abb. 2.14 Hals, Ansicht von lateral.

Aufgabe 4: Beschreiben Sie die Klinik bei Ausfall der Nn. supraclaviculares.

Die Lösung finden Sie in ➤ Kap. 7.7.

2.8 Ansa cervicalis

Aufgabe 1: Nennen Sie die Rückenmarkssegmente, aus deren Nervenfasern sich die Ansa cervicalis zusammensetzt, und zeichnen Sie diese in ➤ Abb. 2.15 ein.

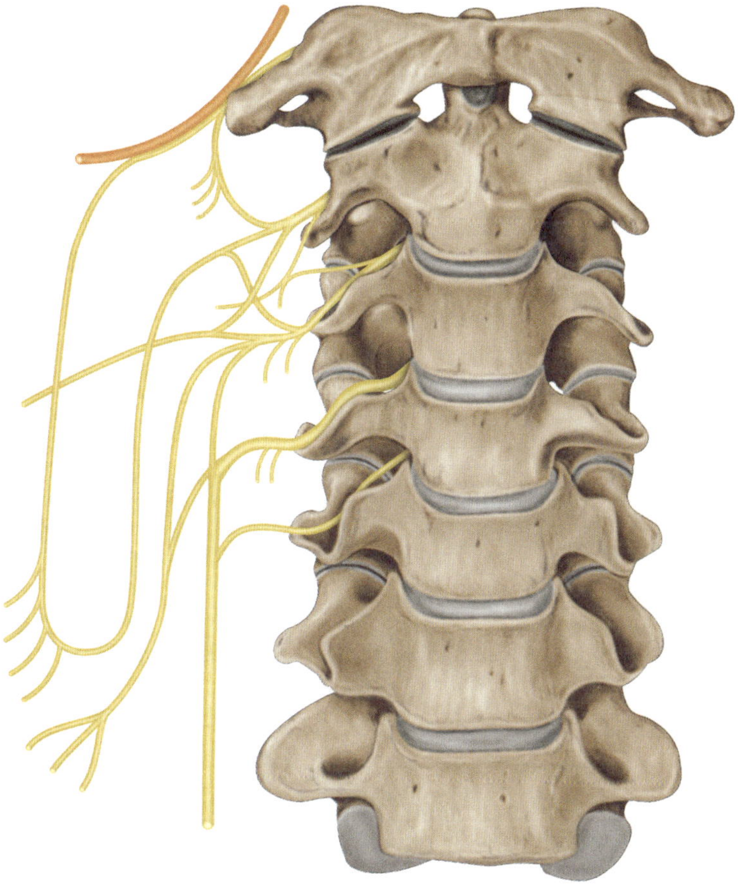

Abb. 2.15 Plexus cervicalis (rechts), Ansicht von ventral.

Aufgabe 2: Beschreiben Sie den Verlauf der Ansa cervicalis sowie ihre Innervationsgebiete.

Die Lösung finden Sie in ➢ Kap. 7.8.

Aufgabe 3: Zeichnen Sie den Verlauf der Ansa cervicalis in ➤ Abb. 2.16 ein.

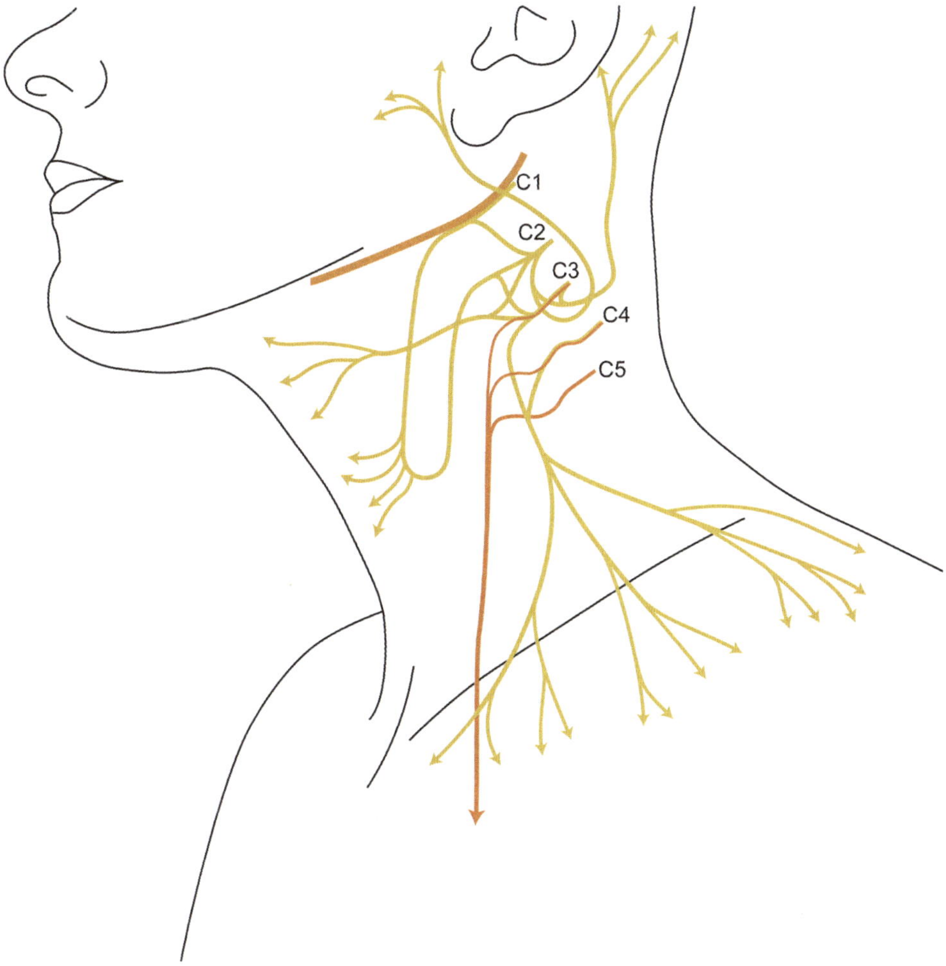

Abb. 2.16 Hals, Ansicht von lateral.

2.9 N. phrenicus

Aufgabe 1: Nennen Sie die Rückenmarkssegmente, aus deren Nervenfasern sich der N. phrenicus zusammensetzt, und zeichnen Sie diese in ➤ Abb. 2.17 ein.

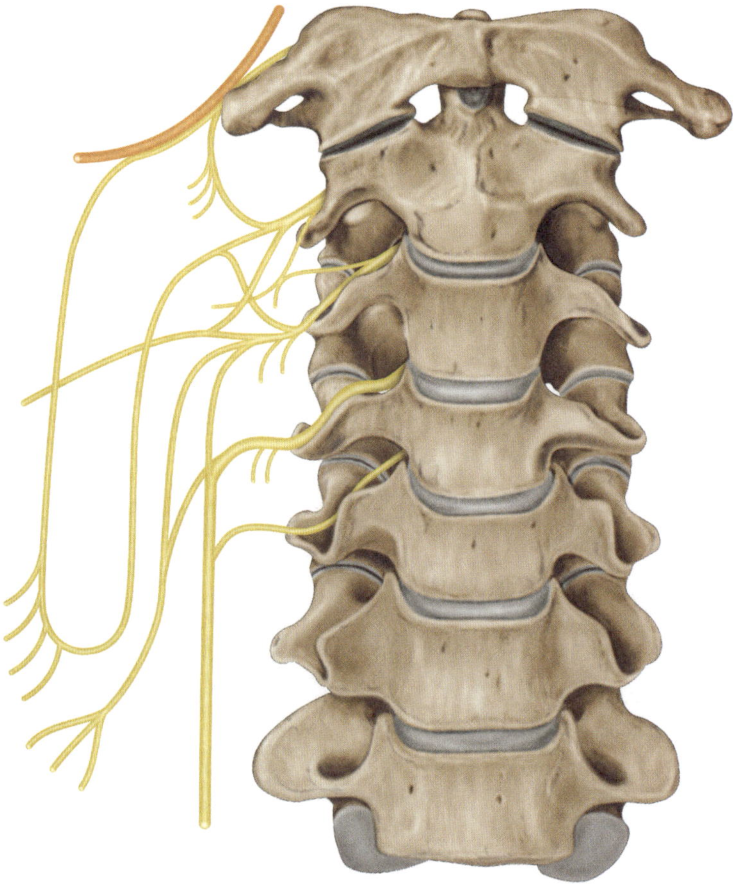

Abb. 2.17 Plexus cervicalis (rechts), Ansicht von ventral.

Aufgabe 2: Beschreiben Sie den Verlauf des N. phrenicus sowie seine motorischen und sensorischen Innervationsgebiete.

Aufgabe 3: Zeichnen Sie den Verlauf des N. phrenicus in ➤ Abb. 2.18 ein.

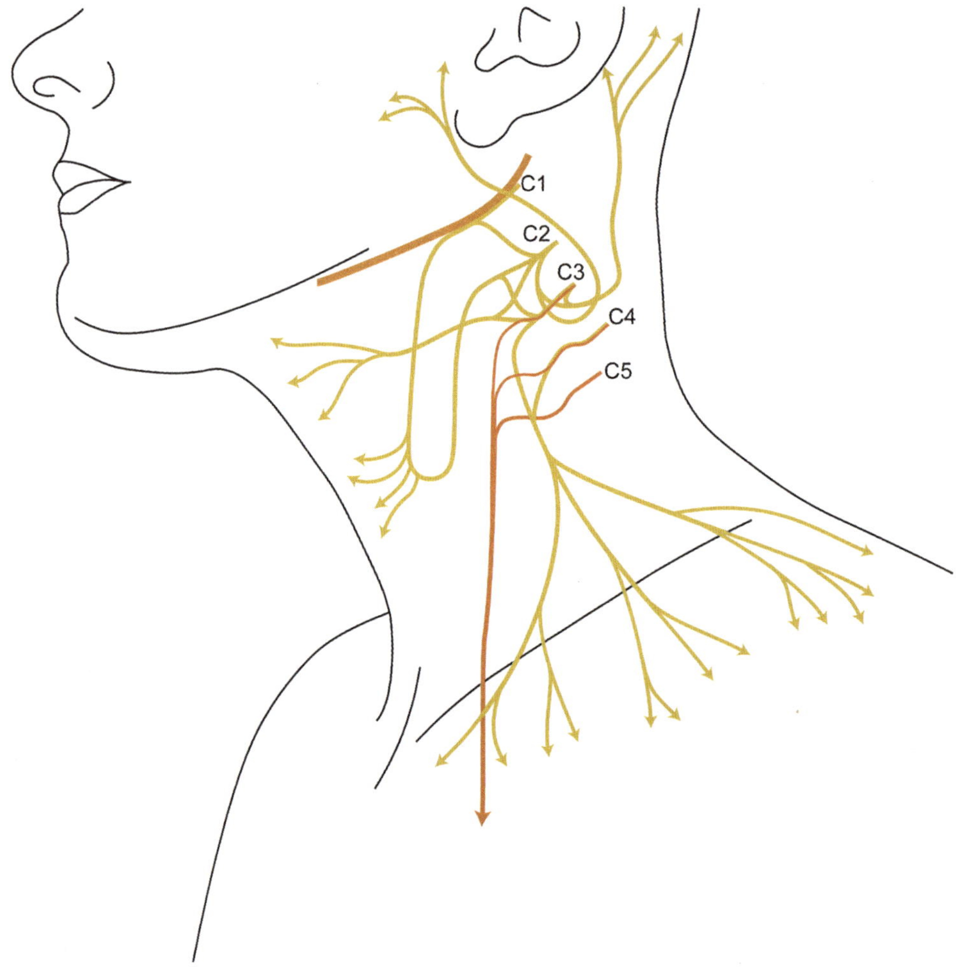

Abb. 2.18 Hals, Ansicht von lateral.

Aufgabe 4: Beschreiben Sie die Klinik bei Ausfall des N. phrenicus.

Die Lösung finden Sie in ➤ Kap. 7.9.

Plexus brachialis

3

Plexus brachialis

Die Rr. anteriores aus den Rückenmarkssegmenten von C5–Th1 (oft ergänzt durch Nervenfasern aus C4) bilden den Plexus brachialis. Nach dem Austritt aus den Foramina intervertebralia treten die Nervenfasern zwischen dem M. scalenus anterior und M. scalenus medius durch und vereinigen sich im kaudalen Bereich des lateralen Halsdreiecks (bedeckt von der Lamina prävertebralis der Fascia cervicalis) unter Bildung von drei Primärsträngen (Trunci):

- Truncus superior aus C5 und C6
- Truncus medius aus C7
- Truncus inferior aus C8 und Th1

Oberhalb der Clavicula findet eine Umgruppierung statt. Die drei Trunci teilen sich jeweils in einen ventralen und dorsalen Ast (Divisiones), die Nervenfasern der Divisio anterior ziehen zu den Flexoren, die Nervenfasern der Divisio posterior ziehen zu den Extensoren der oberen Extremität. Auf Höhe der Clavicula erfolgt die Bildung der Sekundärstränge (Fasciculi) in charakteristischer Anordnung in Bezug auf die A. axillaris.

- Die Divisiones anteriores der Trunci superior et medialis bilden den Fasciculus lateralis (C5–C7).
- Die Divisio anterior des Truncus inferior bildet den Fasciculus medialis (C8–Th1).
- Die Divisiones posteriores aller Trunci bilden den Fasciculus posterior (C5–Th1).

Aus den drei Faszikeln bilden sich dann distal die charakteristischen sensorischen und motorischen peripheren Nerven der oberen Extremität (sowie teilweise auch der Schulter). In der Achselhöhle können diese Nerven im gemeinsamen Gefäß-Nerven-Strang mit den Vasa axillares gefunden und präpariert werden.

3.1 Supraclaviculäre Äste (Pars supraclavicularis) des Plexus brachialis

Die **supraclaviculären Äste (Pars supraclavicularis)** des Plexus brachialis liegen im lateralen Halsdreieck und gehen aus den drei Primärsträngen – Truncus superior, Truncus medius und Truncus inferior – hervor:

- N. dorsalis scapulae (C4, C5)
- N. thoracicus longus (C5–C7)
- N. subclavius (C5, C6)
- N. suprascapularis (C5–C6)
- Rr. musculares (entspringen den Rr. anteriores) zur motorischen Innervation der Mm. scaleni und des M. longus colli

Der Plexus brachialis ist im Bereich des Durchtritts seiner Nervenfasern zwischen Clavicula und der 1. Rippe konzentriert (ERB-Punkt), dadurch ist hier eine **supraclaviculäre Plexusanästhesie** (Leitungsanästhesie) möglich, welche eine Regionalanästhesie des gesamten Arms ermöglicht. Dem gegenübergestellt ist die (meist einfacher durchzuführende) **axilläre Plexusanästhesie,** bei der die Injektion eines Anästhetikums in die Achsel erfolgt. Auch sie bietet ein anästhetisches Verfahren für chirurgische Eingriffe in den Bereichen der Ellenbeuge, des Unterarms und der Hand. Im Vergleich zur supraclaviculären Plexusanästhesie besteht allerdings das Risiko, dass der N. radialis nur unzureichend ruhiggestellt wird.

Schädigungen des Plexus brachialis durch Traumata, operative Eingriffe oder auch Zangengeburten können eine **obere Plexuslähmung** mit Ausfall der Spinalnerven C5 und C6 (**ERB-Lähmung**) oder seltener eine **untere Plexuslähmung** mit Ausfall der Spinalnerven C7, C8 und Th1 (**KLUMPKE-Lähmung**) zur Folge haben. Die obere Plexuslähmung ist durch einen Ausfall der Mm. deltoideus, teres minor, biceps brachii, coracobrachialis, rhomboidei, levator scapulae, supraspinatus, infraspinatus, Beeinträchtigung des Bizepssehnenreflexes sowie sensorischen Störungen im Bereich des M. deltoideus und des radialen Unterarms gekennzeichnet. Die untere Plexuslähmung zeichnet sich durch den Ausfall der kurzen Handmuskeln, sensorische Störungen des ulnaren Unterarms sowie unter Umständen auch durch das Auftreten eines HORNER-Syndroms[1] aufgrund der hier ebenfalls betroffenen Rr. communicantes zum Grenzstrang (Truncus sympathicus) aus.

3.2 Infraclaviculäre Äste (Pars infraclavicularis) des Plexus brachialis

Die infraclaviculären Äste des Plexus brachialis gehen aus den drei Faszikeln (Fasciculi lateralis, medialis und posterior) hervor, die sich auf Höhe der Clavicula durch die Umgruppierung der Nervenfasern gebildet haben.

- Der Fasciculus lateralis bildet sich aus den Divisiones anteriores der Trunci superior et medialis (C5–C7).
- Der Fasciculus medialis bildet sich aus der Divisio anterior des Truncus inferior (C8–Th1).
- Der Fasciculus posterior bildet sich aus den Divisiones posteriores aller Trunci (C5–Th1).

Aus den drei Faszikeln bilden sich die charakteristischen sensorischen und motorischen peripheren Nerven der oberen Extremität (sowie teilweise auch der Schulter). In der Achselhöhle können diese Nerven im gemeinsamen Gefäß-Nerven-Strang mit den Vasa axillares gefunden und präpariert werden.

3.3 Periphere Nerven der drei Faszikel des Plexus brachialis

Fasciculus posterior (C5–Th1)
- Nn. subscapulares
- N. thoracodorsalis
- N. axillaris
- N. radialis

Fasciculus lateralis (C5–C7)
- N. pectoralis lateralis
- N. musculocutaneus
- N. medianus (Radix lateralis)

Fasciculus medialis (C8–Th1)
- N. pectoralis lateralis
- N. ulnaris
- N. cutaneus brachii medialis
- N. cutaneus antebrachii medialis
- N. medianus (Radix medialis)

[1] Symptom-Komplex aus Miosis, Ptosis und Enophthalmus.

3.4 N. dorsalis scapulae

Aufgabe 1: Nennen Sie die Rückenmarkssegmente, aus deren Nervenfasern sich der N. dorsalis scapulae zusammensetzt, und zeichnen Sie diese in ➤ Abb. 3.1 ein.

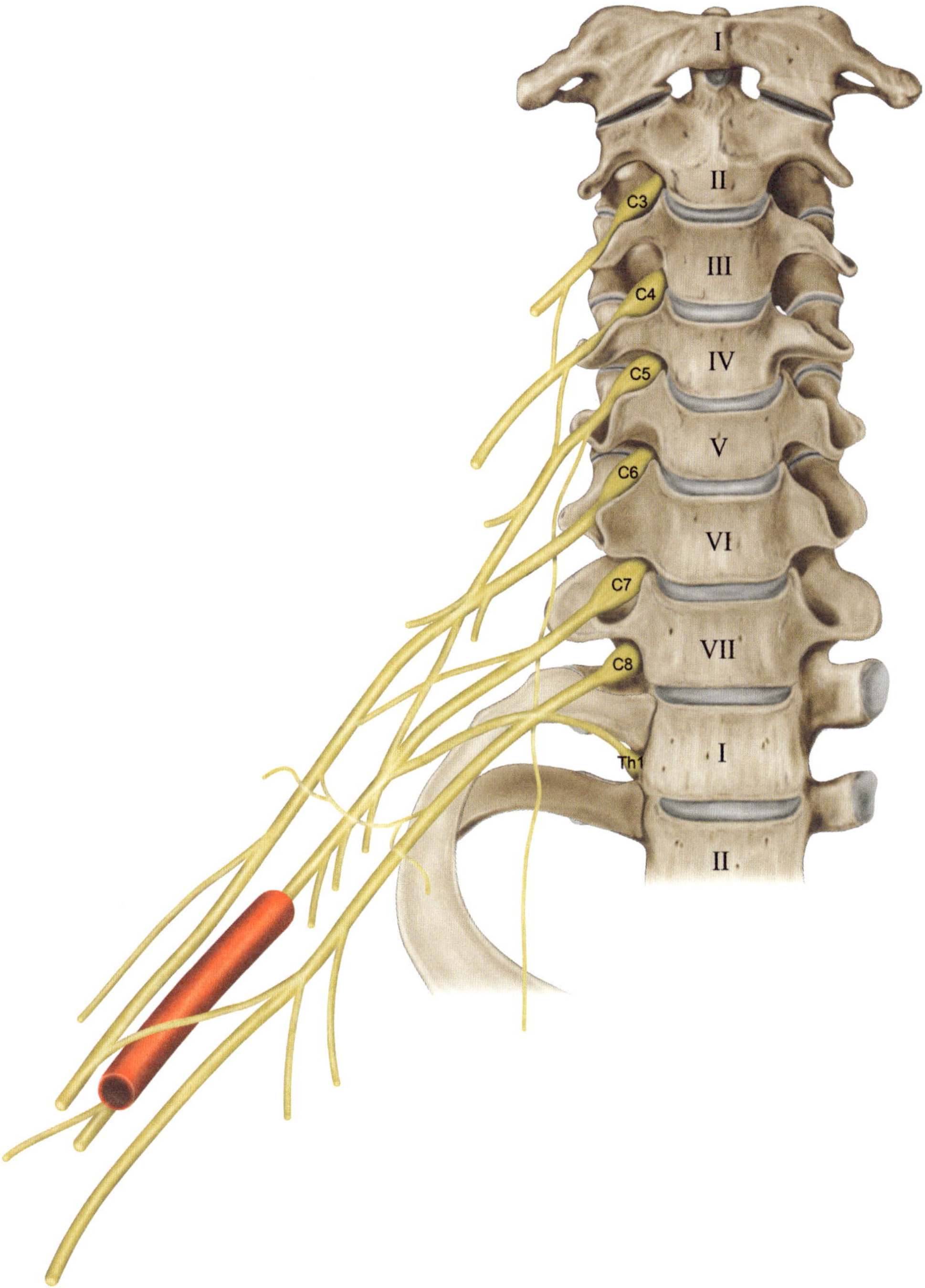

Abb. 3.1 Plexus brachialis (rechts), Ansicht von ventral.

Aufgabe 2: Beschreiben Sie den Verlauf des N. dorsalis scapulae sowie seine motorischen Innervationsgebiete.

Aufgabe 3: Zeichnen Sie den Verlauf des N. dorsalis scapulae in ➤ Abb. 3.2 ein.

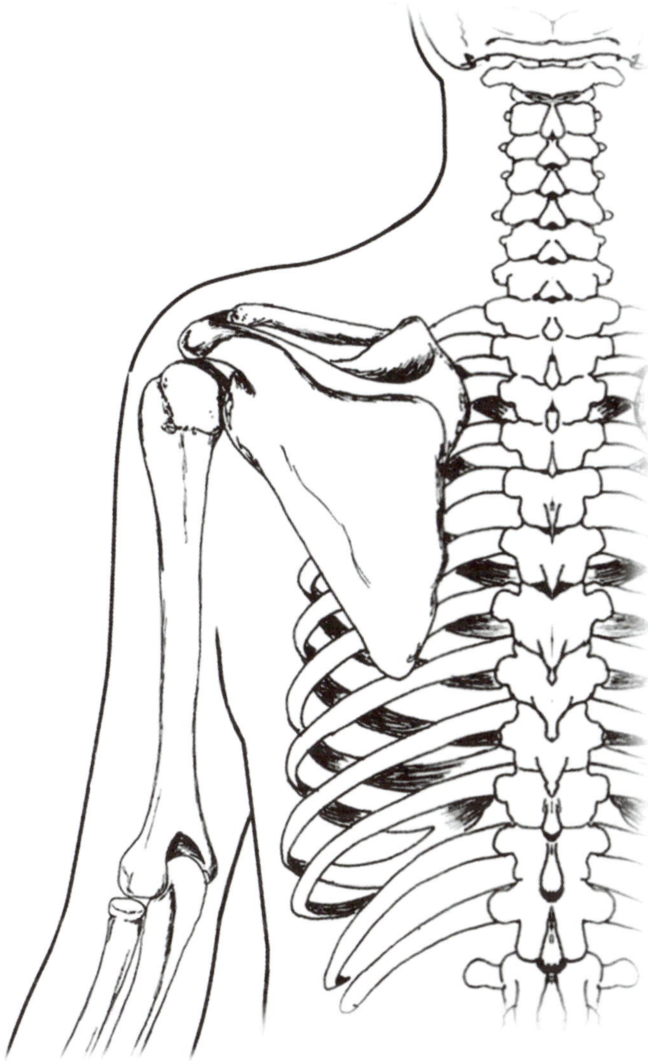

Abb. 3.2 Obere Extremität (links), Ansicht von dorsal.

Aufgabe 4: Beschreiben Sie die Klinik bei Ausfall des N. dorsalis scapulae.

Die Lösung finden Sie in ➤ Kap. 8.4.

3.5 N. thoracicus longus

Aufgabe 1: Nennen Sie die Rückenmarkssegmente, aus deren Nervenfasern sich der N. thoracicus longus zusammensetzt, und zeichnen Sie diese in ➤ Abb. 3.3 ein.

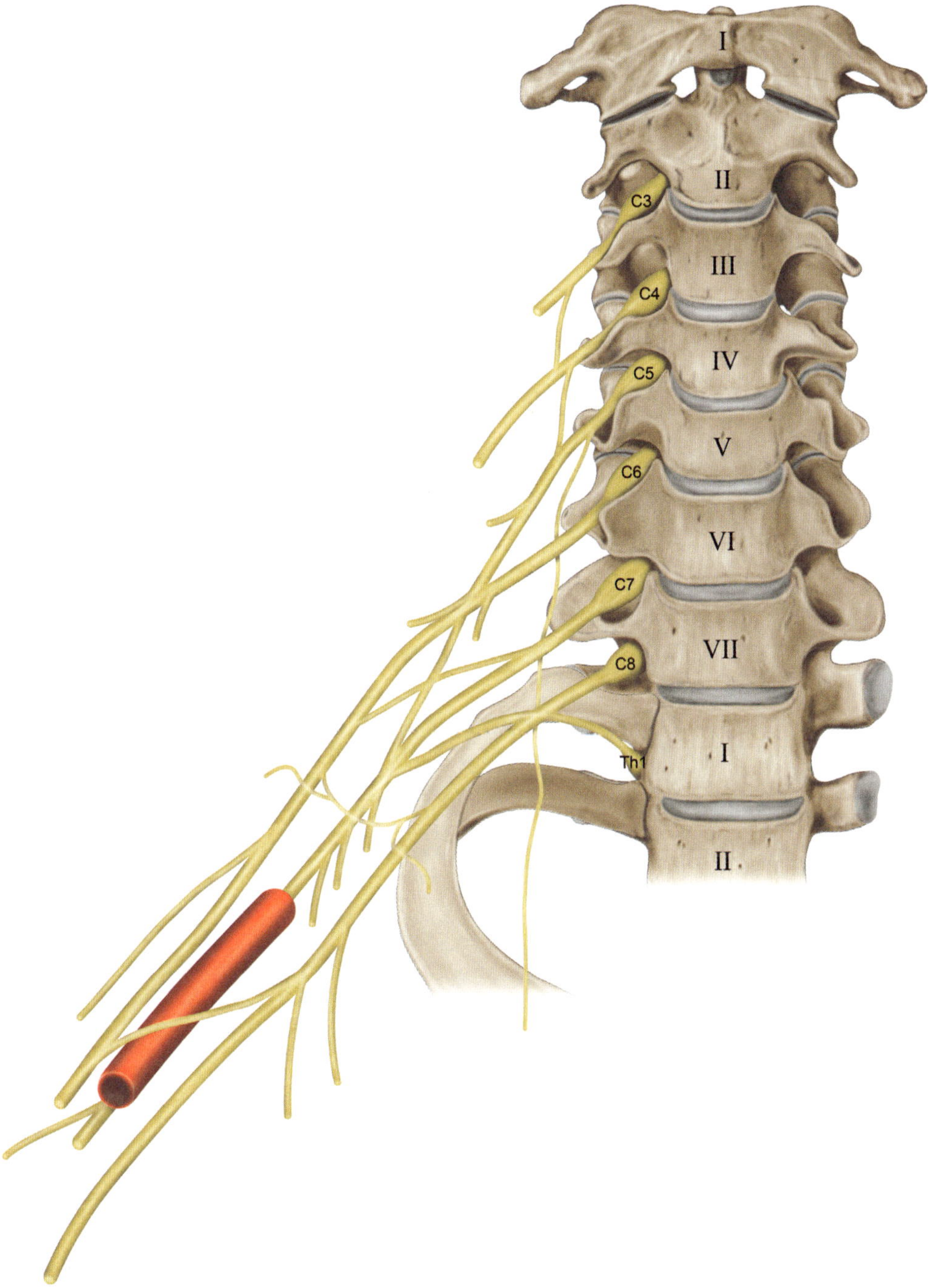

Abb. 3.3 Plexus brachialis (rechts), Ansicht von ventral.

Aufgabe 2: Beschreiben Sie den Verlauf des N. thoracicus longus sowie seine motorischen Innervationsgebiete.

Aufgabe 3: Zeichnen Sie den Verlauf des N. thoracicus longus in ➤ Abb. 3.4 ein.

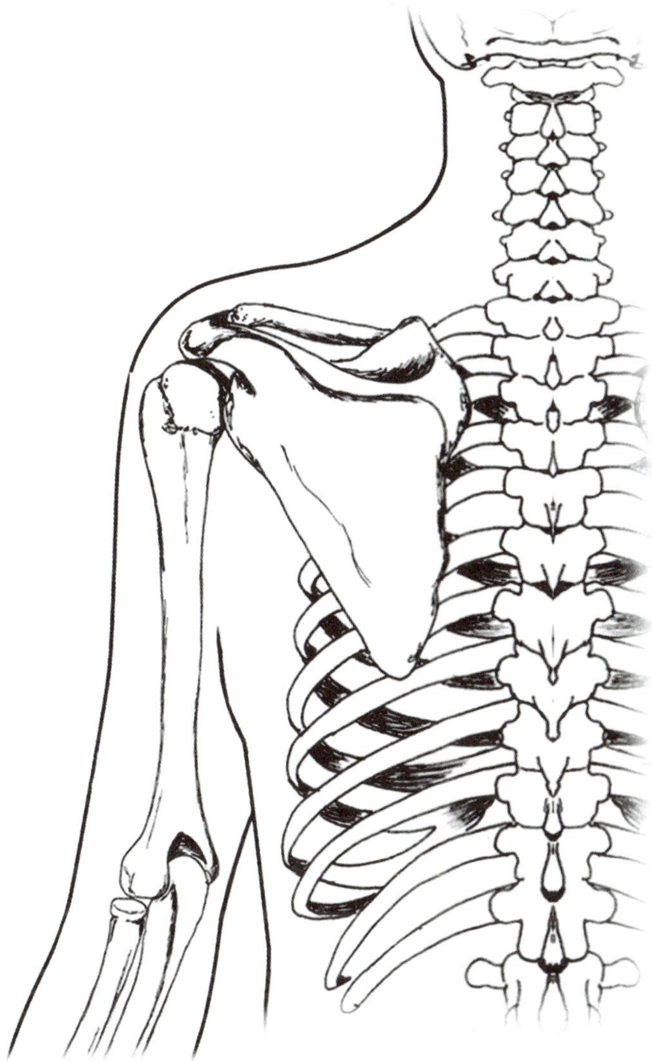

Abb. 3.4 Obere Extremität (links), Ansicht von ventral.

Aufgabe 4: Beschreiben Sie die Klinik bei Ausfall des N. thoracicus longus.

Die Lösung finden Sie in ➤ Kap. 8.5.

3.6 N. suprascapularis

Aufgabe 1: Nennen Sie die Rückenmarkssegmente, aus deren Nervenfasern sich der N. suprascapularis zusammensetzt, und zeichnen Sie diese in ➤ Abb. 3.5 ein.

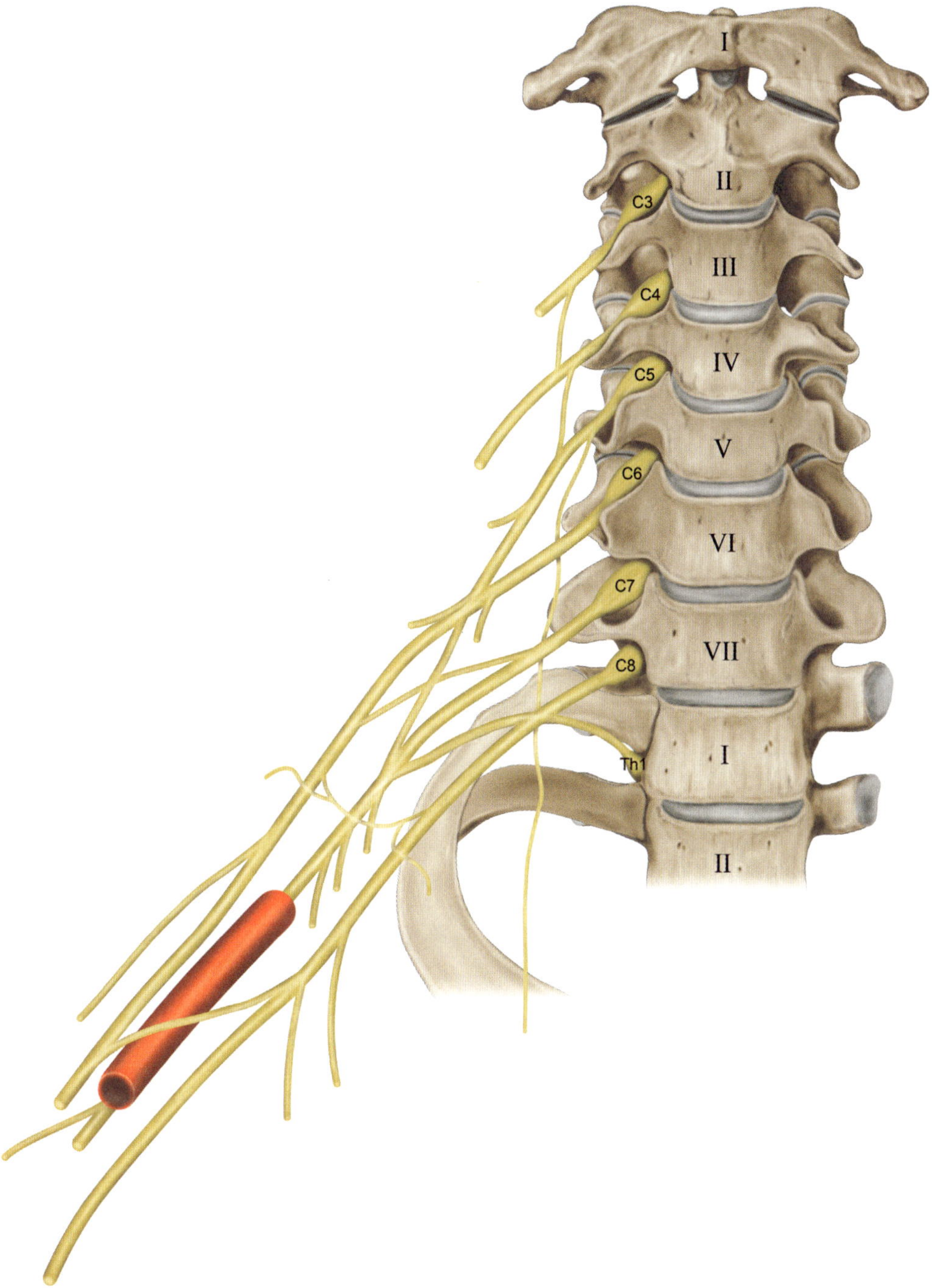

Abb. 3.5 Plexus brachialis (rechts), Ansicht von ventral.

Aufgabe 2: Beschreiben Sie den Verlauf des N. suprascapularis sowie seine motorischen Innervationsgebiete.

Aufgabe 3: Zeichnen Sie den Verlauf des N. suprascapularis in ➤ Abb. 3.6 ein.

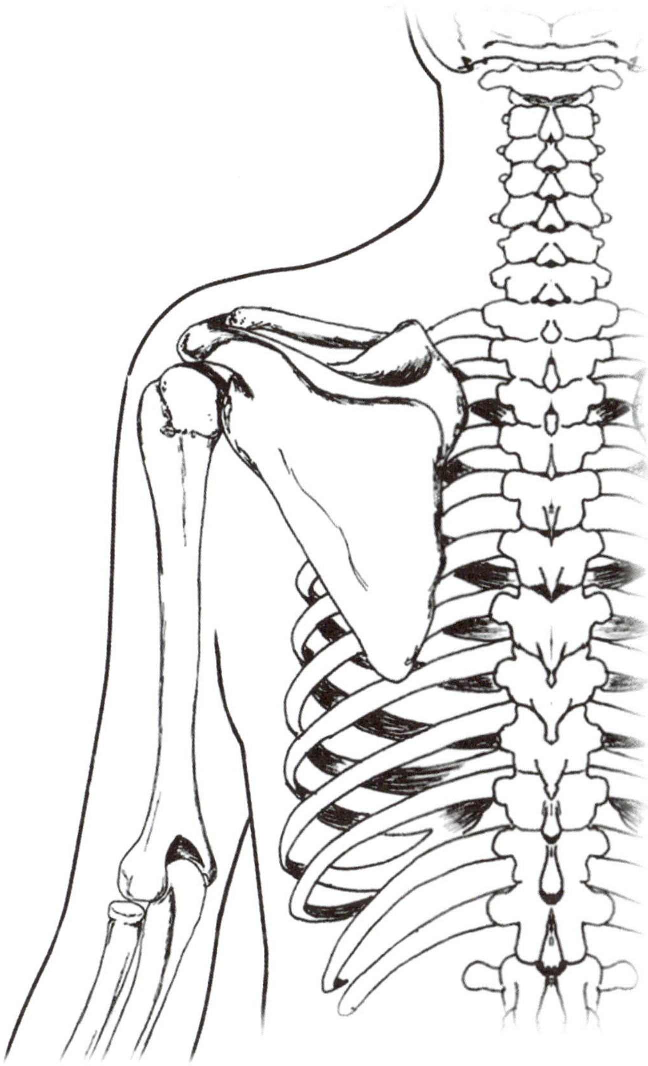

Abb. 3.6 Obere Extremität (links), Ansicht von dorsal.

Aufgabe 4: Beschreiben Sie die Klinik bei Ausfall des N. suprascapularis.

Die Lösung finden Sie in ➢ Kap. 8.6.

3.7 Nn. subscapulares

Aufgabe 1: Nennen Sie die Rückenmarkssegmente, aus deren Nervenfasern sich die Nn. subscapulares zusammensetzen, und zeichnen Sie diese in ➤ Abb. 3.7 ein.

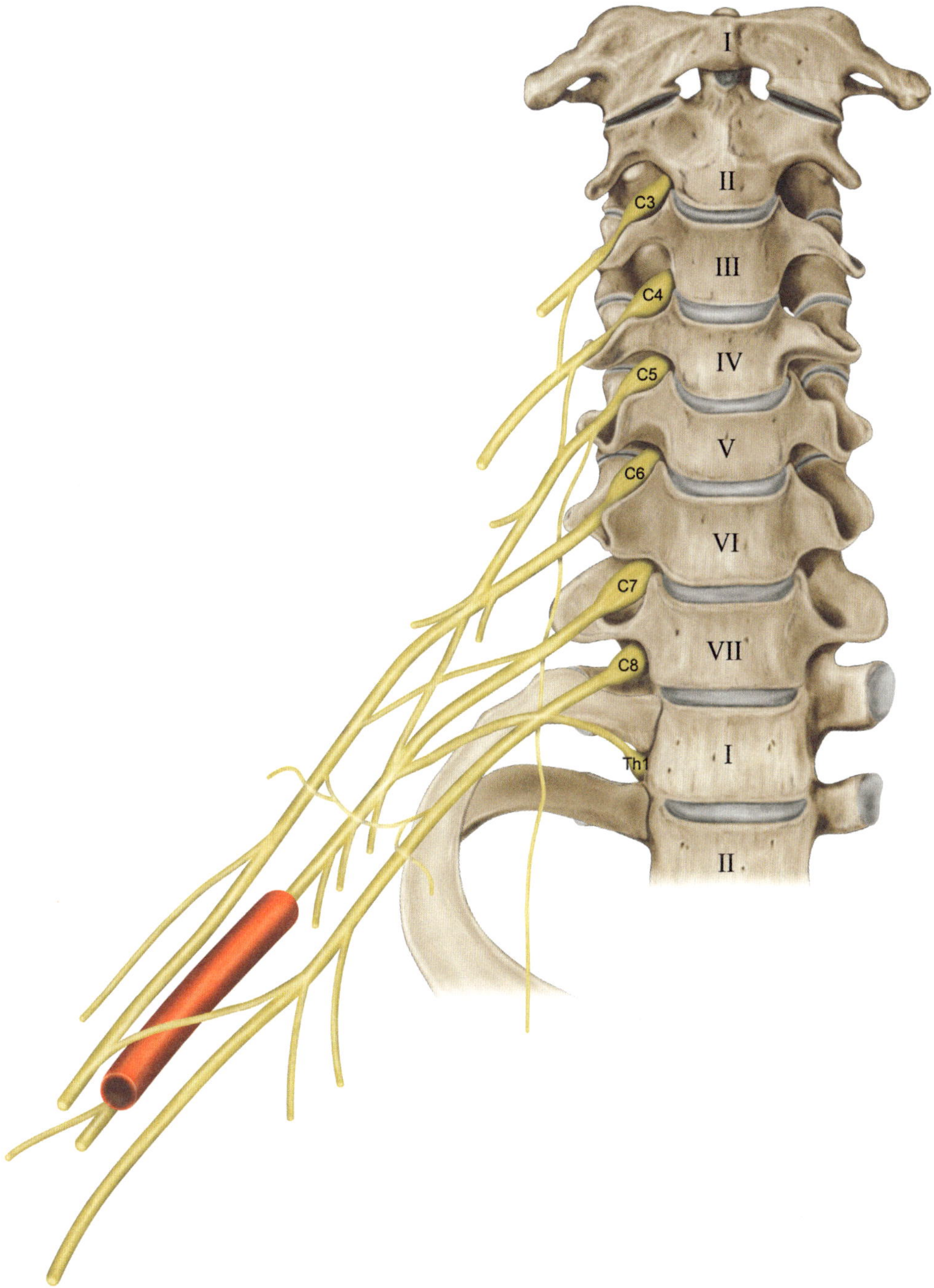

Abb. 3.7 Plexus brachialis (rechts), Ansicht von ventral.

Aufgabe 2: Beschreiben Sie den Verlauf der Nn. subscapulares sowie ihre motorischen Innervationsgebiete.

Aufgabe 3: Zeichnen Sie den Verlauf der Nn. subscapulares in ➤ Abb. 3.8 ein.

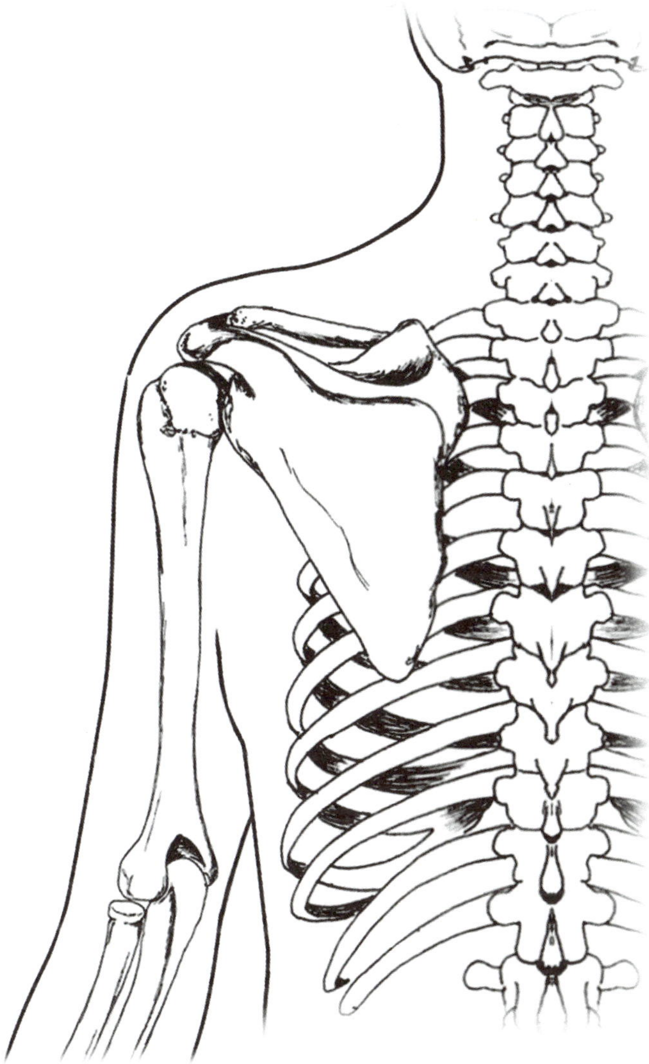

Abb. 3.8 Obere Extremität (links), Ansicht von ventral.

Aufgabe 4: Beschreiben Sie die Klinik bei Ausfall der Nn. subscapulares.

Die Lösung finden Sie in ➤ Kap. 8.7.

3.8 N. thoracodorsalis

Aufgabe 1: Nennen Sie die Rückenmarkssegmente, aus deren Nervenfasern sich der N. thoracodorsalis zusammensetzt, und zeichnen Sie diese in ➤ Abb. 3.9 ein.

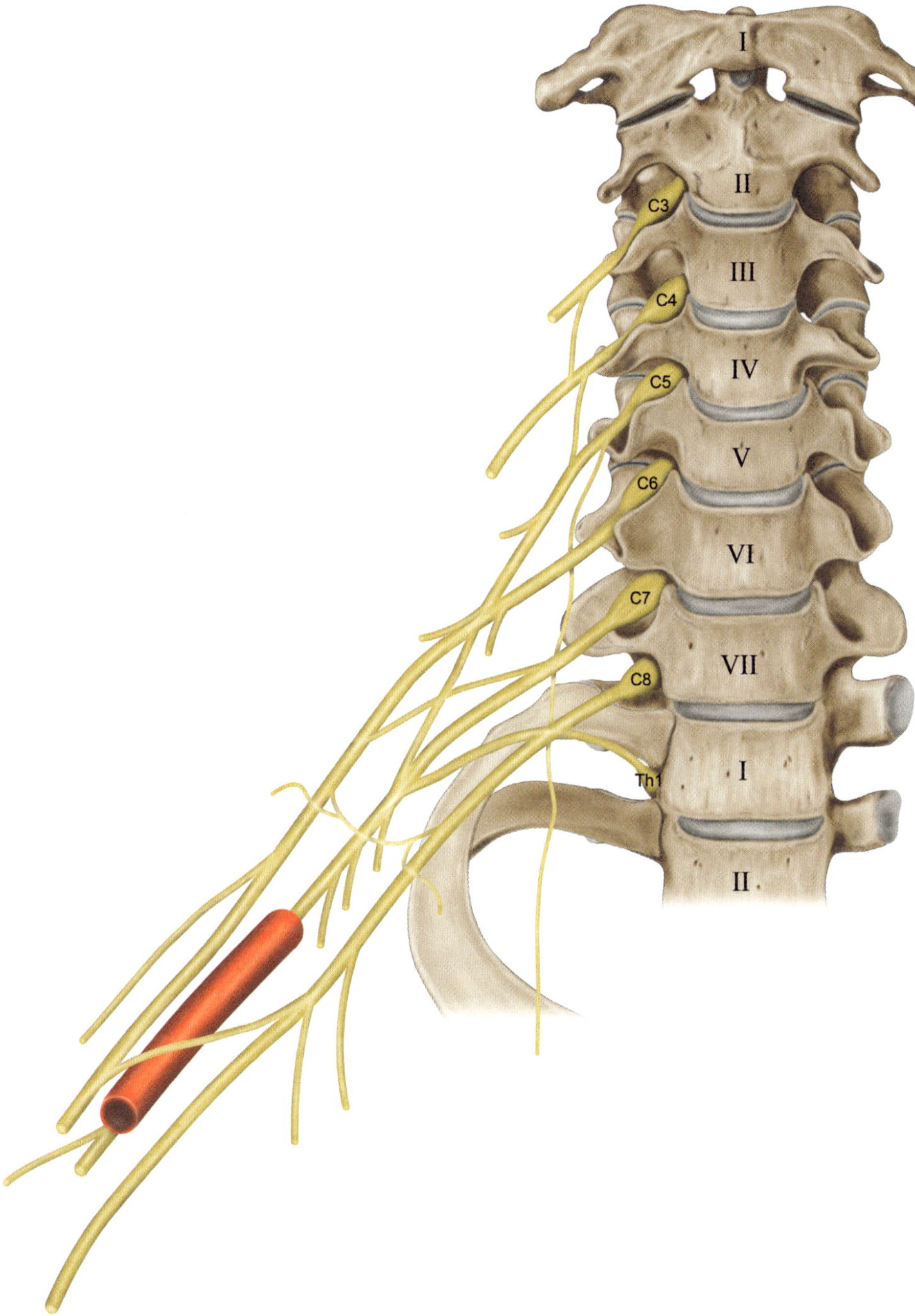

Abb. 3.9 Plexus brachialis (rechts), Ansicht von ventral.

Aufgabe 2: Beschreiben Sie den Verlauf des N. thoracodorsalis sowie seine motorischen Innervationsgebiete.

Aufgabe 3: Zeichnen Sie den Verlauf des N. thoracodorsalis in ➤ Abb. 3.10 ein.

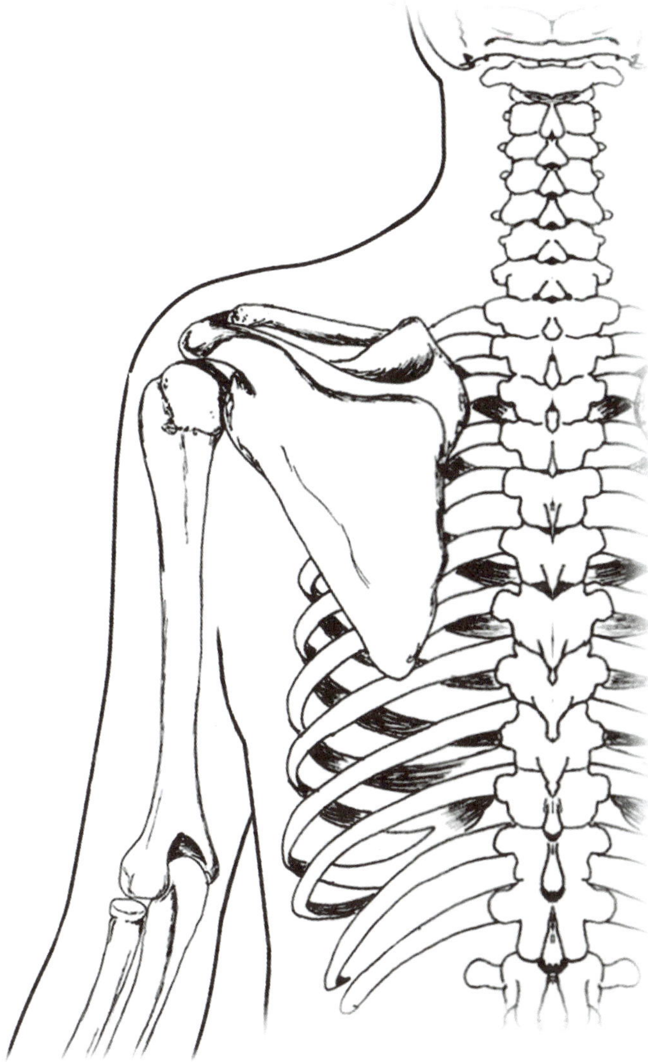

Abb. 3.10 Obere Extremität (links), Ansicht von dorsal.

Aufgabe 4: Beschreiben Sie die Klinik bei Ausfall des N. thoracodorsalis.

Die Lösung finden Sie in ➤ Kap. 8.8.

3.9 N. axillaris

Aufgabe 1: Nennen Sie die Rückenmarkssegmente, aus deren Nervenfasern sich der N. axillaris zusammensetzt, und zeichnen Sie diese in ➤ Abb. 3.11 ein.

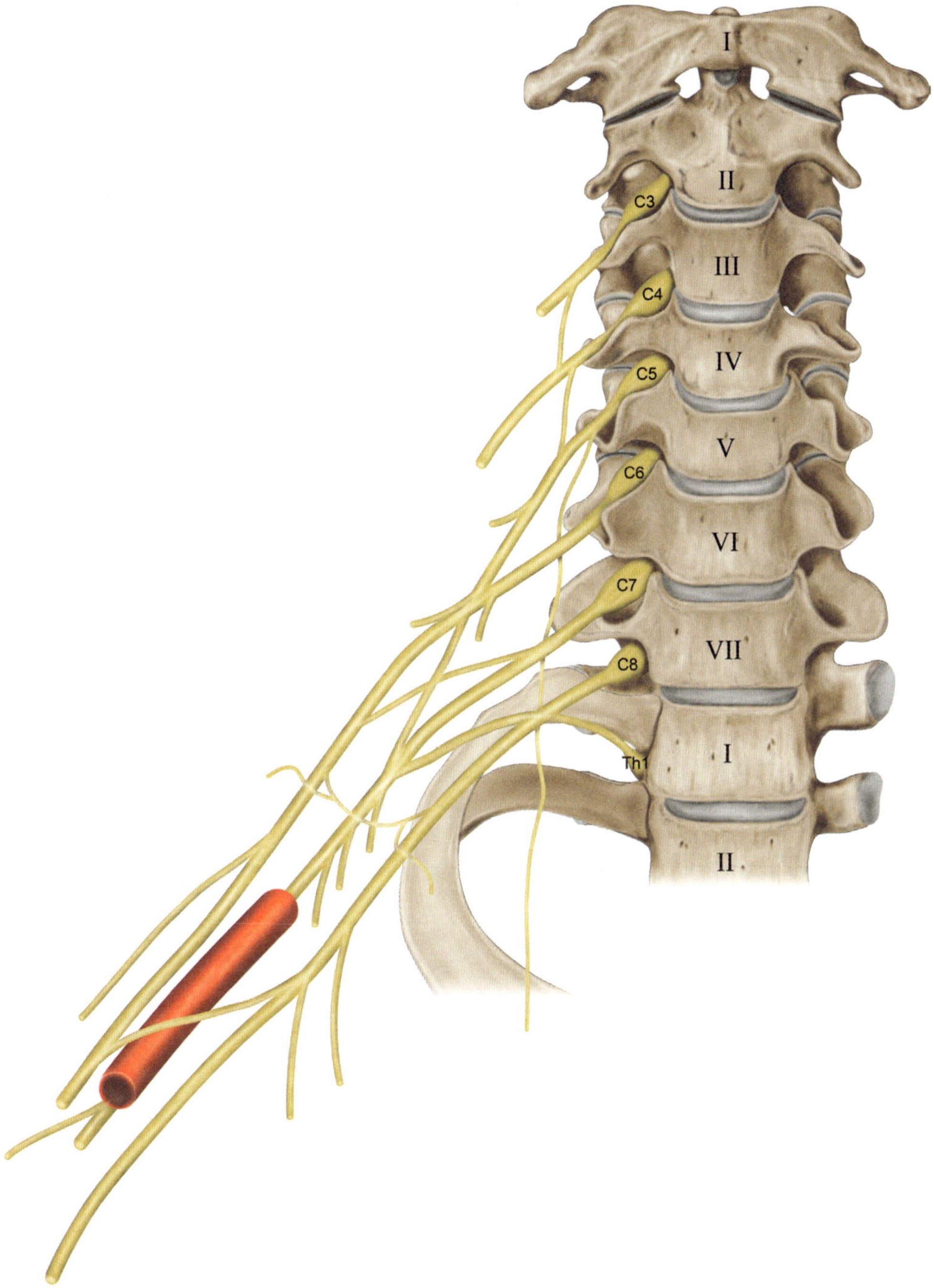

Abb. 3.11 Plexus brachialis (rechts), Ansicht von ventral.

Aufgabe 2: Beschreiben Sie die Äste des N. axillaris, deren Verlauf sowie sensorische und motorische Innervationsgebiete.

Aufgabe 3: Zeichnen Sie den Verlauf des N. axillaris und seine Äste in ➤ Abb. 3.12 ein.

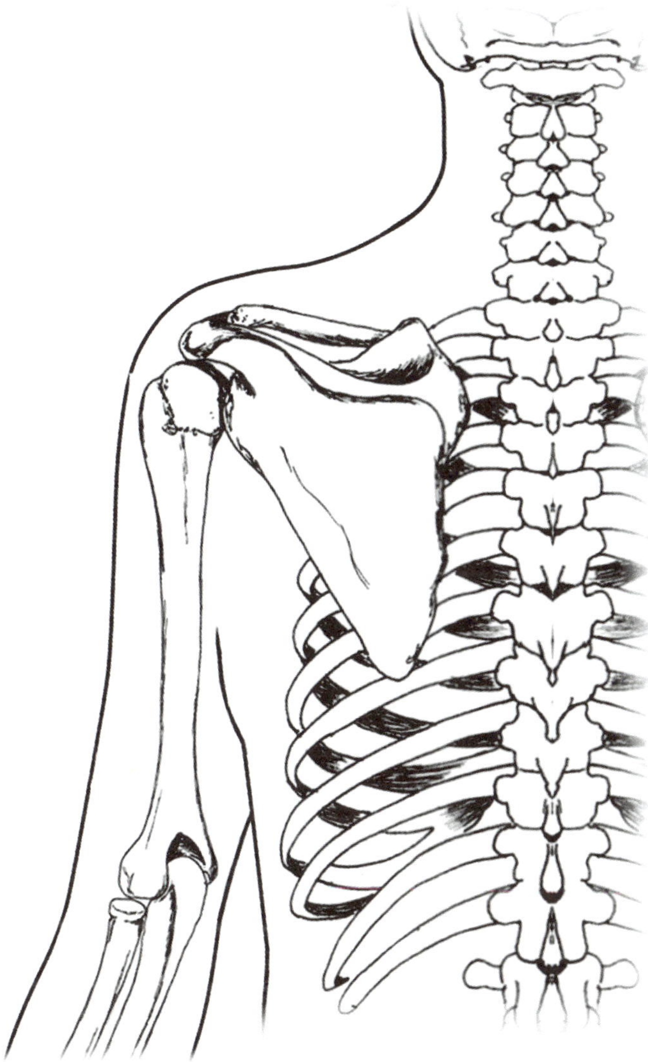

Abb. 3.12 Obere Extremität (links), Ansicht von dorsal.

Aufgabe 4: Zeichnen Sie das Areal der sensorischen Innervation des N. axillaris in ➤ Abb. 3.13 ein.

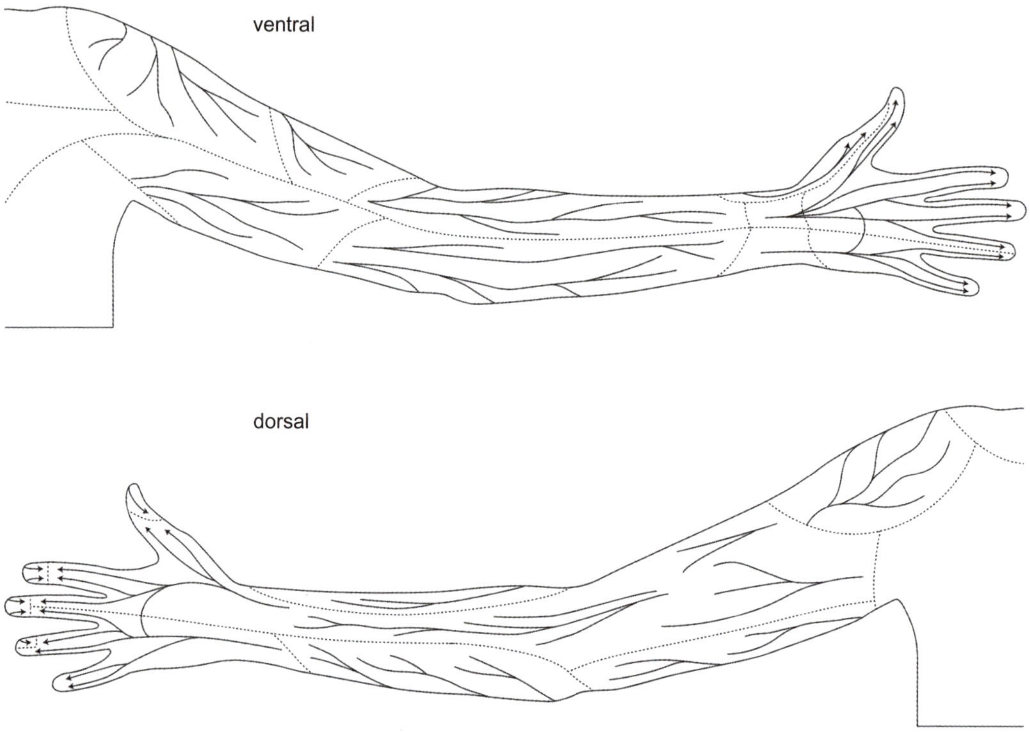

Abb. 3.13 Obere Extremität (links), Ansicht von ventral und dorsal.

Aufgabe 5: Beschreiben Sie die Klinik bei Ausfall des N. axillaris.

Die Lösung finden Sie in ➢ Kap. 8.9.

3.10 N. radialis

Aufgabe 1: Nennen Sie die Rückenmarkssegmente, aus deren Nervenfasern sich der N. radialis zusammensetzt, und zeichnen Sie diese in ➤ Abb. 3.14 ein.

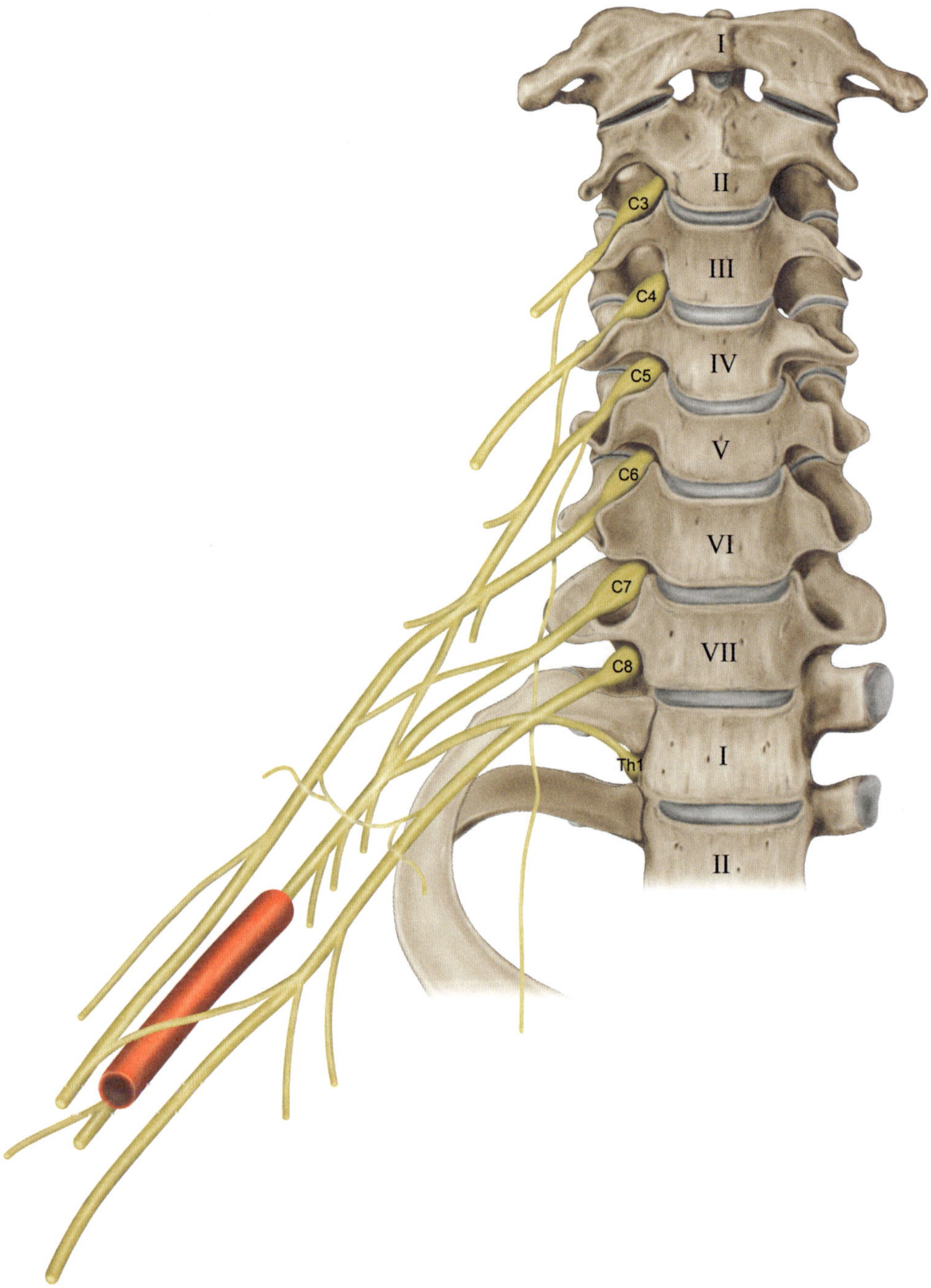

Abb. 3.14 Plexus brachialis (rechts), Ansicht von ventral.

Aufgabe 2: Beschreiben Sie die Äste des N. radialis, deren Verlauf sowie sensorische und motorische Innervationsgebiete.

Aufgabe 3: Zeichnen Sie den Verlauf des N. radialis und seine Äste in ➤ Abb. 3.15 und ➤ Abb. 3.16 ein.

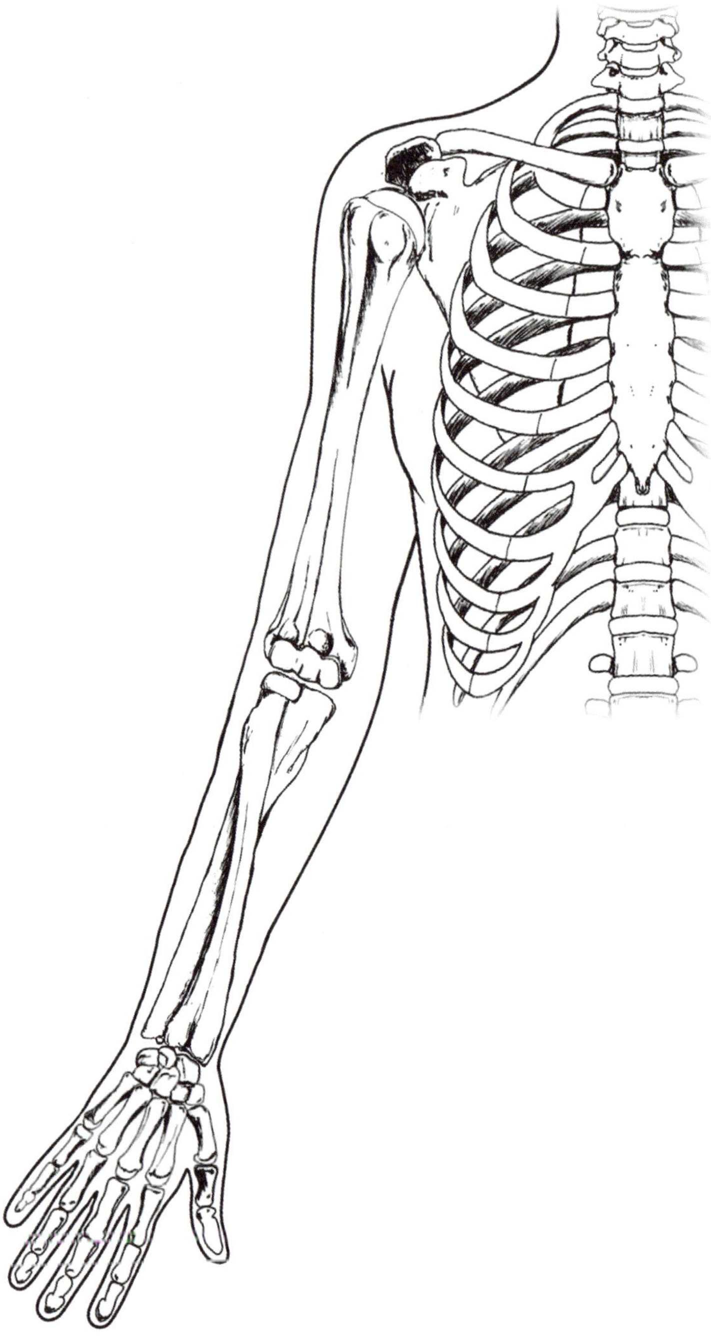

Abb. 3.15 Obere Extremität (rechts), Ansicht von ventral, Arm in Pronationsstellung.

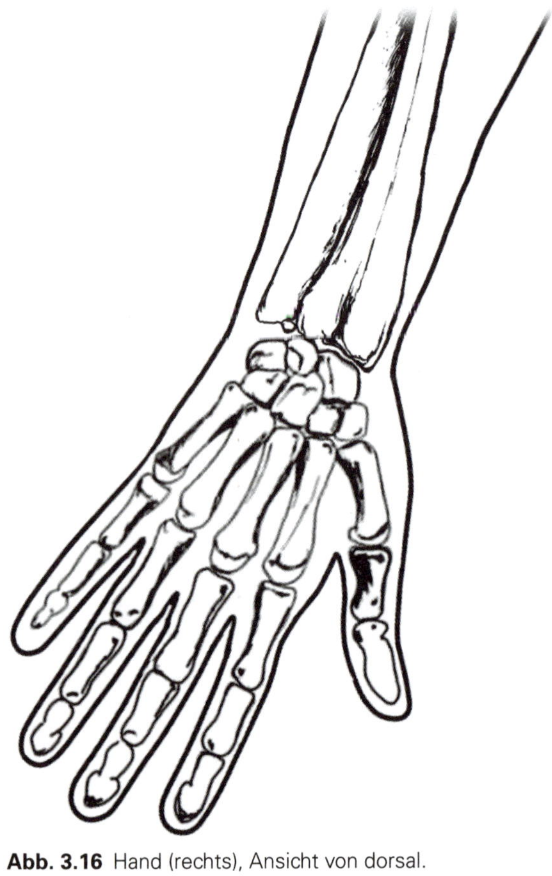

Abb. 3.16 Hand (rechts), Ansicht von dorsal.

Aufgabe 4: Zeichnen Sie das sensorische Innervationsgebiet des N. radialis in ➤ Abb. 3.17 ein.

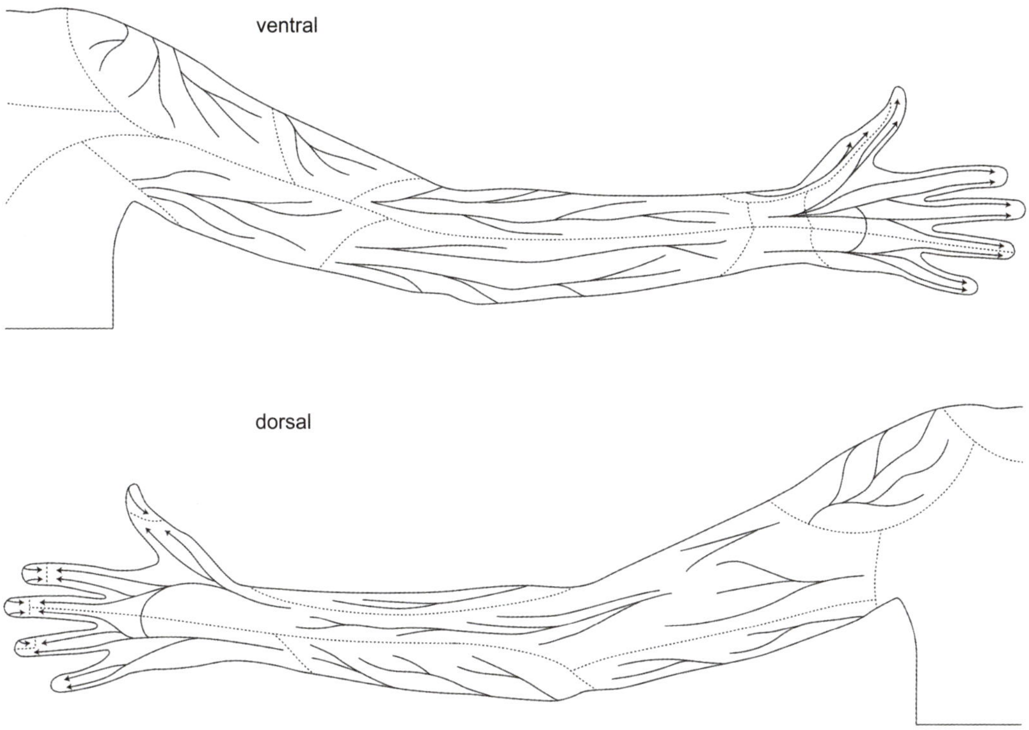

Abb. 3.17 Obere Extremität (links), Ansicht von ventral und dorsal.

Aufgabe 5: Beschreiben Sie die Klinik bei Ausfall des N. radialis.

Die Lösung finden Sie in ➤ Kap. 8.10.

3.11 N. musculocutaneus

Aufgabe 1: Nennen Sie die Rückenmarkssegmente, aus deren Nervenfasern sich der N. musculocutaneus zusammensetzt, und zeichnen Sie diese in ➤ Abb. 3.18 ein.

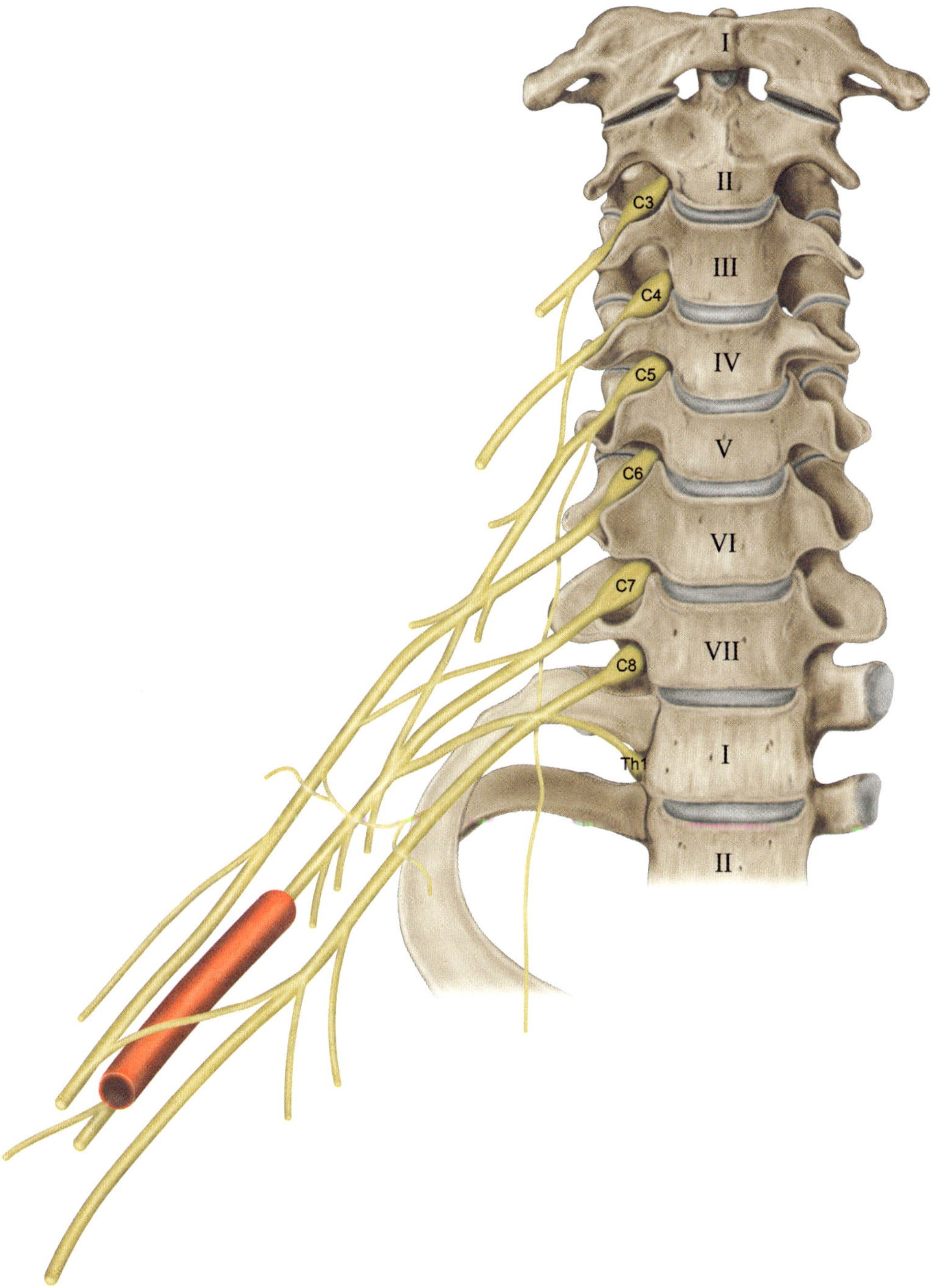

Abb. 3.18 Plexus brachialis (rechts), Ansicht von ventral.

Aufgabe 2: Beschreiben Sie die Äste des N. musculocutaneus, deren Verlauf sowie sensorische und motorische Innervationsgebiete.

Aufgabe 3: Zeichnen Sie den Verlauf des N. musculocutaneus und seine Äste in ➤ Abb. 3.19 ein.

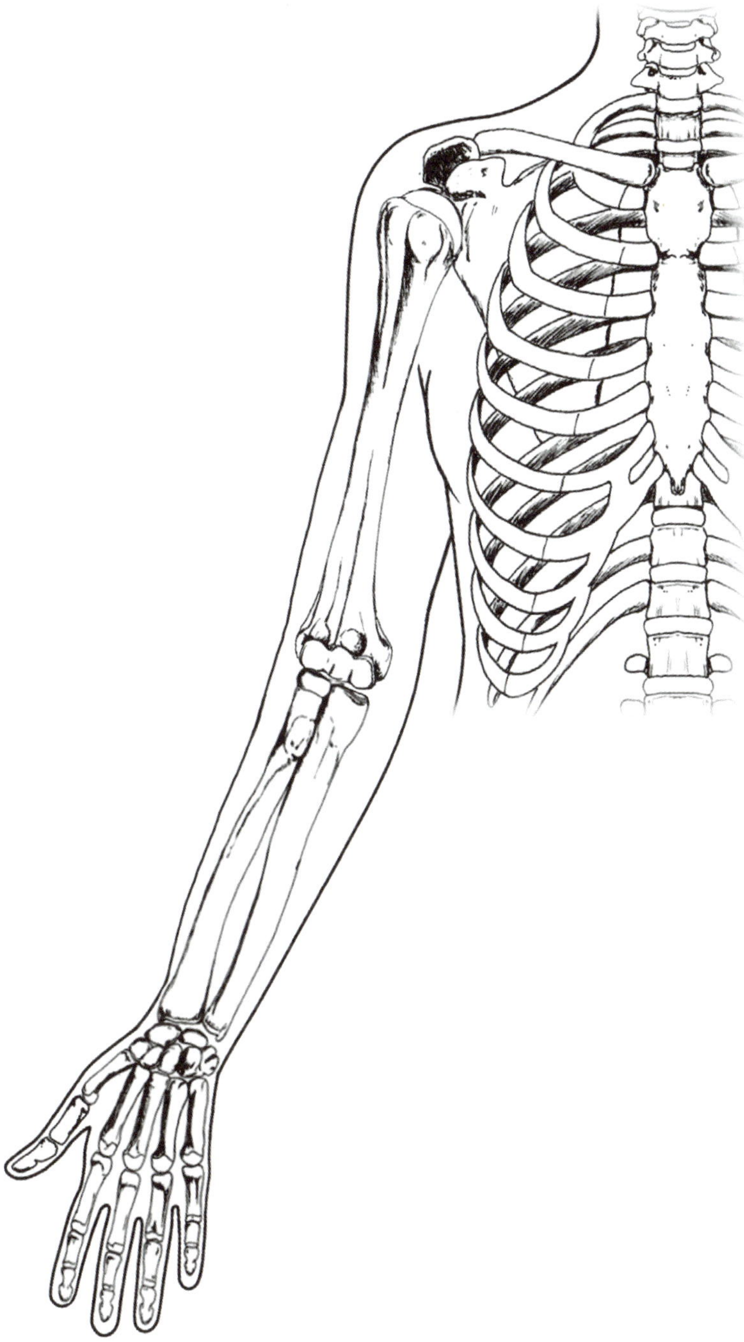

Abb. 3.19 Obere Extremität (rechts), Ansicht von ventral.

Aufgabe 4: Zeichnen Sie das Areal der sensorischen Innervation des N. musculocutaneus in ➤ Abb. 3.20 ein.

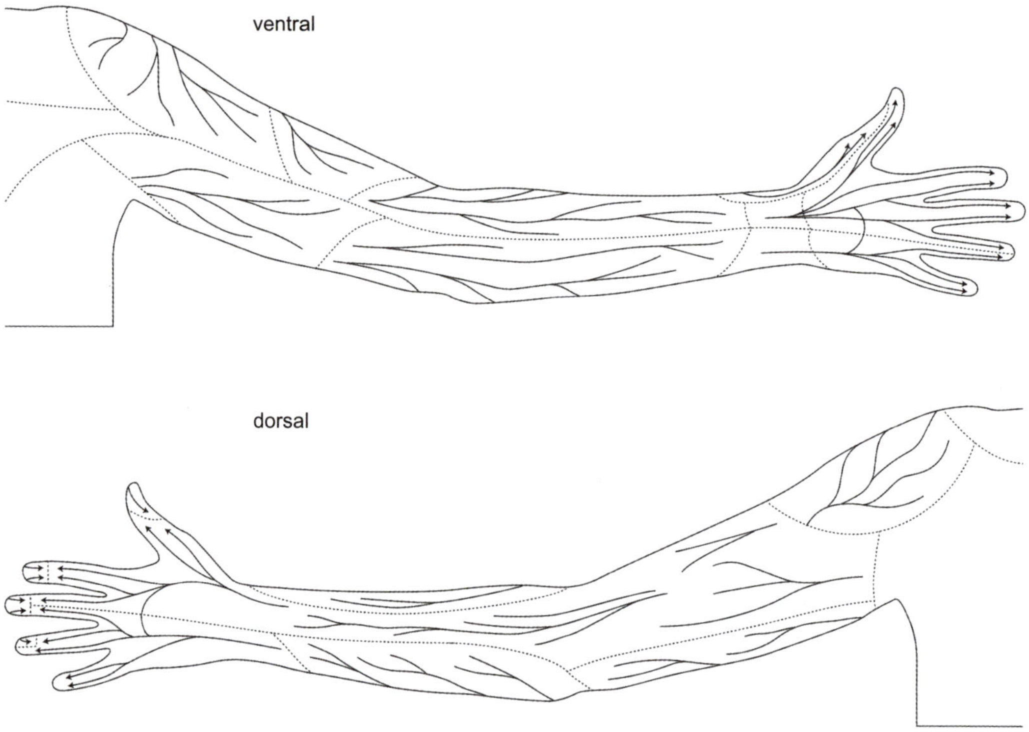

Abb. 3.20 Obere Extremität (links), Ansicht von ventral und dorsal.

Aufgabe 5: Beschreiben Sie die Klinik bei Ausfall des N. musculocutaneus.

Die Lösung finden Sie in ➢ Kap. 8.11.

3.12 Nn. pectorales

Aufgabe 1: Nennen Sie die Rückenmarkssegmente, aus deren Nervenfasern sich die Nn. pectorales zusammensetzen, und zeichnen Sie diese in ➤ Abb. 3.21 ein.

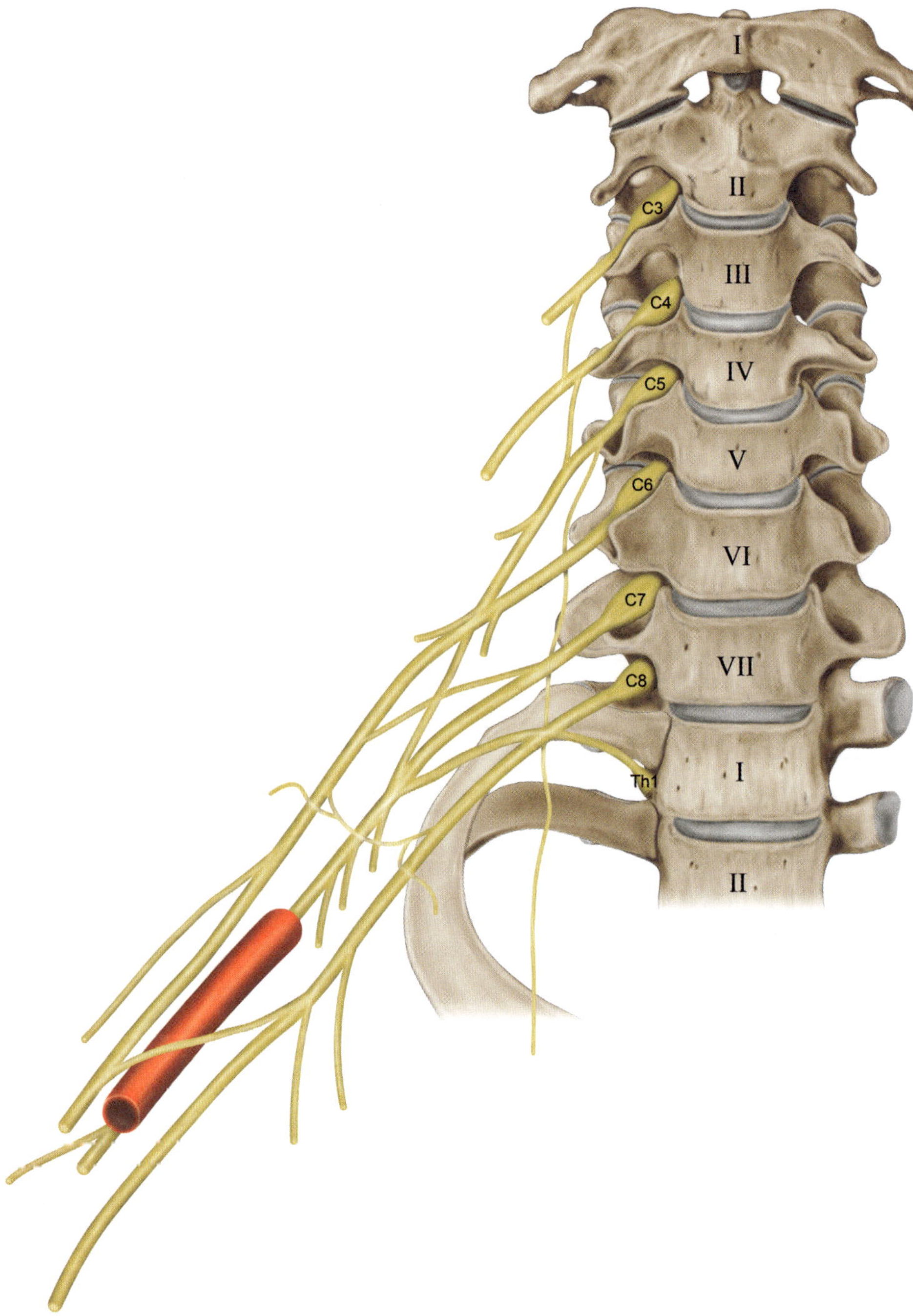

Abb. 3.21 Plexus brachialis (rechts), Ansicht von ventral.

Aufgabe 2: Beschreiben Sie den Verlauf der Nn. pectorales sowie ihre motorischen Innervationsgebiete.

Aufgabe 3: Zeichnen Sie den Verlauf der Nn. pectorales in ➤ Abb. 3.22 ein.

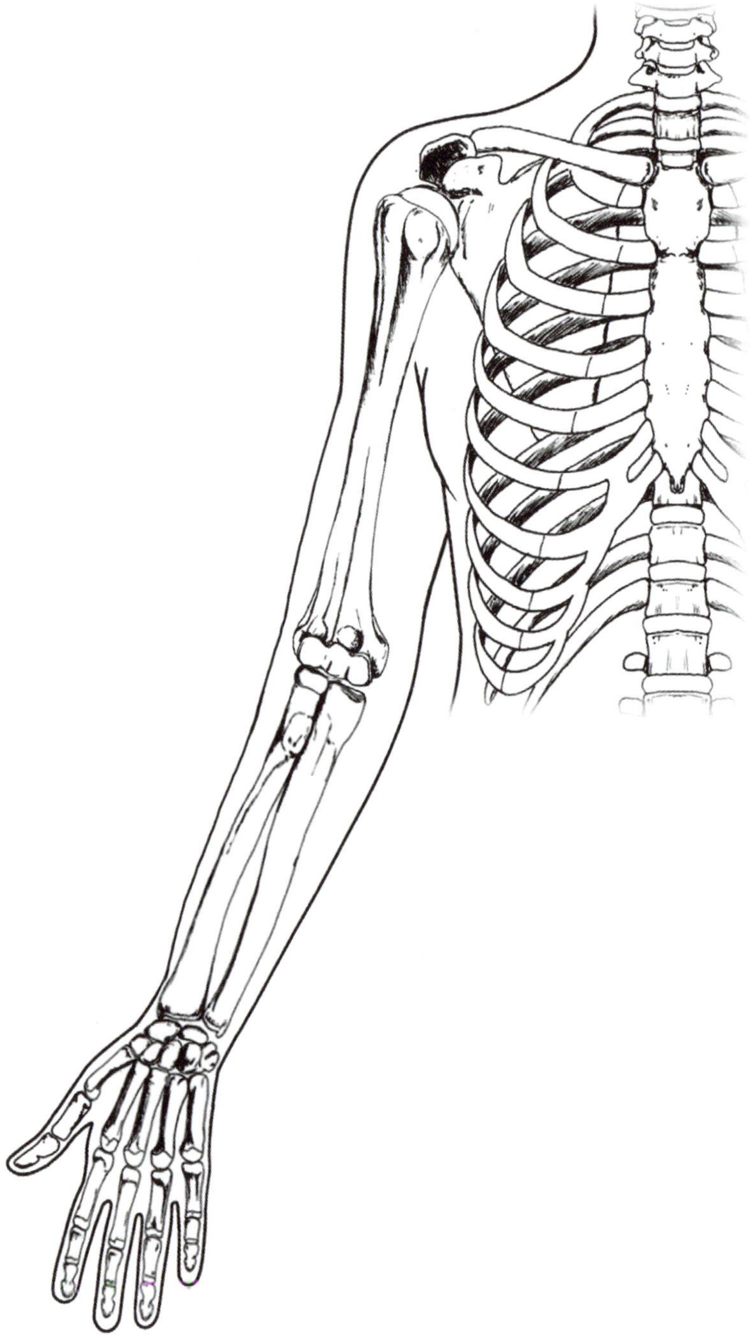

Abb. 3.22 Obere Extremität (rechts), Ansicht von ventral.

Aufgabe 4: Beschreiben Sie die Klinik bei Ausfall der Nn. pectorales.

Die Lösung finden Sie in ➢ Kap. 8.12.

3.13 N. medianus

Aufgabe 1: Nennen Sie die Rückenmarkssegmente, aus deren Nervenfasern sich der N. medianus zusammensetzt, und zeichnen Sie diese in ➤ Abb. 3.23 ein.

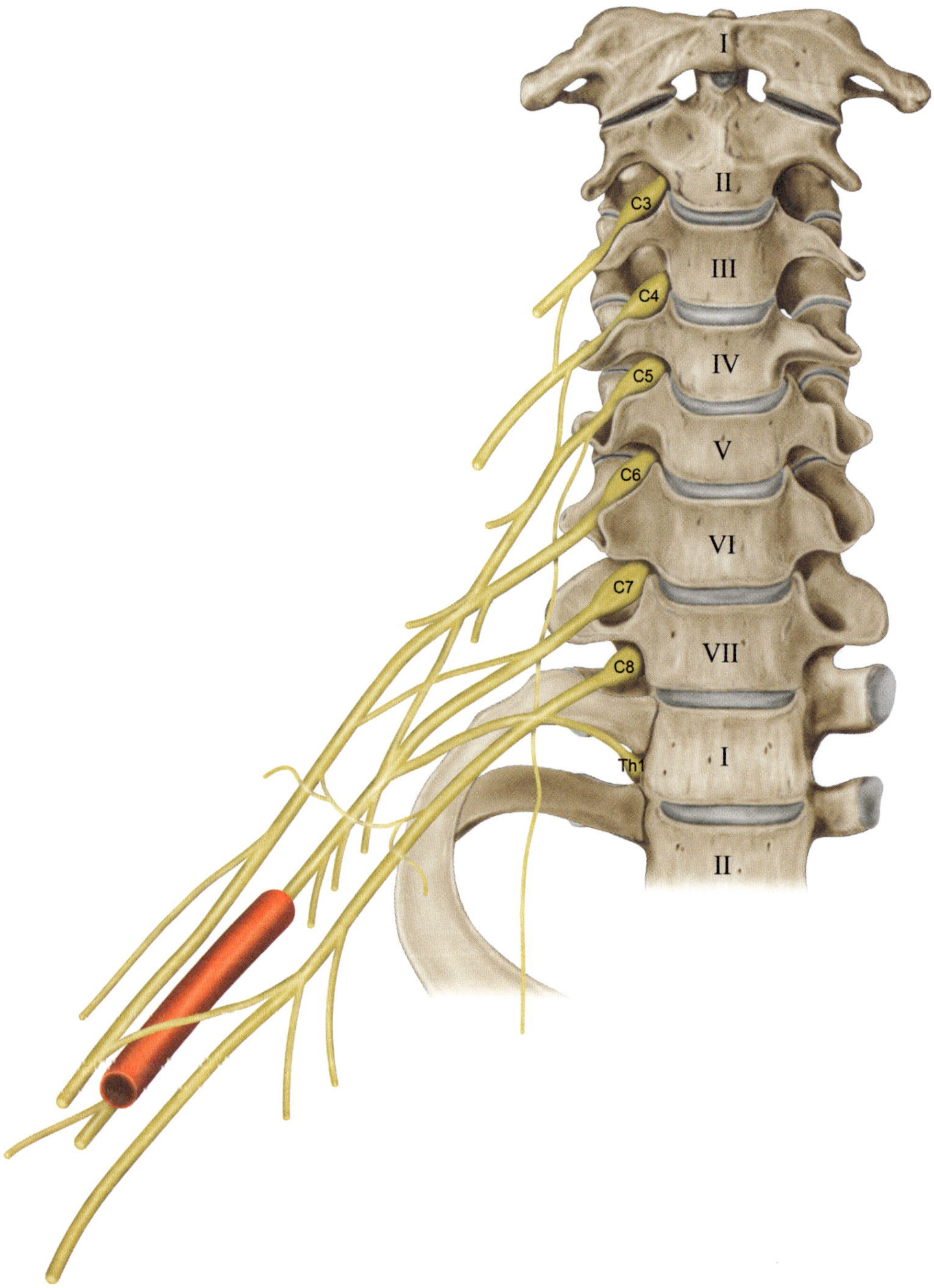

Abb. 3.23 Plexus brachialis (rechts), Ansicht von ventral.

Aufgabe 2: Beschreiben Sie die Äste des N. medianus, deren Verlauf sowie die sensorischen und motorischen Innervationsgebiete.

Aufgabe 3: Zeichnen Sie den Verlauf des N. medianus und seine Äste in ➤ Abb. 3.24 und ➤ Abb. 3.25 ein.

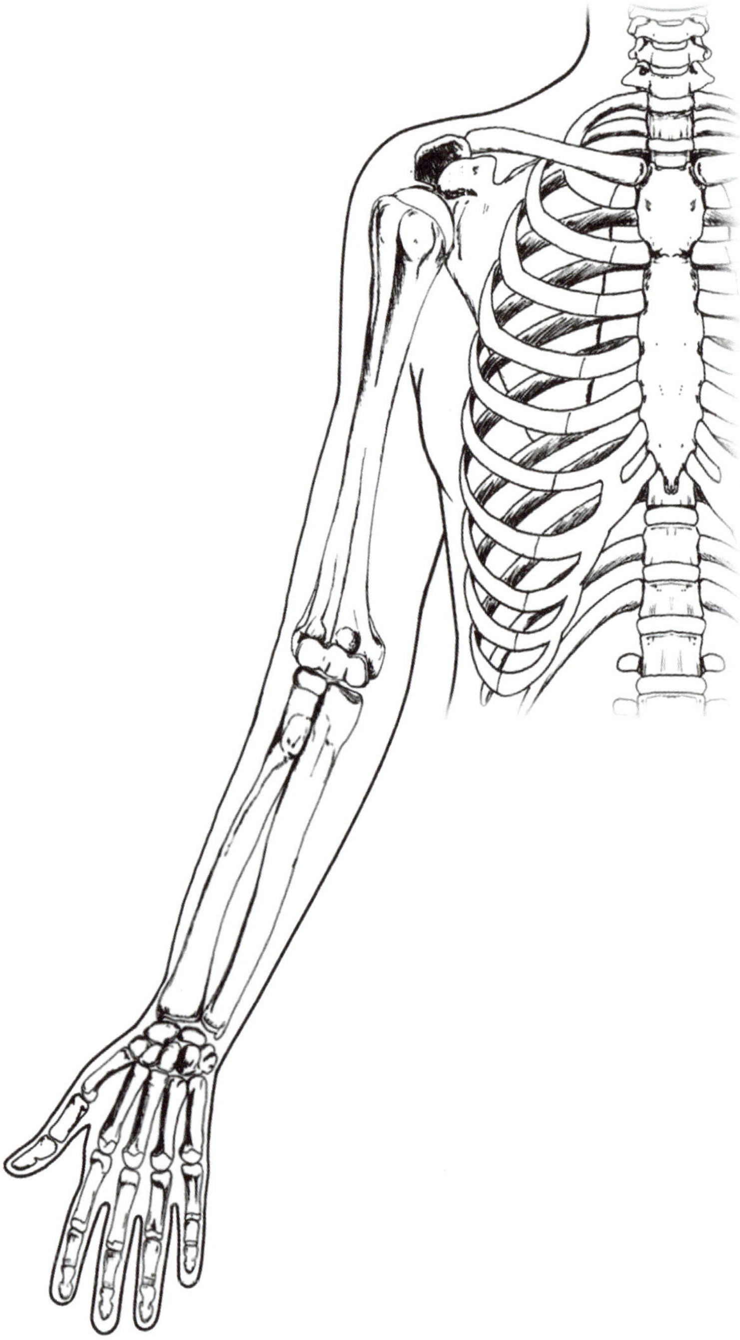

Abb. 3.24 Obere Extremität (rechts), Ansicht von ventral.

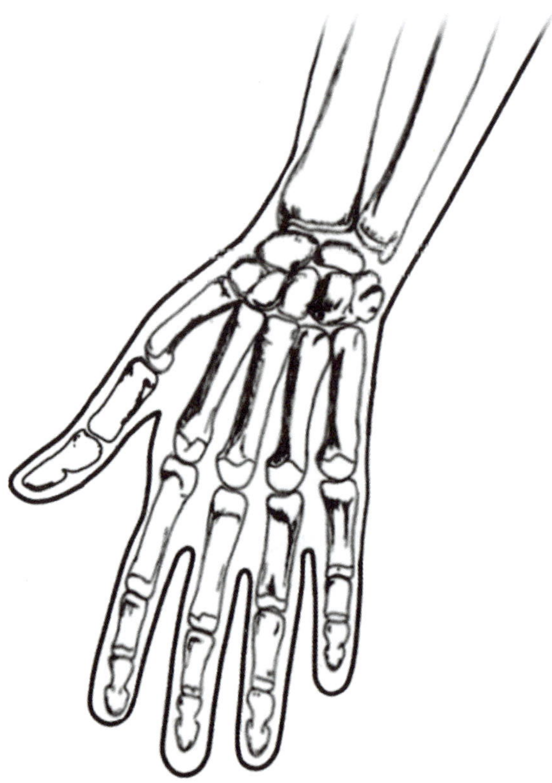

Abb. 3.25 Hand (rechts), Ansicht von palmar.

Aufgabe 4: Zeichnen Sie das Areal der sensorischen Innervation des N. medianus in ➤ Abb. 3.26 ein.

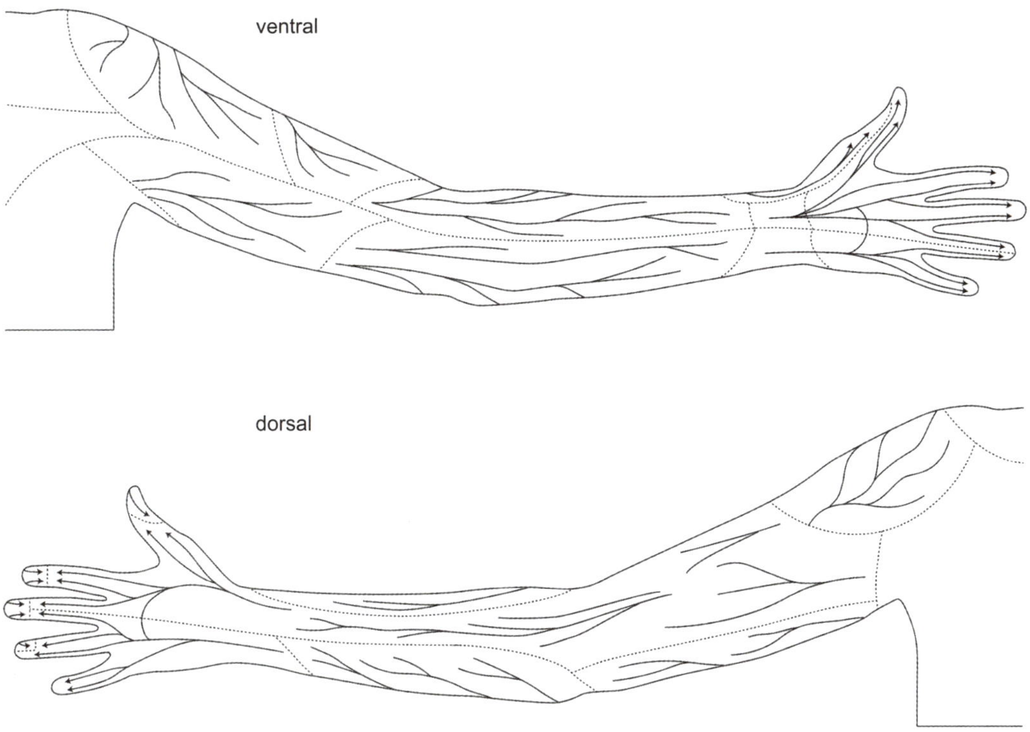

Abb. 3.26 Obere Extremität (links), Ansicht von ventral und dorsal.

Aufgabe 5: Beschreiben Sie die Klinik bei Ausfall des N. medianus unter Beachtung der Lokalisation der Läsion.

Die Lösung finden Sie in ➤ Kap. 8.13.

3.14 N. ulnaris

Aufgabe 1: Nennen Sie die Rückenmarkssegmente, aus deren Nervenfasern sich der N. ulnaris zusammensetzt, und zeichnen Sie diese in ➤ Abb. 3.27 ein.

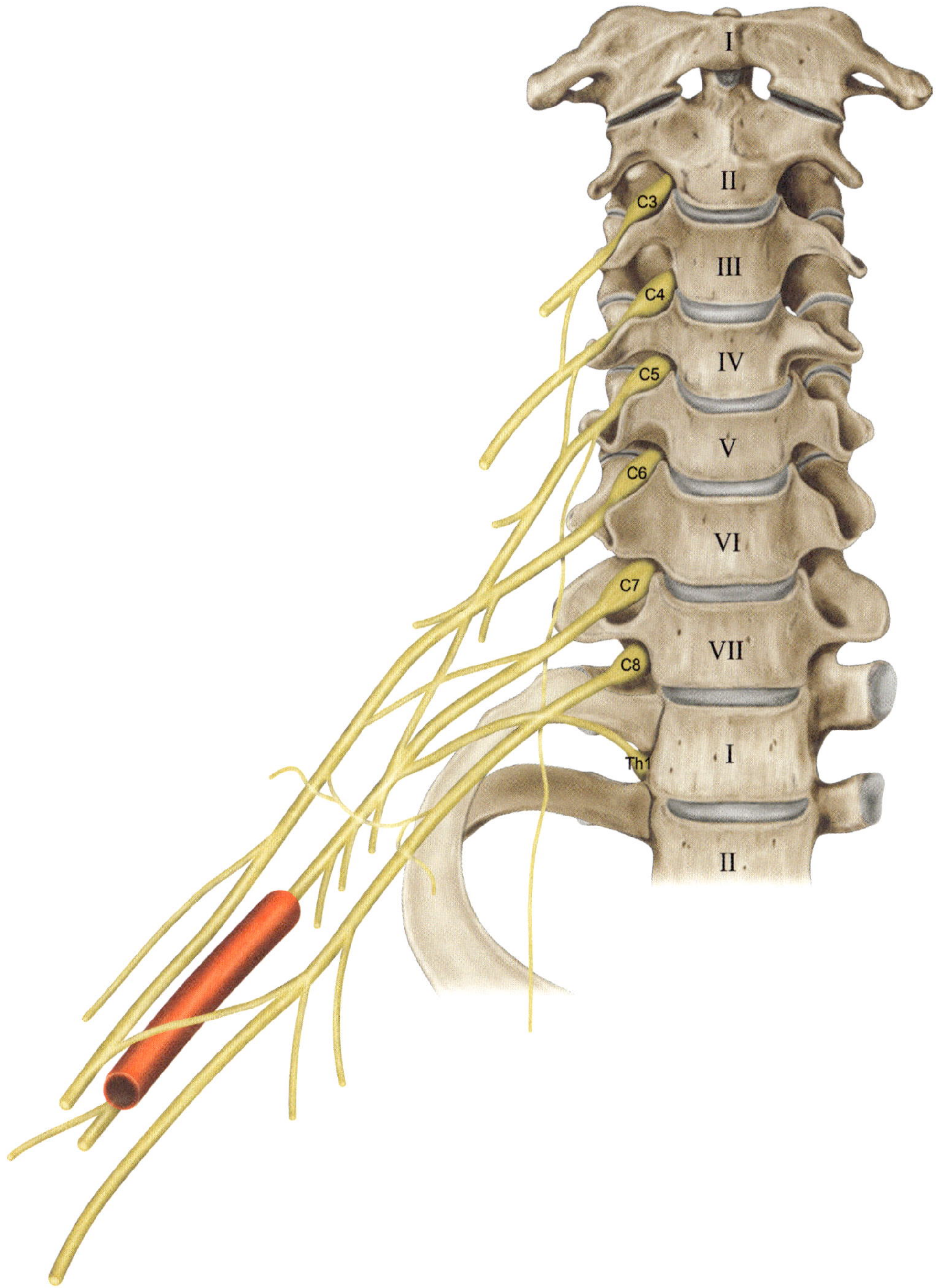

Abb. 3.27 Plexus brachialis (rechts), Ansicht von ventral.

Aufgabe 2: Beschreiben Sie die Äste des N. ulnaris, deren Verlauf sowie sensorische und motorische Innervationsgebiete.

Aufgabe 3: Zeichnen Sie den Verlauf des N. ulnaris und seine Äste in ➤ Abb. 3.28 und ➤ Abb. 3.29 ein.

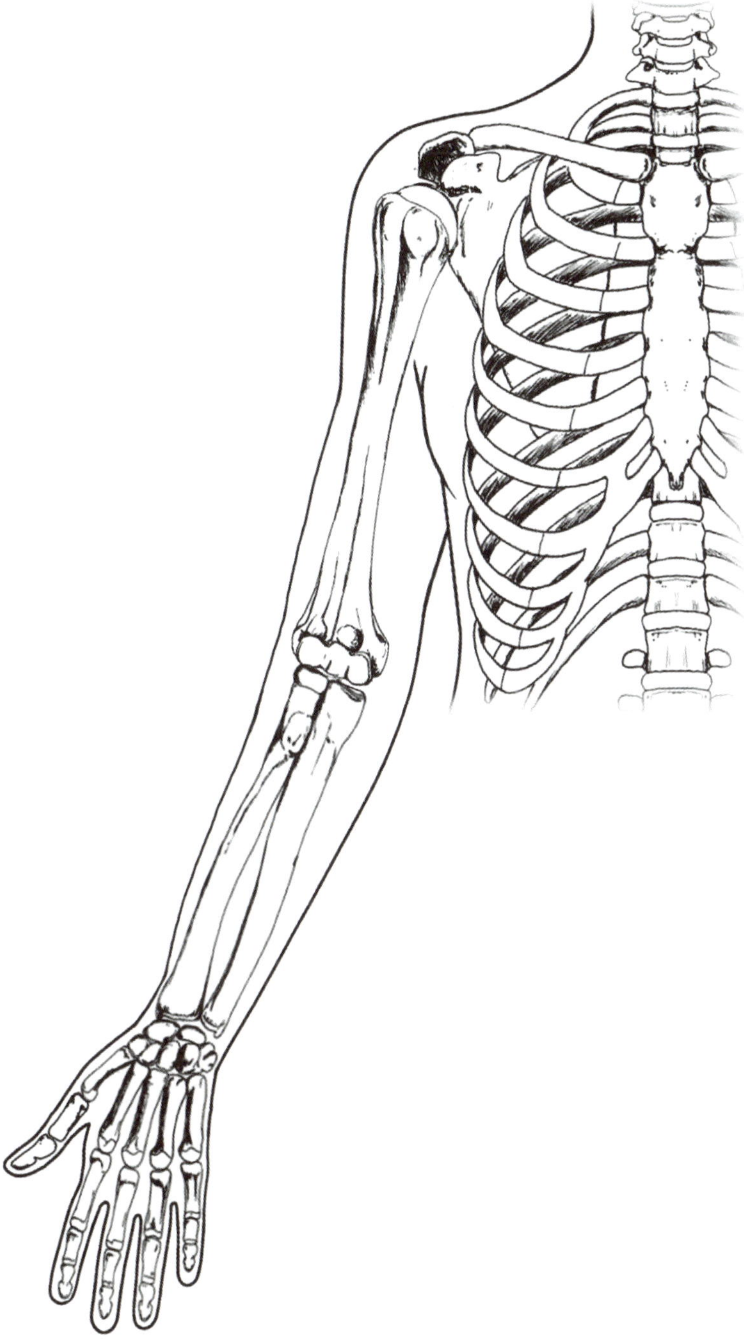

Abb. 3.28 Obere Extremität (rechts), Ansicht von ventral.

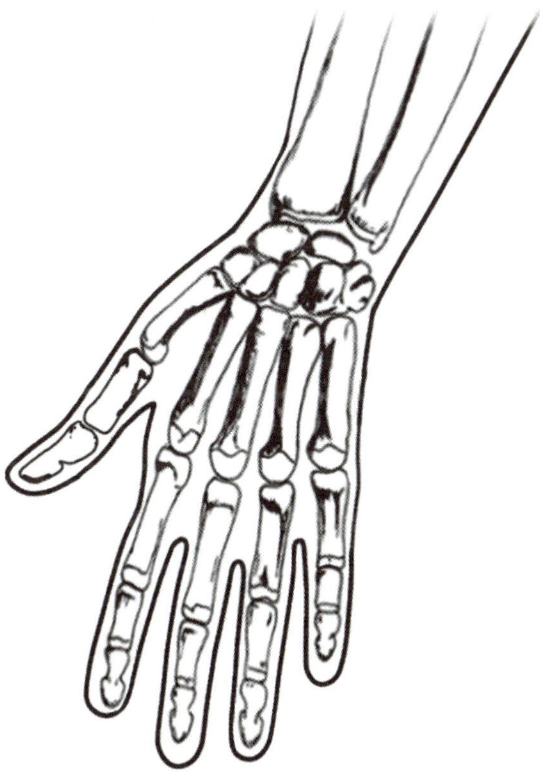

Abb. 3.29 Hand (rechts), Ansicht von palmar.

Aufgabe 4: Zeichnen Sie das Areal der sensorischen Innervation des N. ulnaris in ➤ Abb. 3.30 ein.

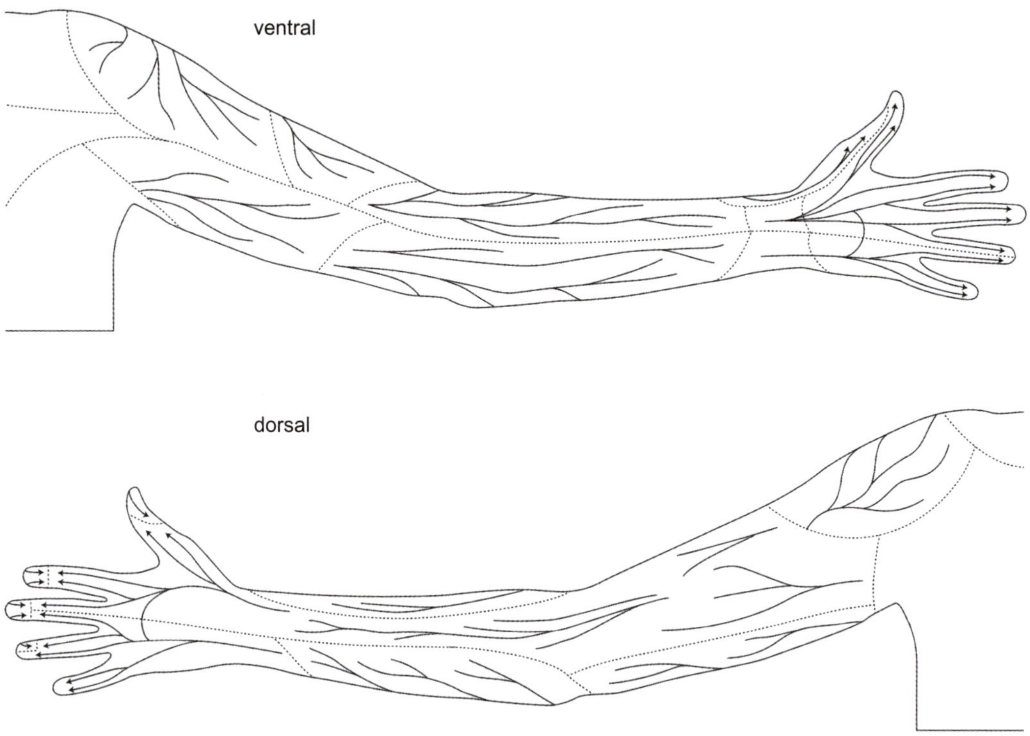

Abb. 3.30 Obere Extremität (links), Ansicht von ventral und dorsal.

Aufgabe 5: Beschreiben Sie die Klinik bei Ausfall des N. ulnaris.

Die Lösung finden Sie in ➤ Kap. 8.14.

3.15 N. cutaneus brachii medialis

Aufgabe 1: Nennen Sie die Rückenmarkssegmente, aus deren Nervenfasern sich der N. cutaneus brachii medialis zusammensetzt, und zeichnen Sie diese in ➤ Abb. 3.31 ein.

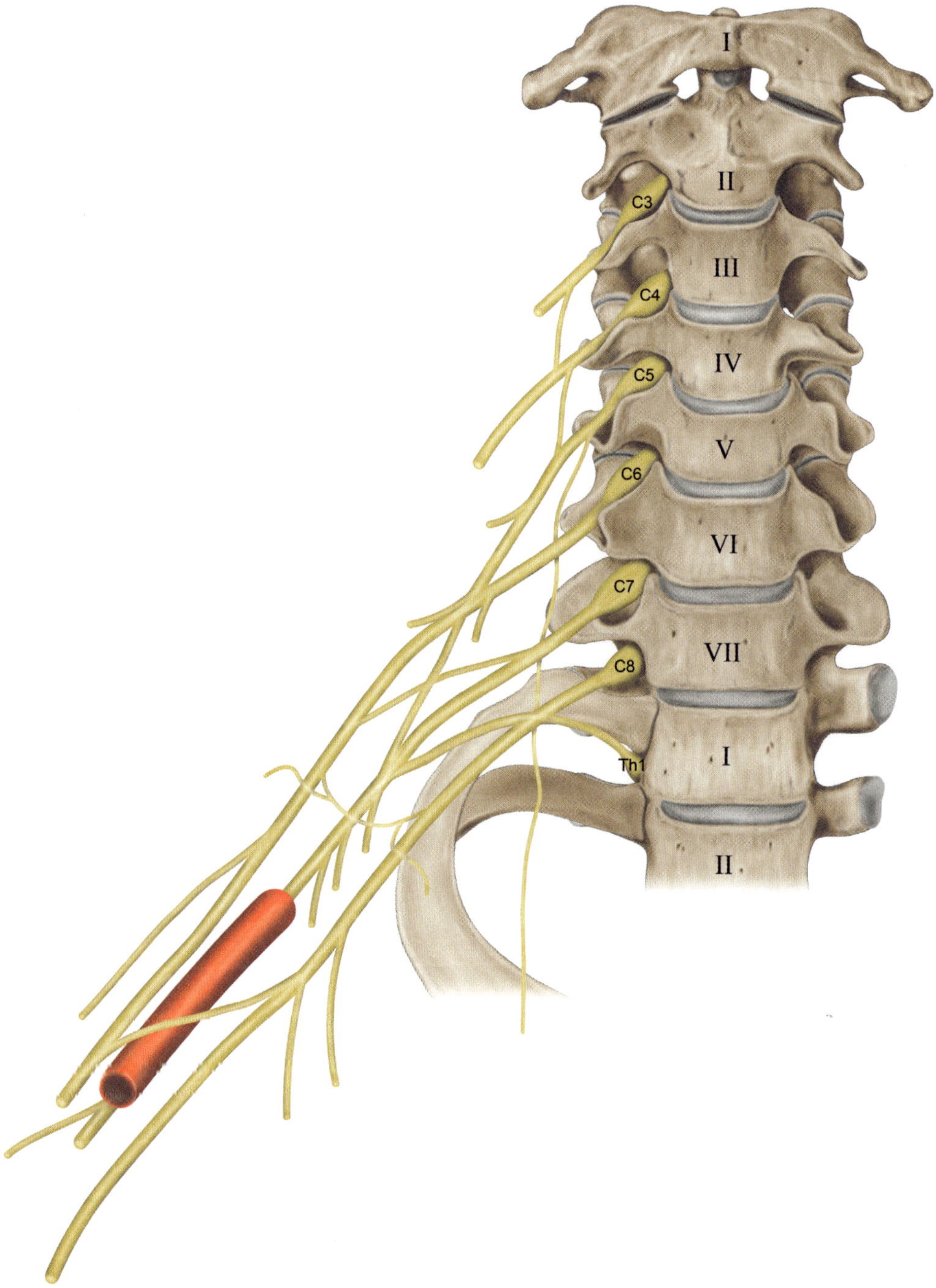

Abb. 3.31 Plexus brachialis (rechts), Ansicht von ventral.

Aufgabe 2: Beschreiben Sie den Verlauf des N. cutaneus brachii medialis sowie sein sensorisches Innervationsgebiet.

Aufgabe 3: Zeichnen Sie den Verlauf des N. cutaneus brachii medialis und seine Äste in ➤ Abb. 3.32 ein.

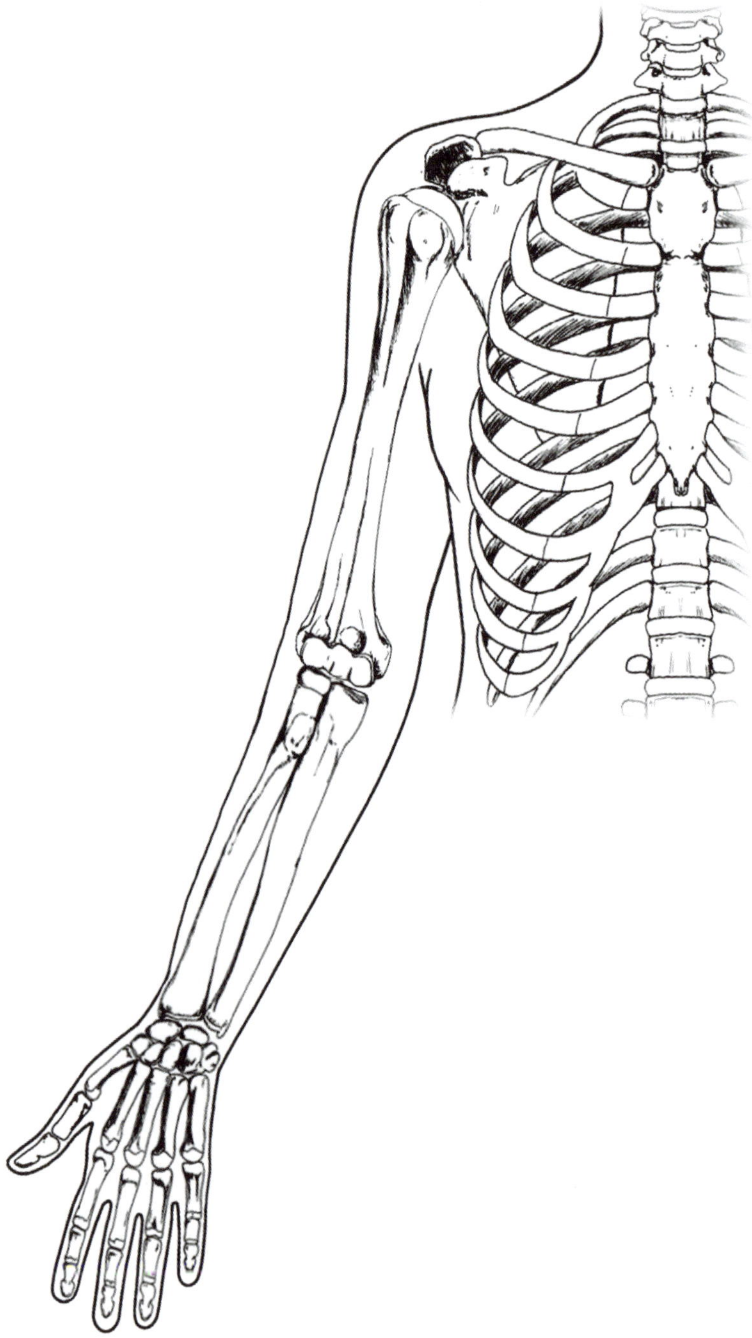

Abb. 3.32 Obere Extremität (rechts), Ansicht von ventral.

Aufgabe 4: Zeichnen Sie das Areal der sensorischen Innervation des N. cutaneus brachii medialis in ➤ Abb. 3.33 ein.

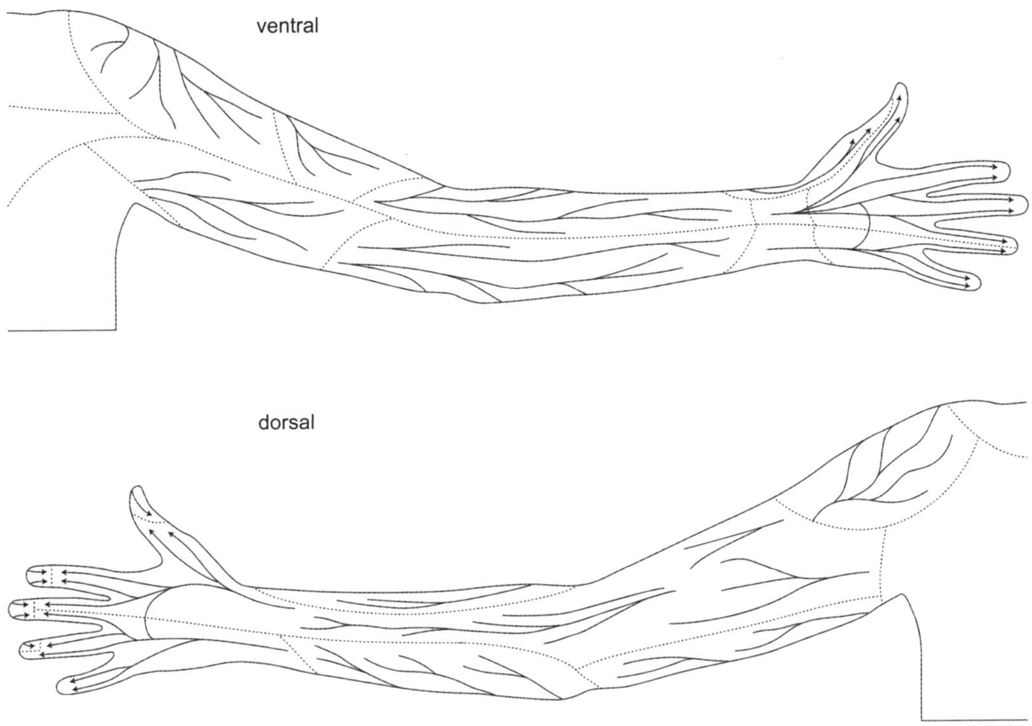

Abb. 3.33 Obere Extremität (links), Ansicht von ventral und dorsal.

Aufgabe 5: Beschreiben Sie die Klinik bei Ausfall des N. cutaneus brachii medialis.

Die Lösung finden Sie in ➤ Kap. 8.15.

3.16 N. cutaneus antebrachii medialis

Aufgabe 1: Nennen Sie die Rückenmarkssegmente, aus deren Nervenfasern sich der N. cutaneus antebrachii medialis zusammensetzt, und zeichnen Sie diese in ➤ Abb. 3.34 ein.

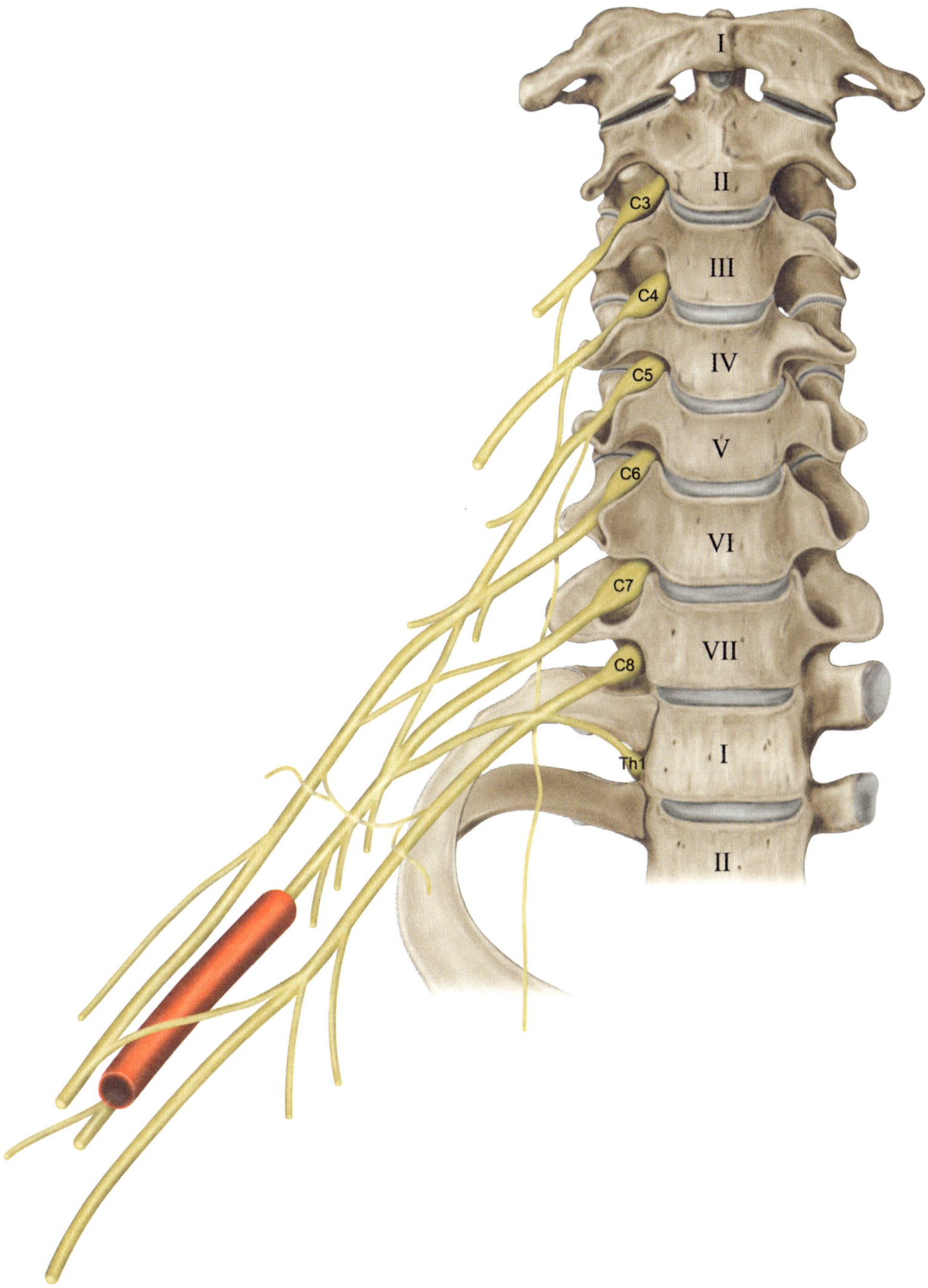

Abb. 3.34 Plexus brachialis (rechts), Ansicht von ventral.

Aufgabe 2: Beschreiben Sie den Verlauf des N. cutaneus antebrachii medialis sowie sein sensorisches Innervationsgebiet.

Aufgabe 3: Zeichnen Sie den Verlauf des N. cutaneus antebrachii medialis und seine Äste in ➤ Abb. 3.35 ein.

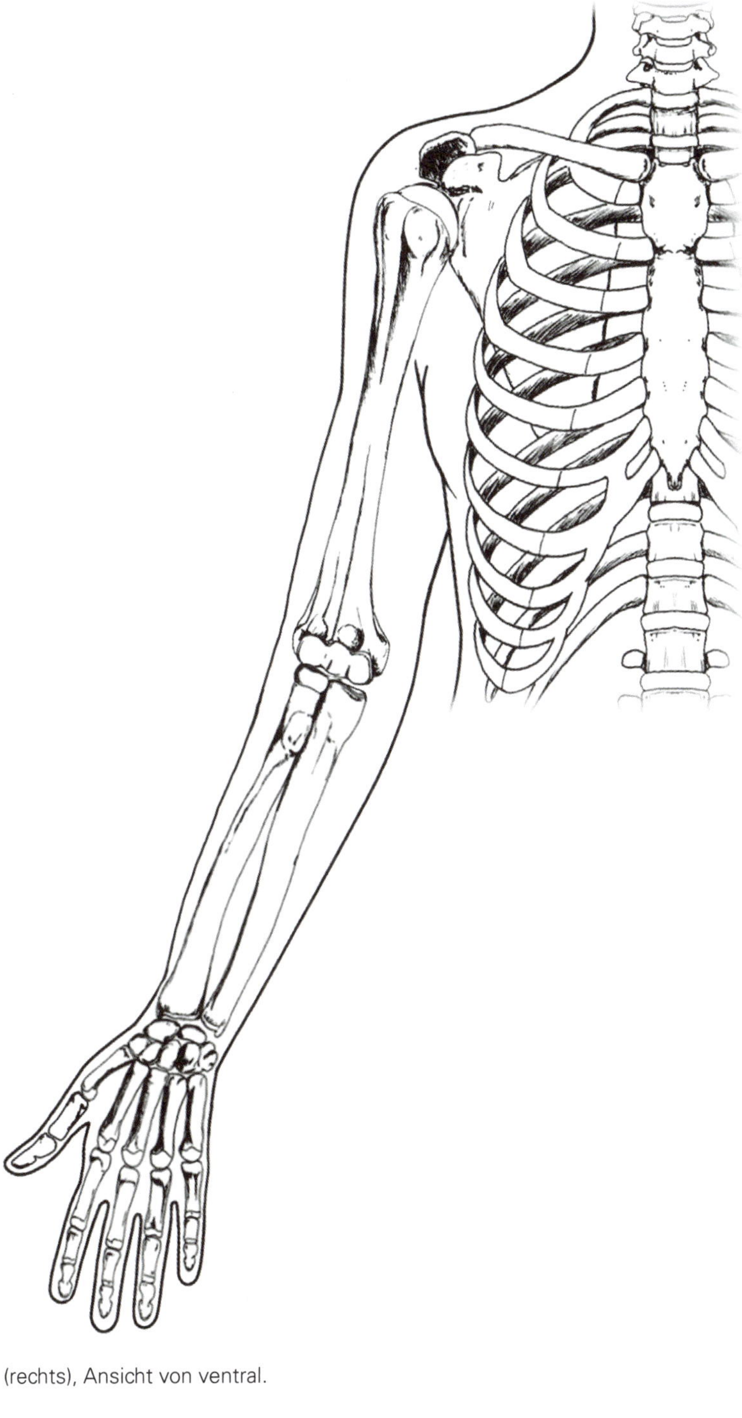

Abb. 3.35 Obere Extremität (rechts), Ansicht von ventral.

Aufgabe 4: Zeichnen Sie das Areal der sensorischen Innervation des N. cutaneus antebrachii medialis in ➤ Abb. 3.36 ein.

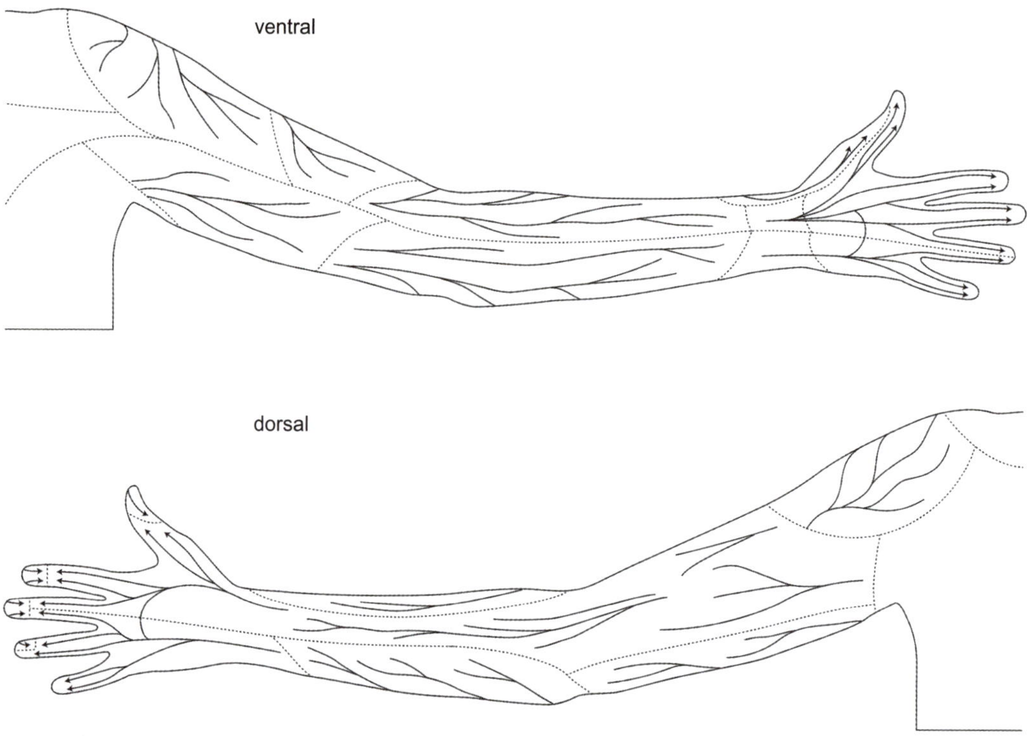

Abb. 3.36 Obere Extremität (links), Ansicht von ventral und dorsal.

Aufgabe 5: Beschreiben Sie die Klinik bei Ausfall des N. cutaneus antebrachii medialis.

Die Lösung finden Sie in ➤ Kap. 8.16.

Brustnerven (Nn. thoracici)

4

Die Brustnerven (Nn. thoracici) stellen zwölf Paare von segmental austretenden Spinalnerven der Rückenmarkssegmente Th1–Th12 dar. Wie alle Spinalnerven teilen sie sich nach ihrem Austritt im jeweiligen Foramen intervertebrale der Brustwirbelsäule in einen R. anterior (R. ventralis) und einen R. posterior (R. dorsalis).

Die Rr. anteriores bilden keine Nervenplexus, sondern versorgen wie die Rr. posteriores die von ihnen innervierte Muskulatur und die Haut in einem segmentalen Muster.

4.1 Rr. posteriores (Rr. dorsales)

Die Rr. posteriores sind gemischte Nerven, die über einen R. muscularis medialis und einen R. muscularis lateralis die autochthone Muskulatur des Rückens innervieren. Die Rr. musculares mediales innervieren die Muskeln des medialen Traktes, während die Rr. musculares laterales die Muskeln des lateralen Traktes versorgen. Die Rr. posteriores innervieren über Rr. cutanei posteriores – streng segmental gegliedert – die Haut des Rückens sensorisch. Ihr segmentales Innervationsmuster spiegelt sich in den Dermatomen (Th1–Th12) der dorsalen Leibeswand (Acromion – Crista iliaca) wider.

4.2 Rr. anteriores (Rr. ventrales)

Die Rr. anteriores der Thorakalnerven bilden keine Nervenplexus, daher innervieren sie die ventrolaterale Leibeswand in (mono) segmentaler Weise. Die ursprüngliche Metamerie des Körpers ist hier noch anhand der Dermatome sichtbar. Die Rr. anteriores sind gemischte Nerven, die sich in 11 Nn. intercostales (Th1–Th11) und einen N. subcostalis (Th12) gliedern.

Der R. anterior aus Th1 führt seine Nervenfasern zum größten Teil dem Plexus brachialis zu, nur ein kleiner Anteil der Nervenfasern bildet den N. intercostalis 1.

In ähnlicher Weise führt der R. anterior aus Th12 einen großen Teil seiner Nervenfasern dem N. iliohypogastricus des Plexus lumbalis zu, nur ein kleiner Anteil der Nervenfasern bildet den N. subcostalis.

Die Nn. intercostales verlaufen mit den Vasa intercostales in den Interkostalräumen (Spatia intercostalia) an den Unterseiten der Rippen. Zunächst verlaufen sie jeweils zwischen dem M. intercostalis externus und der Fascia endothoracica, anschließend im Interkostaltunnel zwischen dem M. intercostalis intimus und dem M. intercostalis internus. Der N. subcostalis verläuft unterhalb der 12. Rippe. Die Nn. intercostales et subcostalis innervieren motorisch die autochthone Muskulatur der Brust- und der Bauchwand (Mm. intercostales, M. obliquus externus abdominis, M. obliquus internus abdominis, M. transversus abdominis, M. rectus abdominis, M. quadratus lumborum, Mm. serrati posteriores).

Zur segmentalen Innervation der Haut gehen die Rr. cutanei laterales sowie Rr. cutanei anteriores ab. Die Rr. cutanei laterales treten entlang der Linea axillaris media durch die Körperfaszie und teilen sich daraufhin in jeweils einen nach medial und einen nach lateral verlaufenden Ast auf. Die nach medial ziehenden Äste der 4.–6. Interkostalnerven werden als Rr. mammarii laterales bezeichnet, die mit den Rr. mammarii mediales (aus den medialen Ästen der Rr. cutanei anteriores) sensorisch die Haut der Regio mammaria versorgen.

Der R. cutaneus lateralis des 2. (oder auch 1. oder 3.) Interkostalnervs gibt regelmäßig den N. intercostobrachialis, einen Ast zur Innervation der Haut der medialen Seite des Oberarms, ab. Dieser anastomosiert häufig mit dem N. cutaneus brachii medialis des Plexus brachialis.

Die Rr. cutanei anteriores treten als Endäste der Interkostalnerven parasternal sowie neben der Linea alba durch die Körperfaszie. Sie teilen sich ebenfalls wie die Rr. cutanei laterales jeweils in einen medialen und einen lateralen Ast. Die nach lateral ziehenden Äste der 2.–4. Interkostalnerven werden als Rr. mammarii mediales bezeichnet, die mit den Rr. mammarii laterales (aus den medialen Ästen der Rr. cutanei laterales) sensorisch die Haut der Regio mammaria versorgen.

Die segmental angeordneten, sich überlappenden, gürtelförmigen sensorischen Versorgungsgebiete der Interkostalnerven bilden die Grundlage der ventrolateralen Dermatome.

Der N. subcostalis verläuft kaudal der 12. Rippe ventral des M. quadratus lumborum und mit diesem gemeinsam unter dem Lig. arcuatum laterale des Zwerchfells hindurch (➤ Abb. 4.1). Er unterscheidet sich nicht von den Interkostalnerven hinsichtlich der motorischen und sensorischen Innervation.

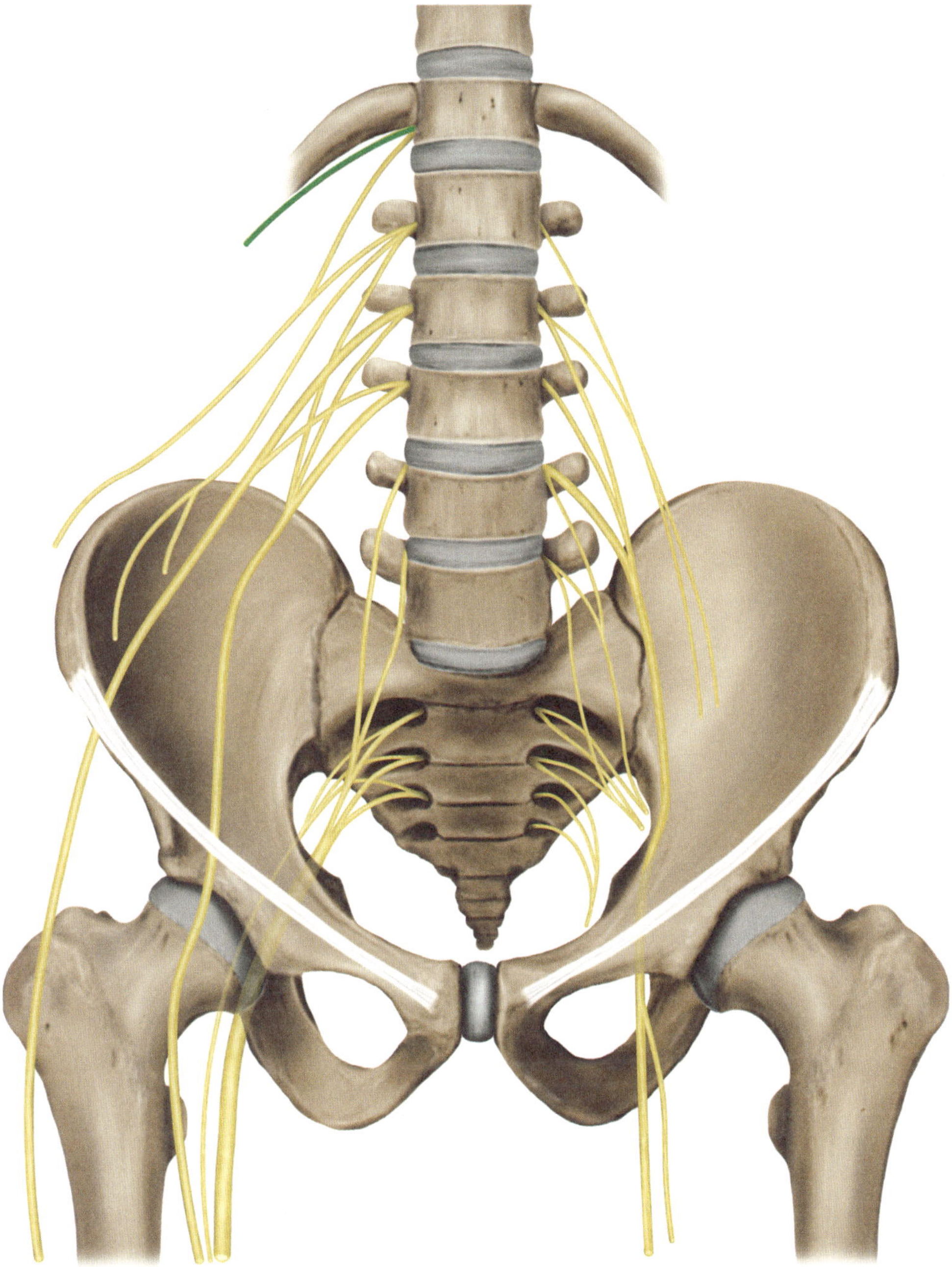

Abb. 4.1 N. subcostalis (grün hervorgehoben).

Nn. lumbales, Nn. sacrales und Plexus lumbosacralis

5

5.1 Rr. posteriores der Nn. lumbales (L1–L5)

Die **Rr. posteriores** von **L1–L5** innervieren die dorsale Leibeswand in der Lumbalregion sowohl motorisch als auch sensorisch. Die Rr. posteriores der Nn. lumbales ziehen in die Loge der lumbalen Region der autochthonen Rückenmuskulatur (M. erector spinae), wo sie sich in einen R. medialis und einen R. lateralis teilen. Die rein motorischen Rr. mediales innervieren die lumbalen Abschnitte der Muskulatur des medialen Traktes der autochthonen Rückenmuskulatur. Die gemischten Rr. laterales (L1–L3) und die rein motorischen Rr. laterales (L4–L5) innervieren die lumbalen Abschnitte der Muskulatur des lateralen Traktes der autochthonen Rückenmuskulatur. Die sensorischen Endäste der Rr. laterales (L1–L3) ziehen durch die Aponeurose des M. latissimus dorsi und innervieren die Haut im lumbalen Abschnitt des Rückens. Als Nn. clunium superiores innervieren sie den proximalen und lateralen Bereich der Haut über dem Gesäß (Regio glutealis).

Die untere Extremität wird durch den **Plexus lumbosacralis** innerviert, der sich aus den **Rr. anteriores** der Spinalnerven formiert, die den lumbalen, sakralen und kokzygealen Abschnitten des Rückenmarks entspringen. Die **Rr. anteriores** der Spinalnerven von **Th12–L4** bilden den **Plexus lumbalis**; die **Rr. anteriores** der Spinalnerven **von L4–S5, Co1** bilden den **Plexus sacralis.** Ein Teil von L4 und der gesamte R. anterior von L5 bilden den Truncus lumbosacralis, der die Verbindung zwischen den beiden Nervengeflechten darstellt. Die Nerven treten aus den entsprechenden Foramina intervertebralia wesentlich weiter kaudal aus ihren Rückenmarkssegmenten. Ihre Wurzeln (Rr. anteriores et posteriores) beteiligen sich an der Bildung der Cauda equina.

5.2 Plexus lumbalis

Der Plexus lumbalis liegt vor den Processus costales der Lendenwirbel, zwischen den Ursprüngen des M. psoas major und vor dem M. quadratus lumborum. Ihm entspringen kurze Rr. musculares sowie sechs lange, meist gemischte Nerven, die in ihrem Verlauf alle zunächst nach laterokaudal ziehen.

Nerven des Plexus lumbalis:

- Rr. anteriores von L1–L4/Rr. musculares Th12–L4
- Truncus lumbosacralis
- N. iliohypogastricus
- N. ilioinguinalis
- N. genitofemoralis
- N. cutaneus femoris lateralis
- N. obturatorius
- N. femoralis

Rr. musculares (Th12–L4)

Die Rr. musculares des Plexus lumbalis innervieren als kurze direkte motorische Äste den M. quadratus lumborum, M. psoas major, M. psoas minor und die Mm. intertransversarii lumborum.

5.3 Sakralnerven (Nn. sacrales)

Die Nn. sacrales stellen 5 Paare von Spinalnerven dar, die aus dem sakralen Abschnitt des Rückenmarks abgehen. Ihre Wurzeln verlaufen in der Cauda equina, während sich die dazugehörigen Spinalganglien im Canalis sacralis zwischen Dura mater und Os sacrum befinden. Ihre Rr. anteriores et posteriores verlaufen zunächst innerhalb kurzer Knochenkanälchen und treten dann aus denen im Os sacrum liegenden Foramina sacralia anteriora auf der Facies pelvica bzw. Foramina sacralia posteriora auf der Facies dorsalis aus. Die Rr. anteriores aus S1–S4 bilden dann mit Anteilen der Rr. anteriores aus L4 und L5 den Plexus sacralis. Die Rr. anteriores aus S4–S5 beteiligen sich am Plexus coccygeus.

Rr. posteriores und Rr. anteriores der Nn. sacrales

Die **Rr. posteriores** von S1–S4 treten durch die Foramina sacralia posteriora auf der Facies dorsalis des Os sacrum aus, während die **Rr. anteriores** von S5 durch den Hiatus sacralis austreten. Die Rr. posteriores innervieren motorisch zu Anteilen die kaudale Muskulatur der autochthonen Rückenmuskulatur. Sie beteiligen sich über sensorische Rr. mediales an der Innervation der Haut der Regio sacralis und über sensorische und Rr. laterales (S1–S3) als Nn. clunium mediales an der Innervation der Haut der medialen Regio glutealis.

5.4 Plexus sacralis

Der mächtige Plexus sacralis wird von den Rr. anteriores aus S1–S4 mit Anteilen der Rr. anteriores aus L4 und L5 gebildet. Die lumbalen Anteile erreichen den Plexus sacralis über den Truncus lumbosacralis, der von der unteren Lendenwirbelsäule über die Linea terminalis des Os ilium zur Innenseite des kleinen Beckens verläuft. Er liegt zu großen Teilen als dreieckige Platte lateral der Foramina sacralia anteriora dem M. piriformis auf und ist von Peritoneum parietale (Fascia pelvis parietalis) und subserösem Fett bedeckt. Die sich aus den Rr. anteriores formierenden Nerven verlassen das Foramen ischiadicum majus oberhalb und unterhalb des M. piriformis durch das Foramen suprapiriforme (N. gluteus superior) bzw. Foramen infrapiriforme (alle weiteren Nerven) und ziehen zur Dorsalseite der unteren Extremität („Plexus ischiadicus") und zur Genitalregion („Plexus pudendalis").

Nerven des Plexus sacralis:

- Truncus lumbosacralis
- Rr. musculares L4–S2
- N. gluteus superior
- N. gluteus inferior
- N. cutaneus femoris posterior
- N. ischiadicus
- N. pudendus

Rr. musculares (L4–S2)

Die aus L4–S2 stammenden Rr. musculares innervieren die Mm. piriformis, obturatorius internus, gemellus superior, gemellus inferior und quadratus femoris.

5.5 N. iliohypogastricus

Aufgabe 1: Nennen Sie die Rückenmarkssegmente, aus deren Nervenfasern sich der N. iliohypogastricus zusammensetzt, und zeichnen Sie diese in ➤ Abb. 5.1 ein.

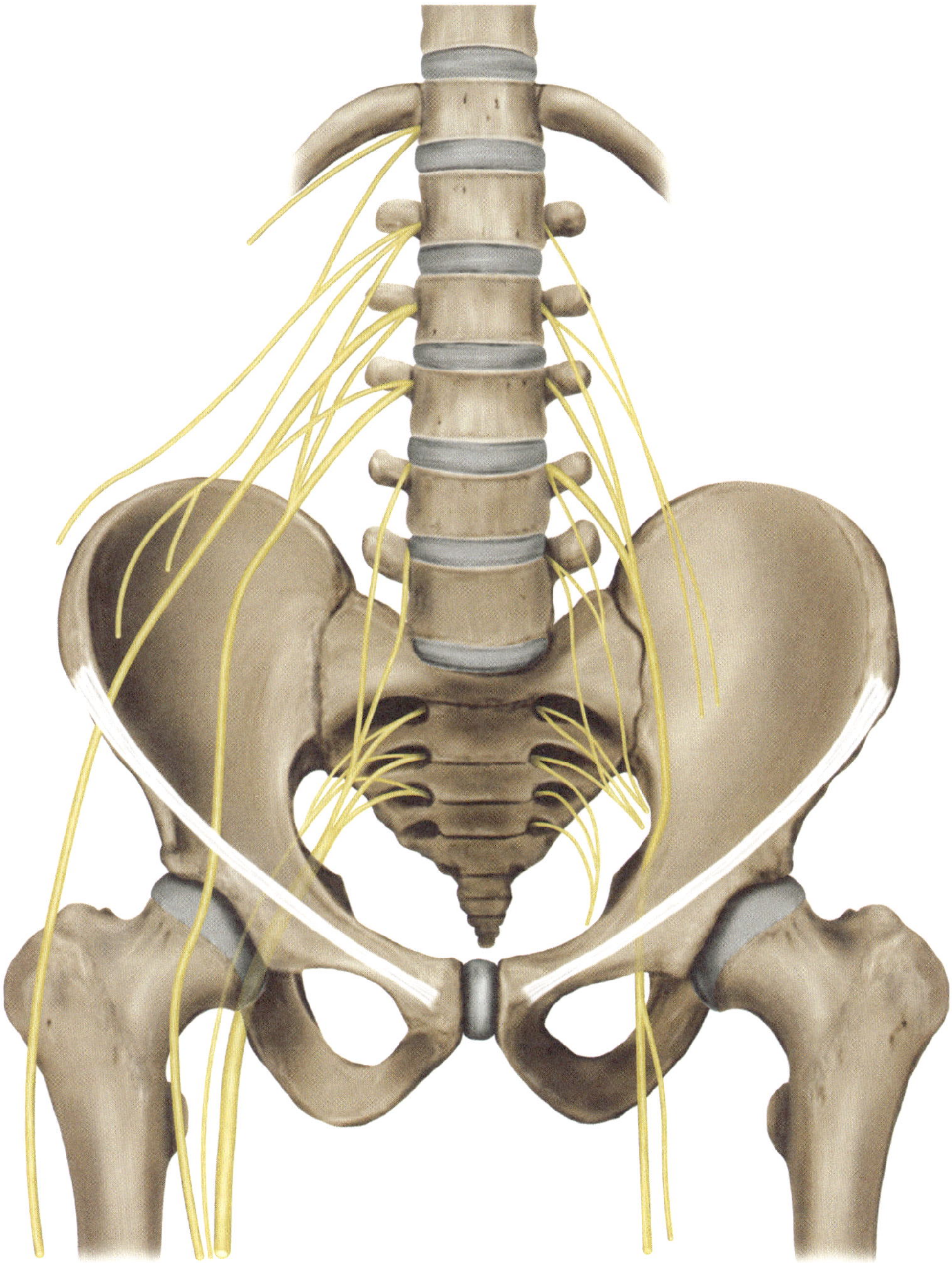

Abb. 5.1 Plexus lumbosacralis, Ansicht von ventral.

Aufgabe 2: Beschreiben Sie die Äste des N. iliohypogastricus, deren Verlauf sowie sensorische und motorische Innervationsgebiete.

Aufgabe 3: Zeichnen Sie den Verlauf des N. iliohypogastricus und seine Äste in ➤ Abb. 5.2 ein.

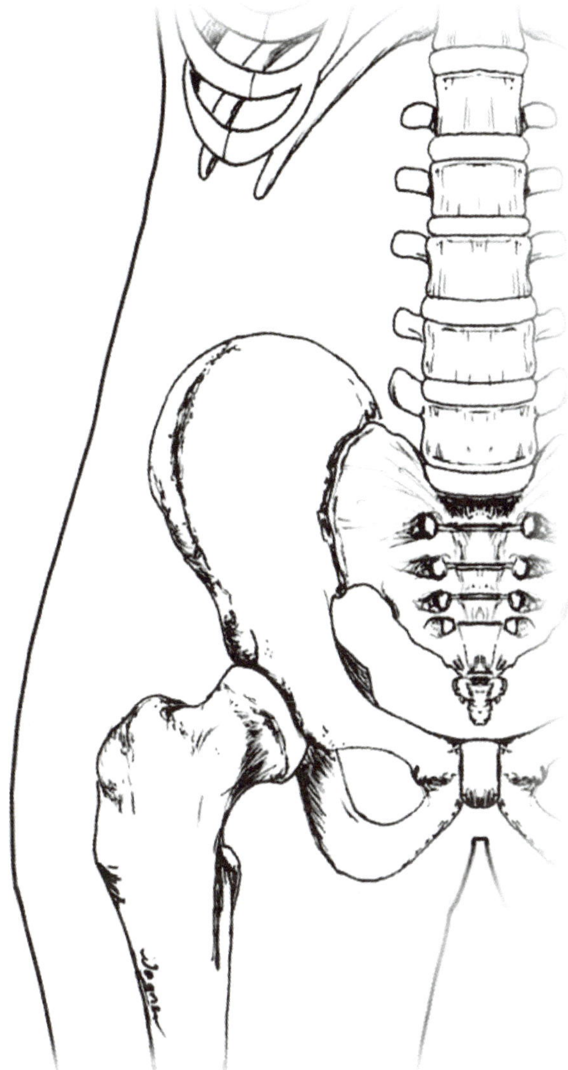

Abb. 5.2 Untere Extremität – Becken (rechts), Ansicht von ventral.

Aufgabe 4: Zeichnen Sie das Areal der sensorischen Innervation des N. iliohypogastricus in ➤ Abb. 5.3 ein.

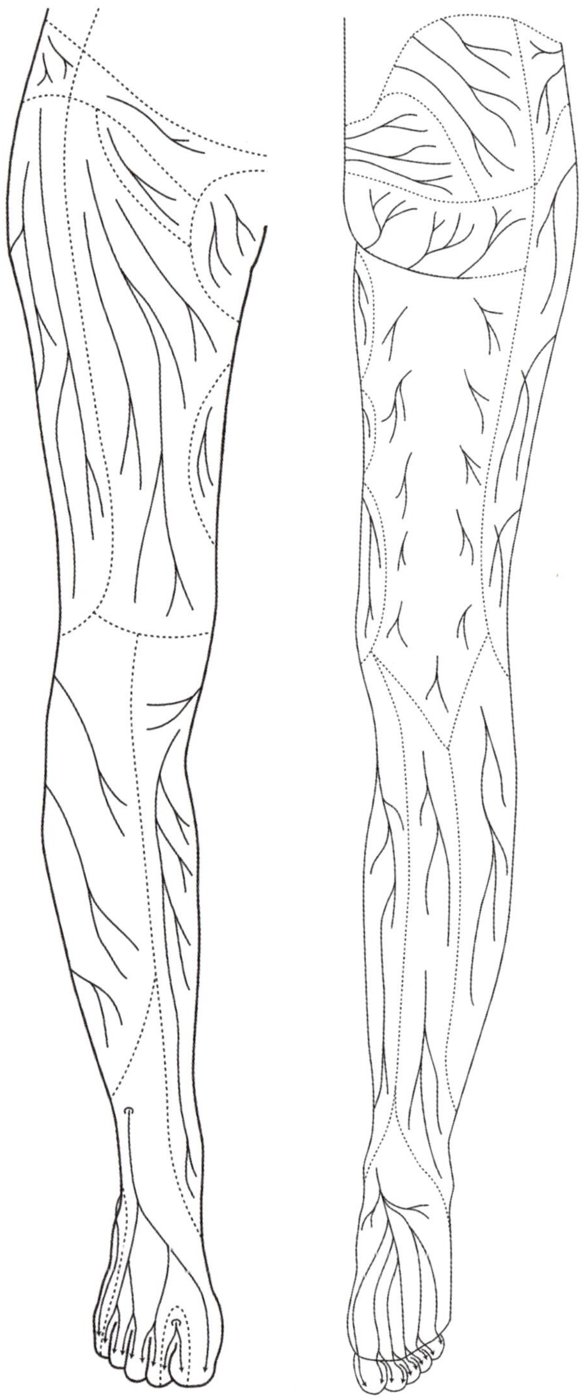

Abb. 5.3 Untere Extremität (rechts), Ansicht von ventral und dorsal.

Aufgabe 5: Beschreiben Sie die Klinik bei Ausfall des N. iliohypogastricus.

Die Lösung finden Sie in ➤ Kap. 10.5.

5.6 N. ilioinguinalis

Aufgabe 1: Nennen Sie die Rückenmarkssegmente, aus deren Nervenfasern sich der N. ilioinguinalis zusammensetzt, und zeichnen Sie diese in ➤ Abb. 5.4 ein.

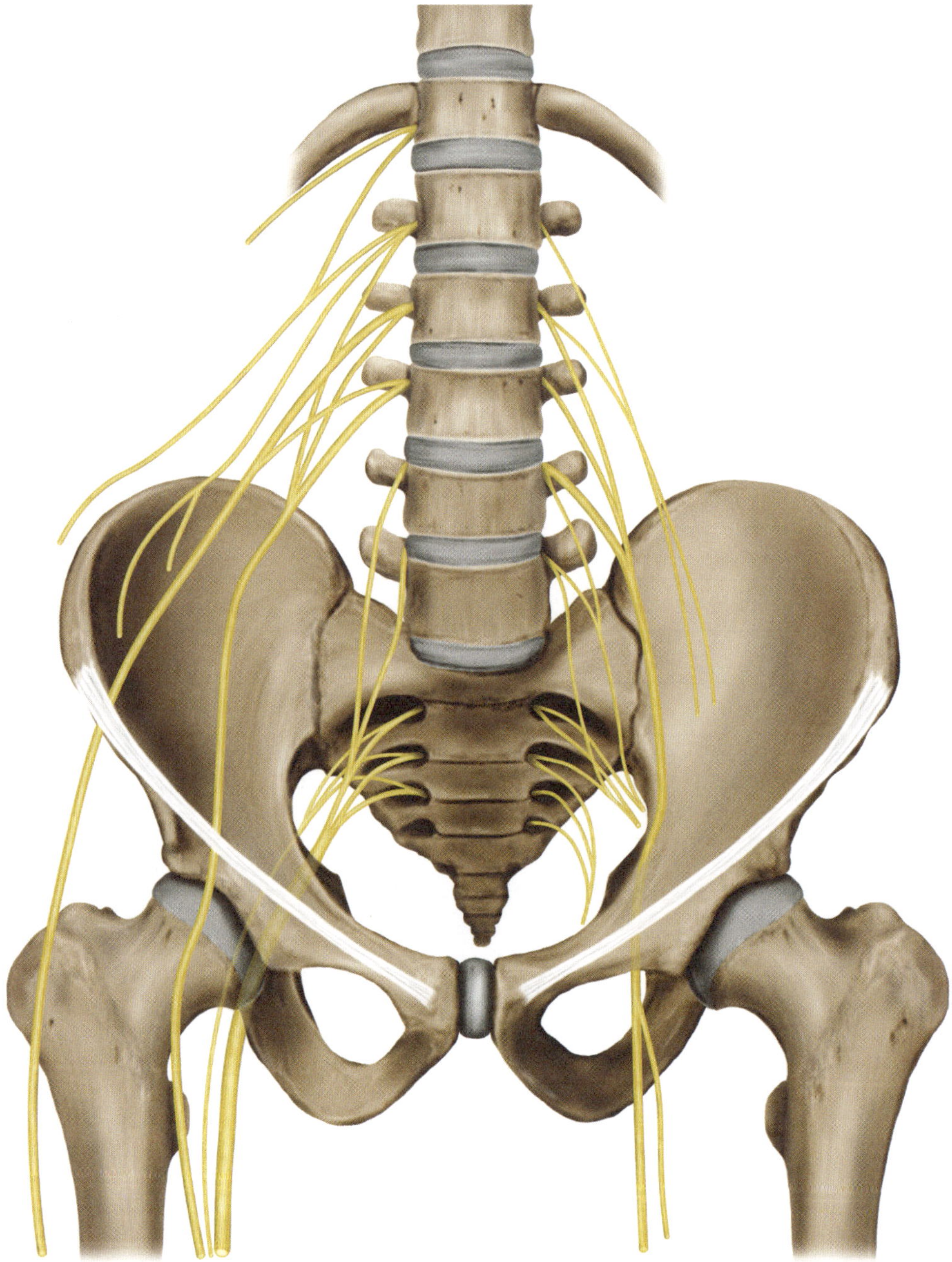

Abb. 5.4 Plexus lumbosacralis, Ansicht von ventral.

Aufgabe 2: Beschreiben Sie die Äste des N. ilioinguinalis, deren Verlauf sowie sensorische und motorische Innervationsgebiete.

Aufgabe 3: Zeichnen Sie den Verlauf des N. ilioinguinalis und seine Äste in ➤ Abb. 5.5 ein.

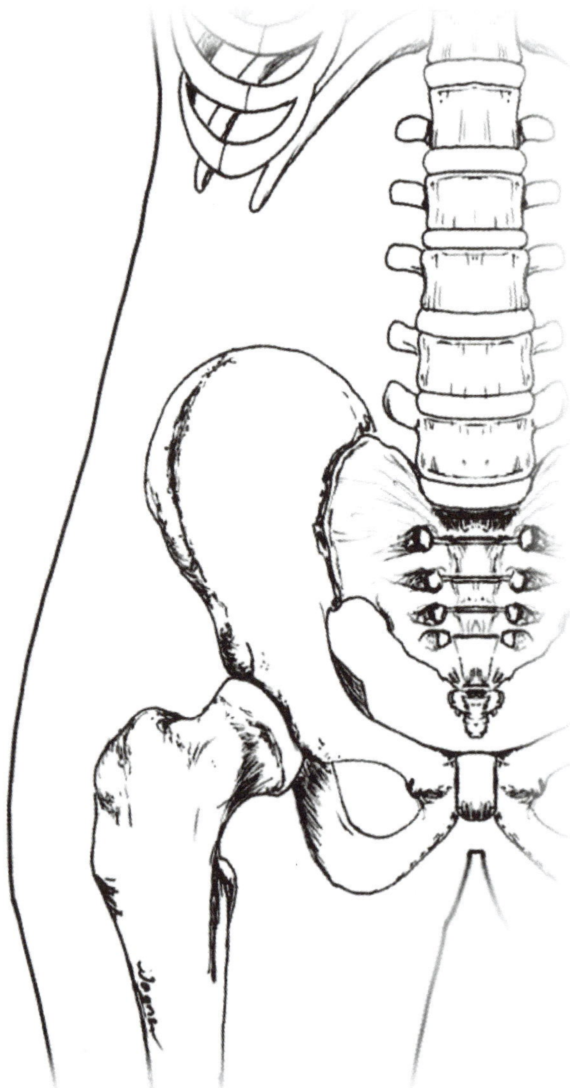

Abb. 5.5 Untere Extremität – Becken (rechts), Ansicht von ventral.

Aufgabe 4: Zeichnen Sie das Areal der sensorischen Innervation des N. ilioinguinalis in ➤ Abb. 5.6 ein.

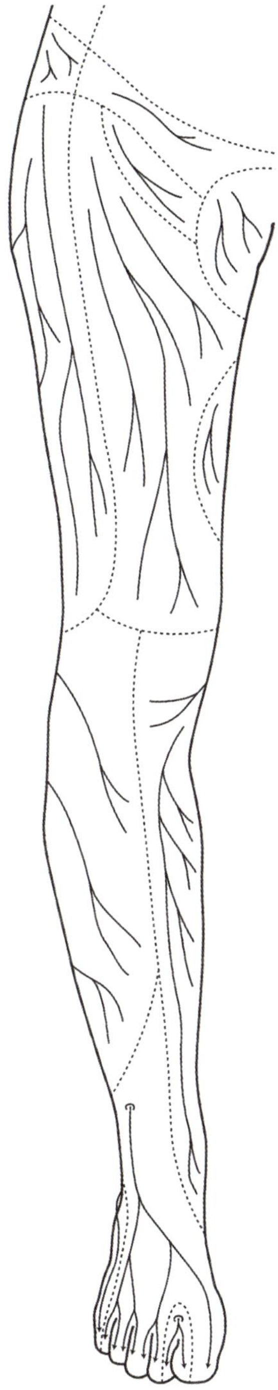

Abb. 5.6 Untere Extremität (rechts), Ansicht von ventral.

Aufgabe 5: Beschreiben Sie die Klinik bei Ausfall des N. ilioinguinalis.

Die Lösung finden Sie in ➤ Kap. 10.6.

5.7 N. genitofemoralis

Aufgabe 1: Nennen Sie die Rückenmarkssegmente, aus deren Nervenfasern sich der N. genitofemoralis zusammensetzt, und zeichnen Sie diese in ➤ Abb. 5.7 ein.

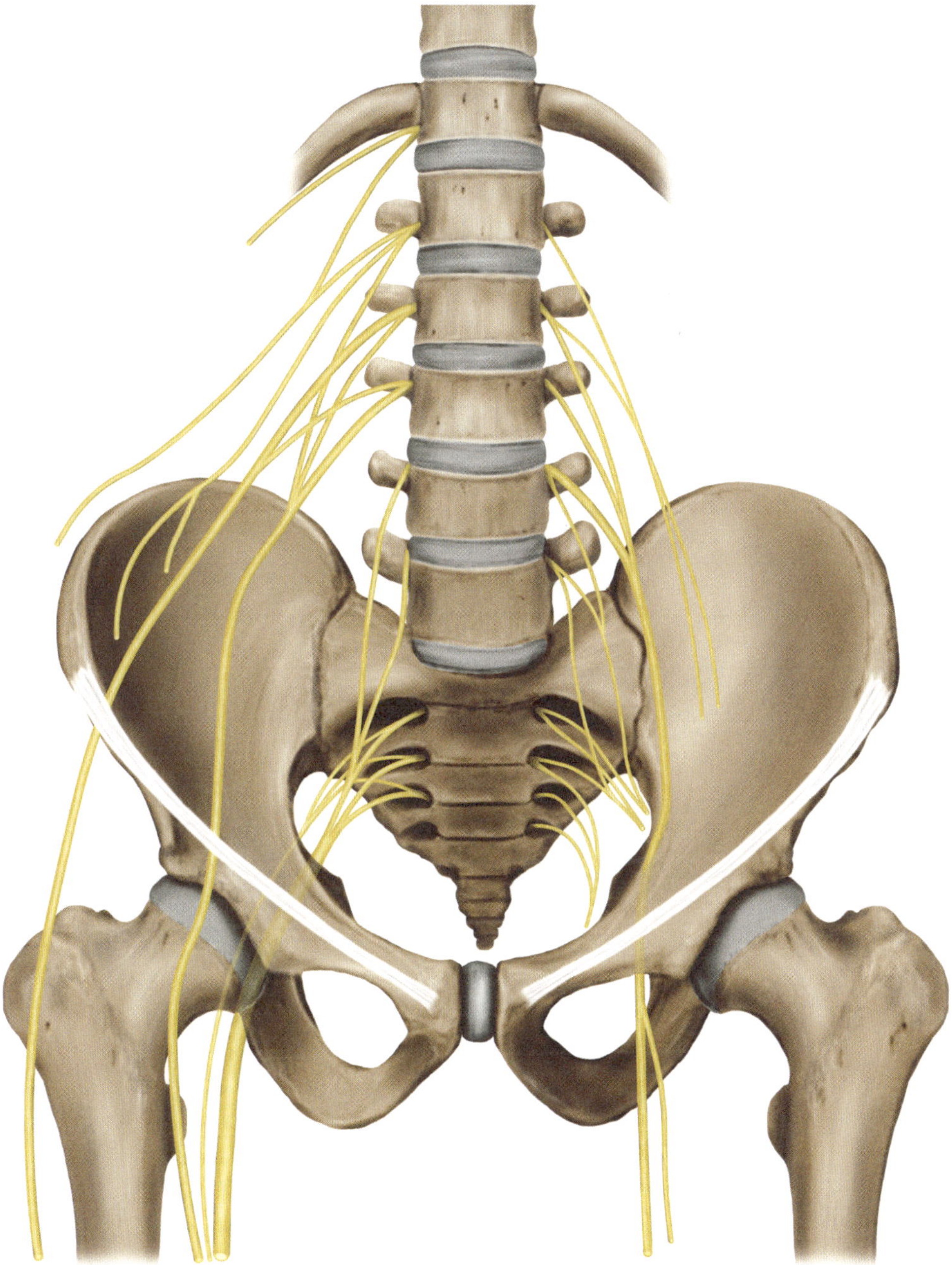

Abb. 5.7 Plexus lumbosacralis, Ansicht von ventral.

Aufgabe 2: Beschreiben Sie die Äste des N. genitofemoralis, deren Verlauf sowie sensorische und motorische Innervationsgebiete.

Aufgabe 3: Zeichnen Sie den Verlauf des N. genitofemoralis und seine Äste in ➤ Abb. 5.8 ein.

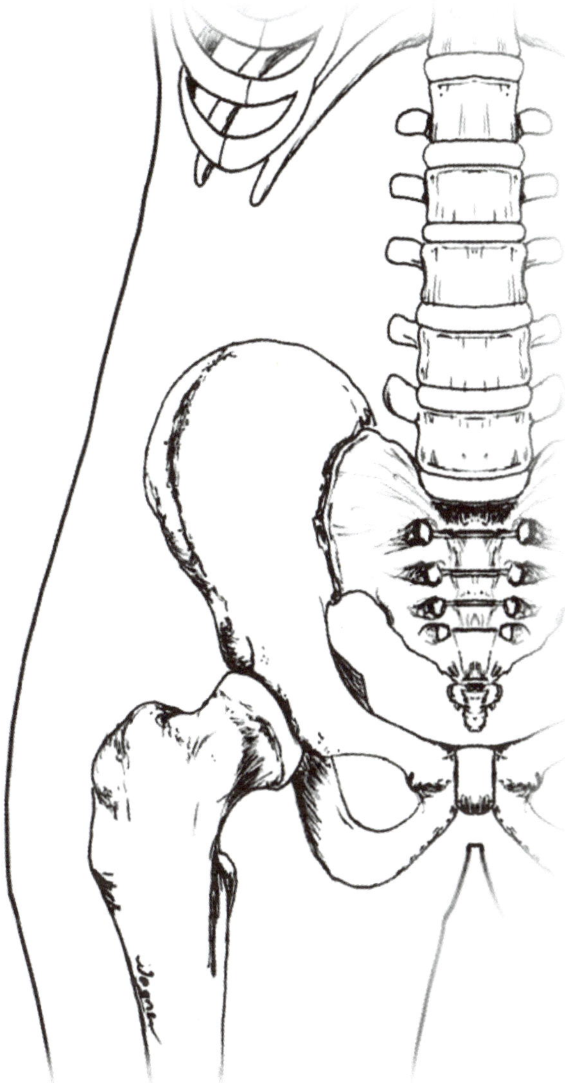

Abb. 5.8 Untere Extremität - Becken (rechts), Ansicht von ventral.

Aufgabe 4: Zeichnen Sie das Areal der sensorischen Innervation des N. genitofemoralis in ➤ Abb. 5.9 ein.

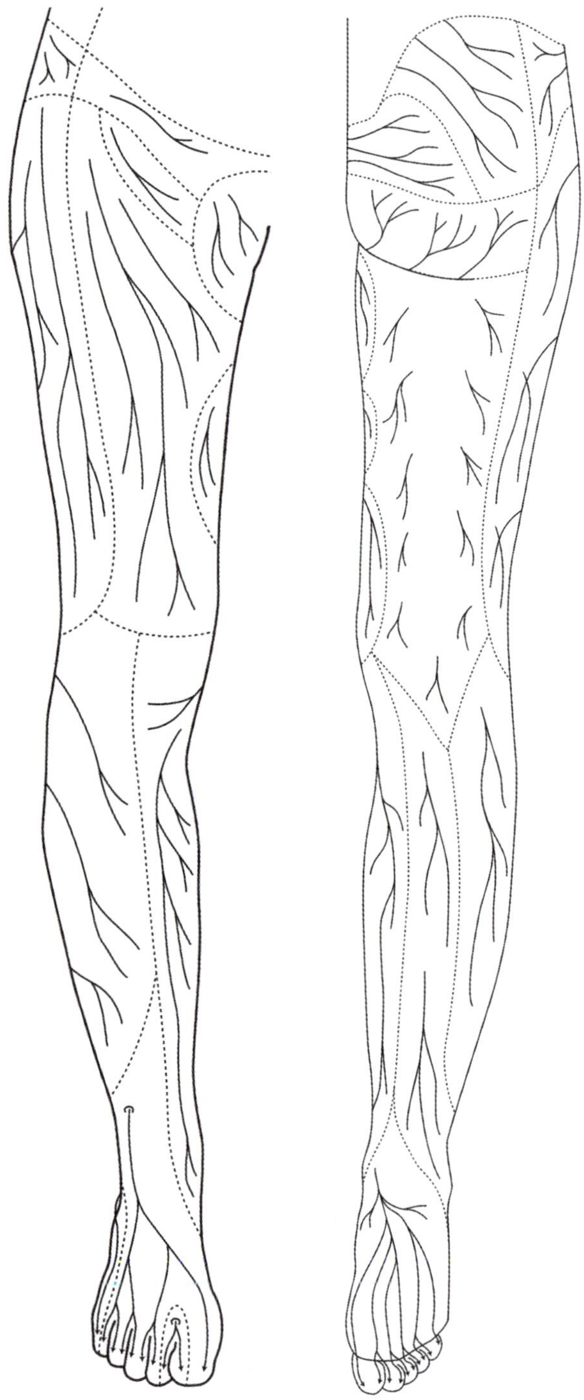

Abb. 5.9 Untere Extremität (rechts), Ansicht von ventral und dorsal.

Aufgabe 5: Beschreiben Sie die Klinik bei Ausfall des N. genitofemoralis.

Die Lösung finden Sie in ➤ Kap. 10.7.

5.8 N. cutaneus femoris lateralis

Aufgabe 1: Nennen Sie die Rückenmarkssegmente, aus deren Nervenfasern sich der N. cutaneus femoris lateralis zusammensetzt, und zeichnen Sie diese in ➤ Abb. 5.10 ein.

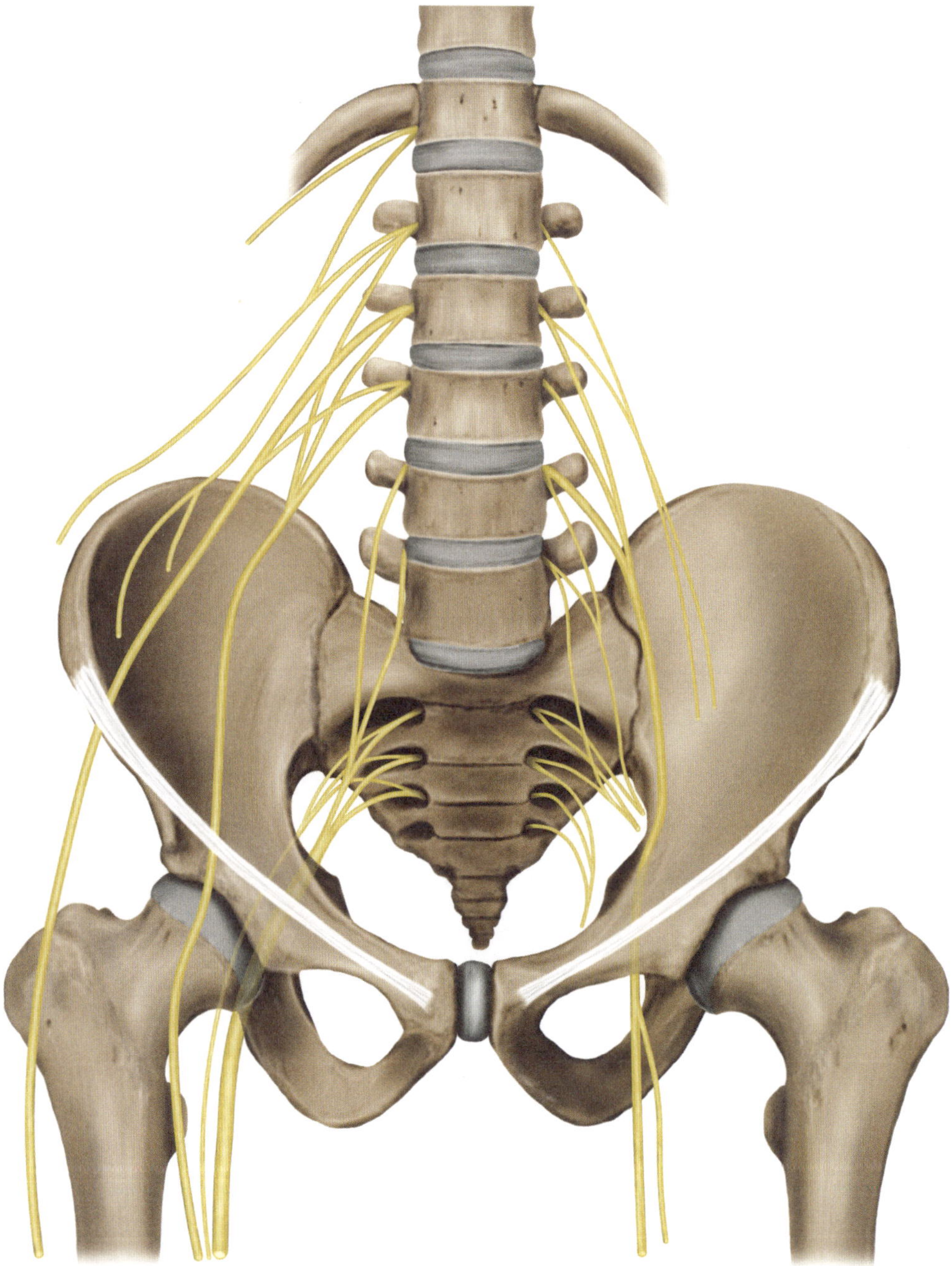

Abb. 5.10 Plexus lumbosacralis, Ansicht von ventral.

Aufgabe 2: Beschreiben Sie den Verlauf des N. cutaneus femoris lateralis sowie sein sensorisches Innervationsgebiet.

Aufgabe 3: Zeichnen Sie den Verlauf des N. cutaneus femoris lateralis und seine Äste in ➤ Abb. 5.11 ein.

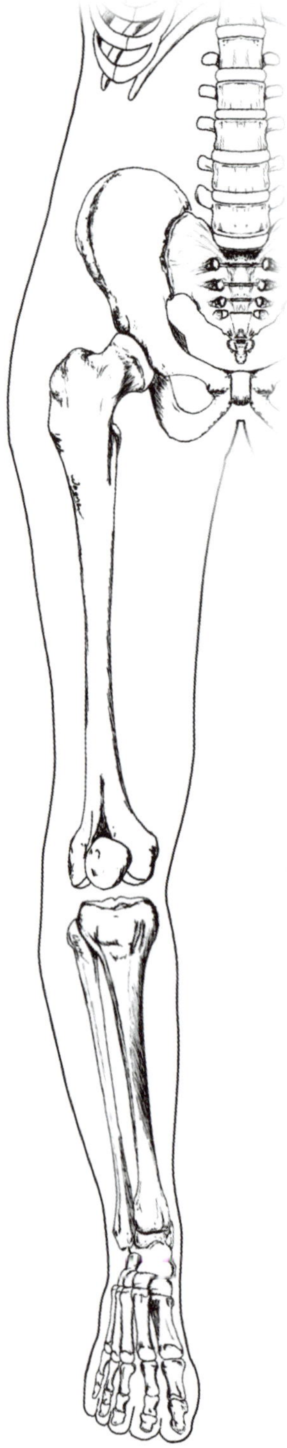

Abb. 5.11 Untere Extremität (rechts), Ansicht von ventral.

Aufgabe 4: Zeichnen Sie das Areal der sensorischen Innervation des N. cutaneus femoris lateralis in ➤ Abb. 5.12 ein.

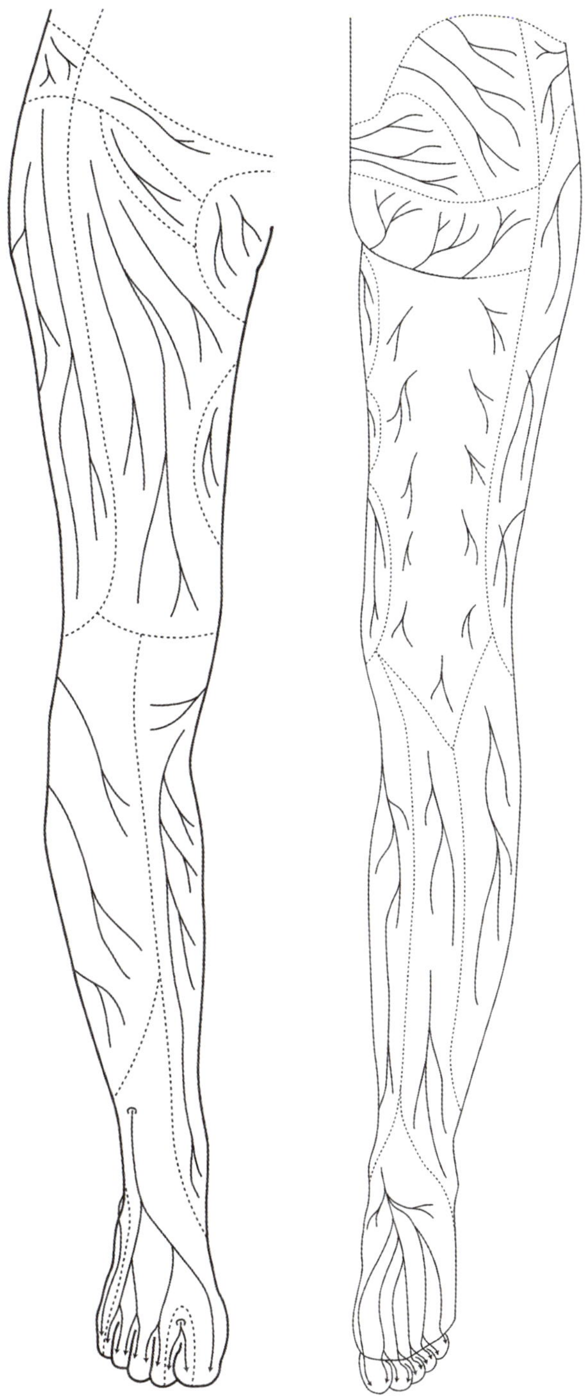

Abb. 5.12 Untere Extremität (rechts), Ansicht von ventral und dorsal.

Aufgabe 5: Beschreiben Sie die Klinik bei Ausfall des N. cutaneus femoris lateralis.

Die Lösung finden Sie in ➤ Kap. 10.8.

5.9 N. femoralis

Aufgabe 1: Nennen Sie die Rückenmarkssegmente, aus deren Nervenfasern sich der N. femoralis zusammensetzt, und zeichnen Sie diese in ➤ Abb. 5.13 ein.

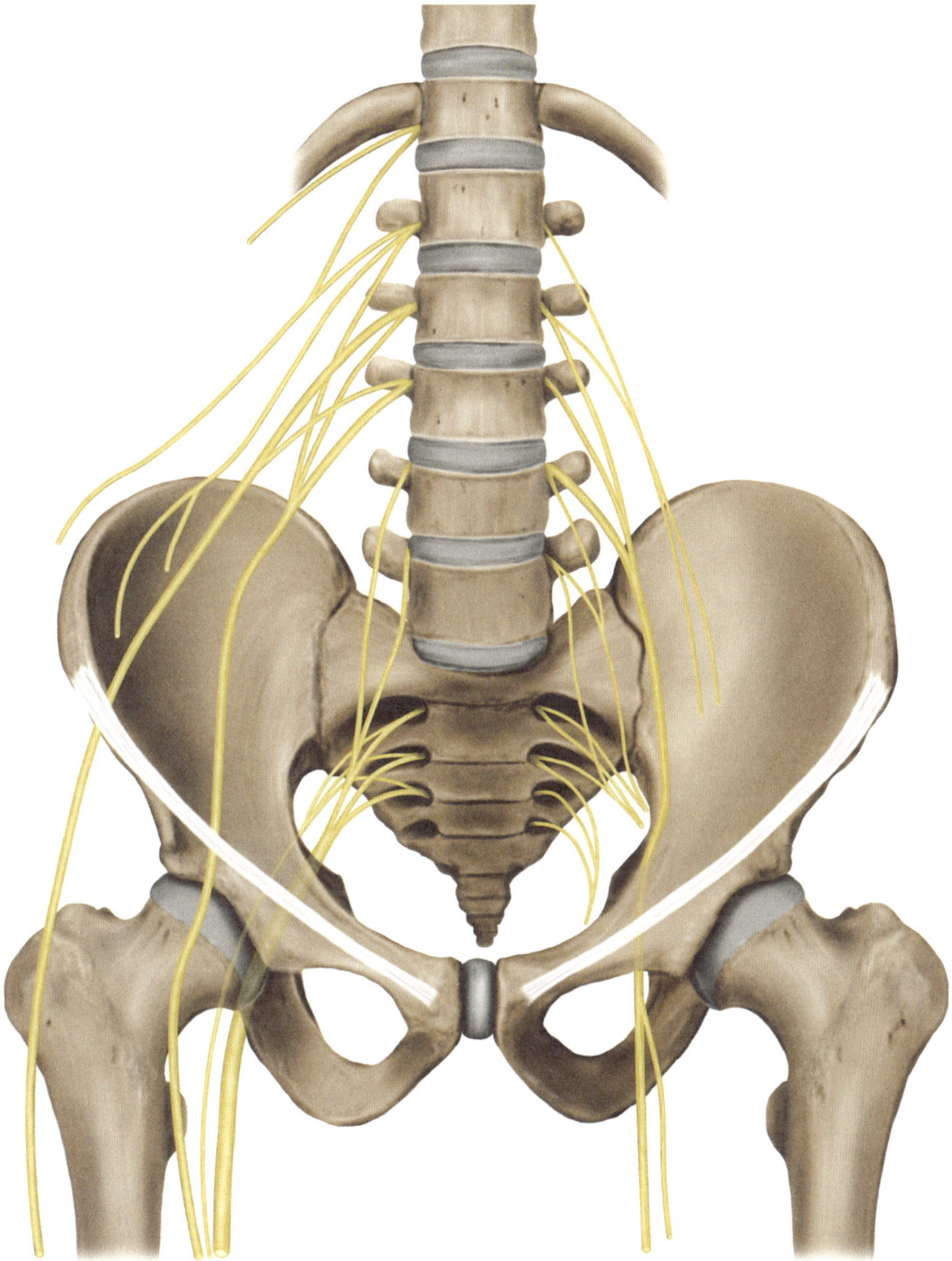

Abb. 5.13 Plexus lumbosacralis, Ansicht von ventral.

Aufgabe 2: Beschreiben Sie die Äste des N. femoralis, deren Verlauf sowie sensorische und motorische Innervationsgebiete.

Aufgabe 3: Zeichnen Sie den Verlauf des N. femoralis und seine Äste in ➤ Abb. 5.14 ein.

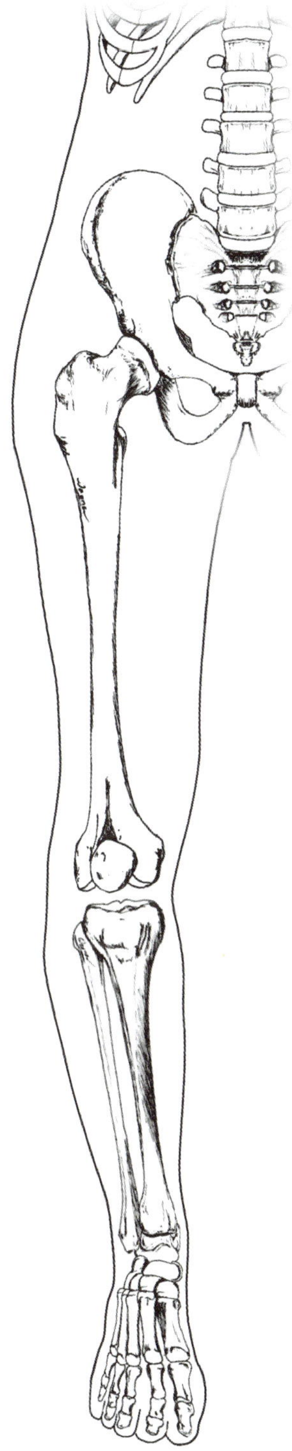

Abb. 5.14 Untere Extremität (rechts), Ansicht von ventral.

Aufgabe 4: Zeichnen Sie das Areal der sensorischen Innervation des N. femoralis in ➤ Abb. 5.15 ein.

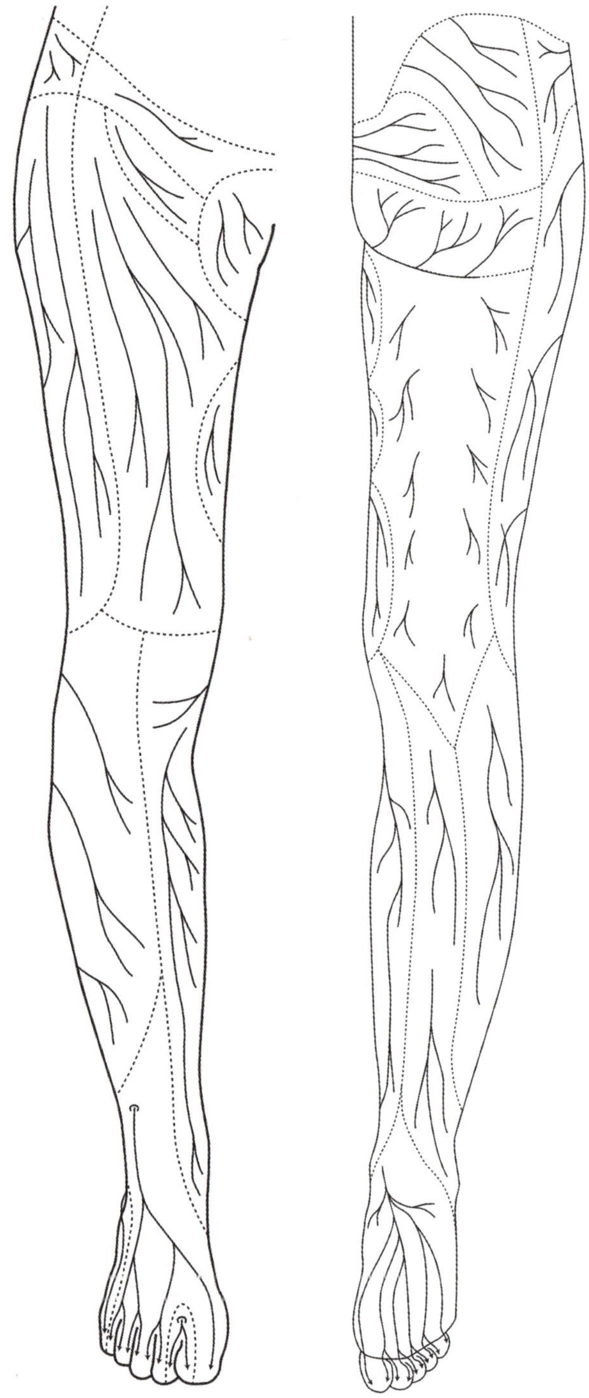

Abb. 5.15 Untere Extremität (rechts), Ansicht von ventral und dorsal.

Aufgabe 5: Beschreiben Sie die Klinik bei Ausfall des N. femoralis.

Die Lösung finden Sie in ➤ Kap. 10.9.

5.10 N. obturatorius

Aufgabe 1: Nennen Sie die Rückenmarkssegmente, aus deren Nervenfasern sich der N. obturatorius zusammensetzt, und zeichnen Sie diese in ➤ Abb. 5.16 ein.

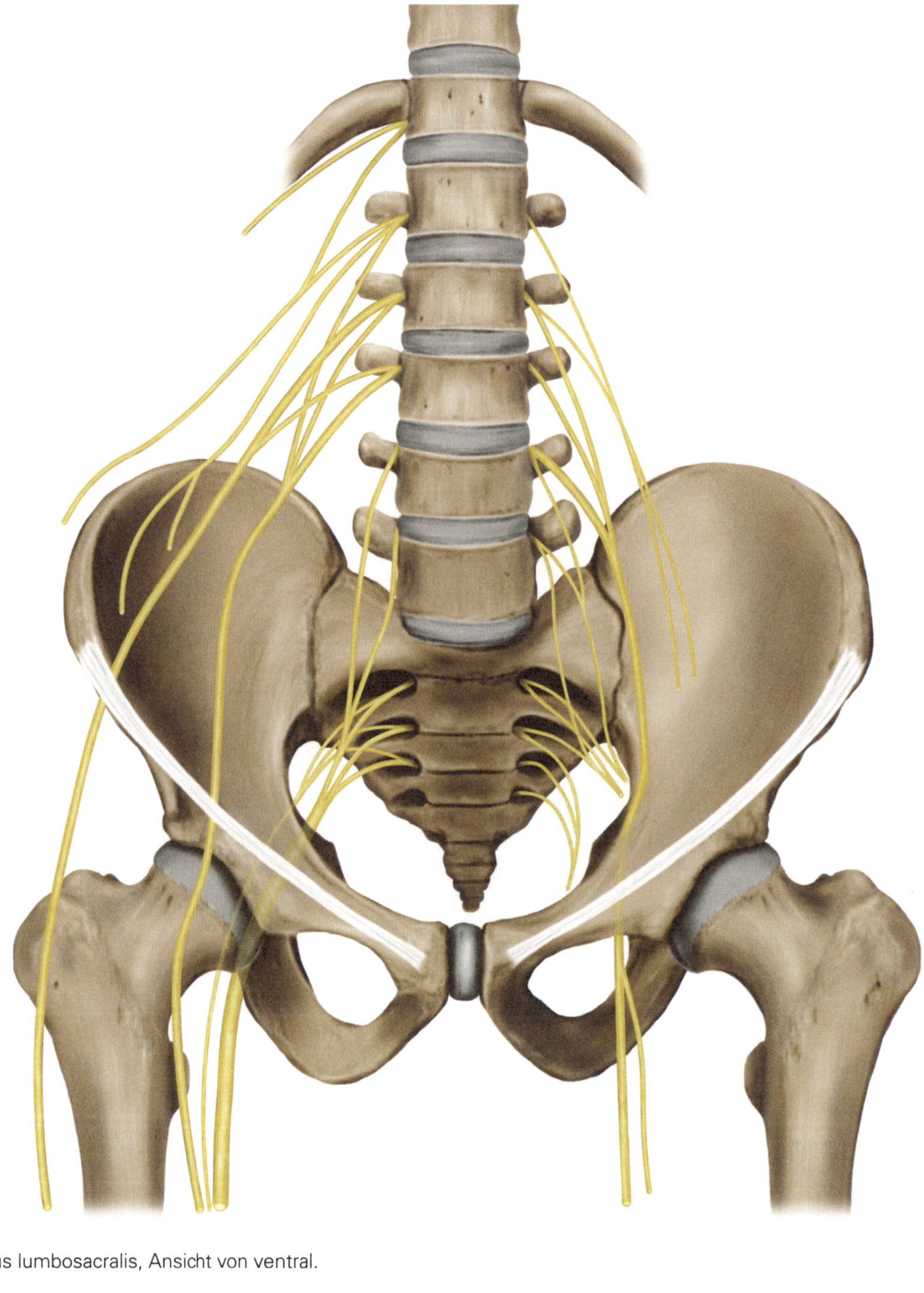

Abb. 5.16 Plexus lumbosacralis, Ansicht von ventral.

Aufgabe 2: Beschreiben Sie die Äste des N. obturatorius, deren Verlauf sowie sensorische und motorische Innervationsgebiete.

Aufgabe 3: Zeichnen Sie den Verlauf des N. obturatorius und seine Äste in ➤ Abb. 5.17 ein.

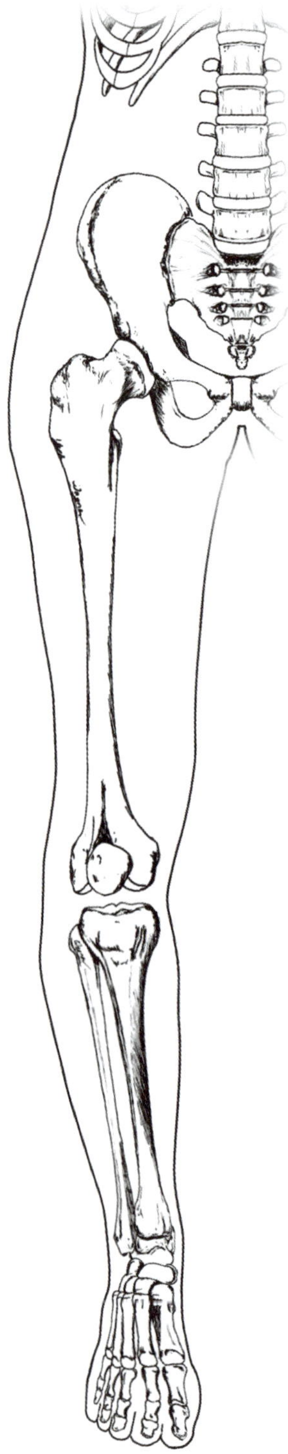

Abb. 5.17 Untere Extremität (rechts), Ansicht von ventral.

Aufgabe 4: Zeichnen Sie das Areal der sensorischen Innervation des N. obturatorius in ➤ Abb. 5.18 ein.

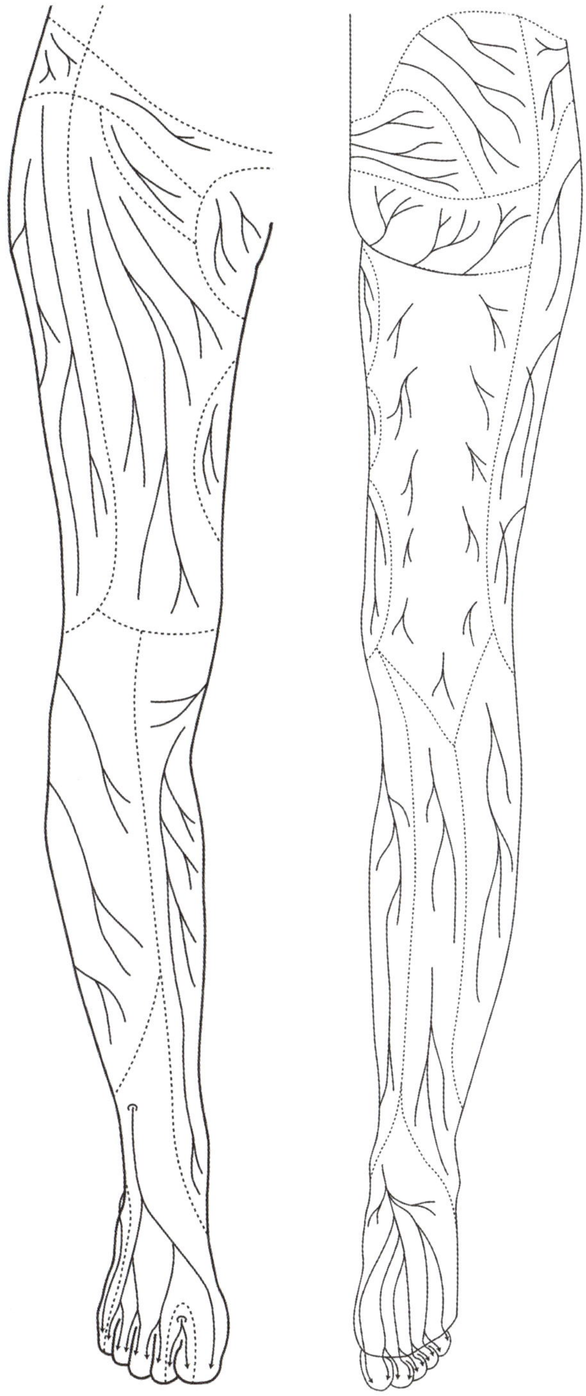

Abb. 5.18 Untere Extremität (rechts), Ansicht von ventral und dorsal.

Aufgabe 5: Beschreiben Sie die Klinik bei Ausfall des N. obturatorius.

Die Lösung finden Sie in ➤ Kap. 10.10.

5.11 Nn. clunium superiores und Nn. clunium medii

Aufgabe 1: Nennen Sie die Rückenmarkssegmente, aus deren Nervenfasern sich die Nn. clunium superiores sowie die Nn. clunium medii zusammensetzen, beschreiben Sie deren Verlauf sowie die sensorischen Innervationsgebiete.

Aufgabe 2: Zeichnen Sie die Areale der sensorischen Innervation der Nn. clunium superiores und Nn. clunium medii in ➤ Abb. 5.19 ein.

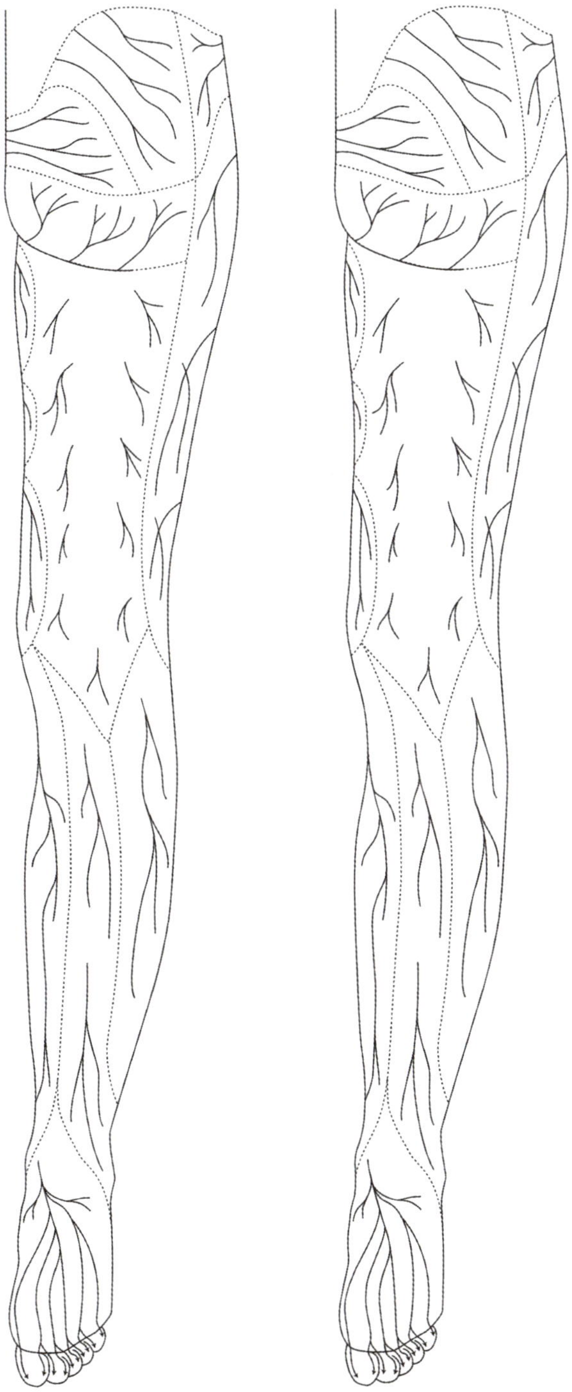

Abb. 5.19 Untere Extremität (rechts), Ansicht von dorsal.

Die Lösung finden Sie in ➤ Kap. 10.11.

5.12 N. gluteus superior

Aufgabe 1: Nennen Sie die Rückenmarkssegmente, aus deren Nervenfasern sich der N. gluteus superior zusammensetzt, und zeichnen Sie diese in ➤ Abb. 5.20 ein.

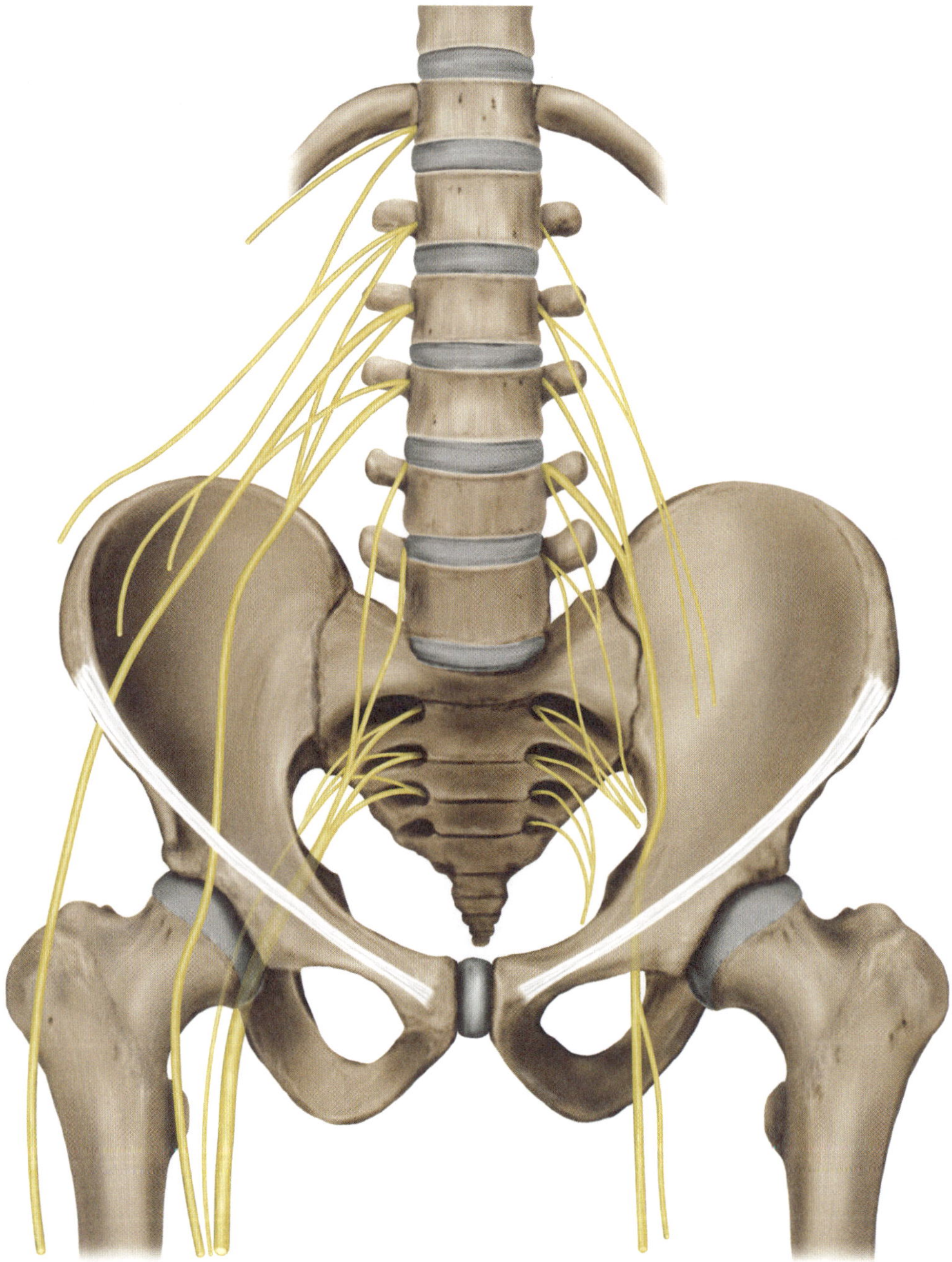

Abb. 5.20 Plexus lumbosacralis, Ansicht von ventral.

Aufgabe 2: Beschreiben Sie die Äste des N. gluteus superior, deren Verlauf sowie motorische Innervationsgebiete.

Aufgabe 3: Zeichnen Sie den Verlauf des N. gluteus superior und seine Äste in ➤ Abb. 5.21 ein.

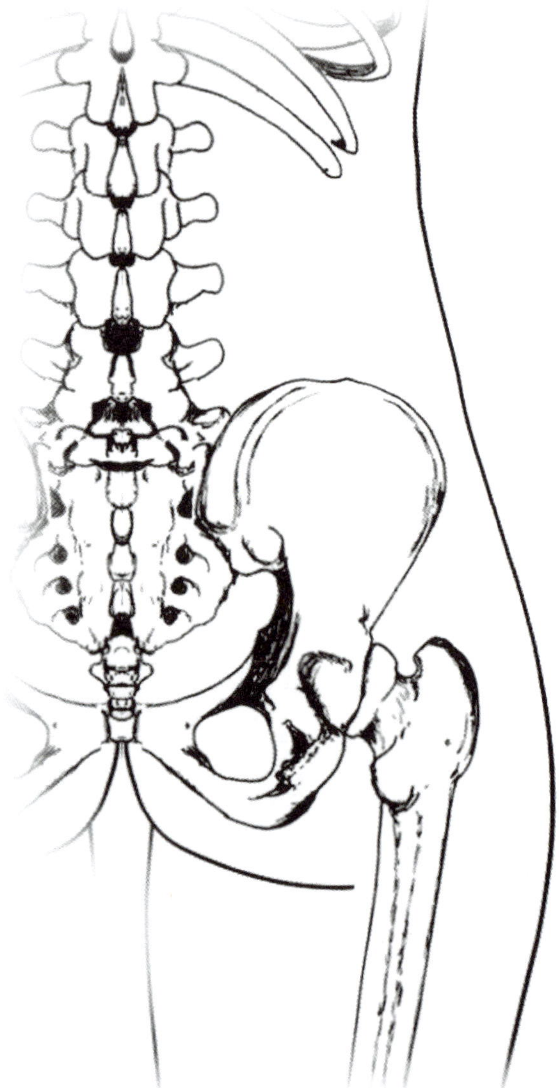

Abb. 5.21 Untere Extremität – Beckengürtel (rechts), Ansicht von dorsal.

Aufgabe 4: Beschreiben Sie die Klinik bei Ausfall des N. gluteus superior.

Die Lösung finden Sie in ➤ Kap. 10.12.

5.13 N. gluteus inferior

Aufgabe 1: Nennen Sie die Rückenmarkssegmente, aus deren Nervenfasern sich der N. gluteus inferior zusammensetzt, und zeichnen Sie diese in ➤ Abb. 5.22 ein.

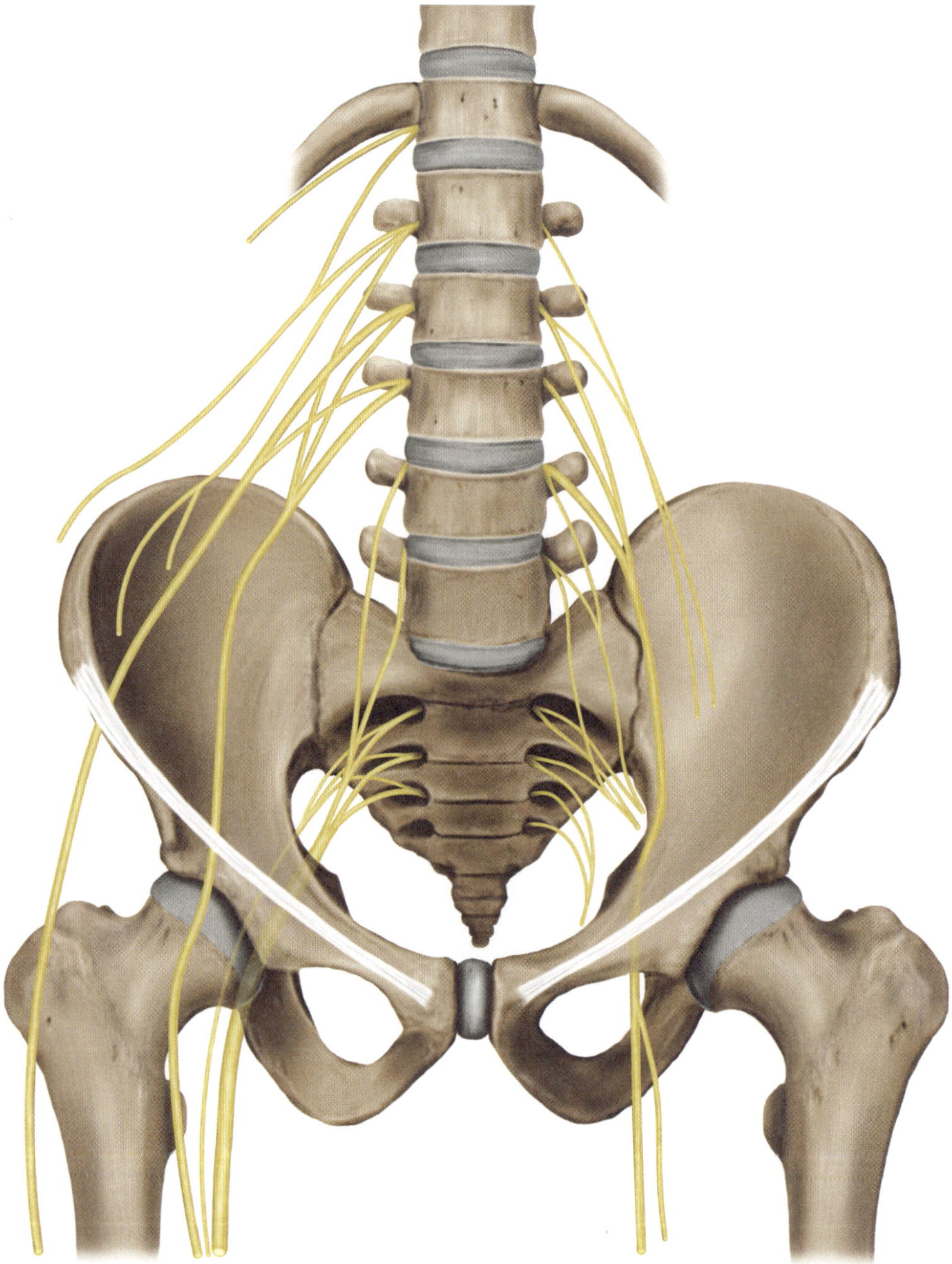

Abb. 5.22 Plexus lumbosacralis, Ansicht von ventral.

Aufgabe 2: Beschreiben Sie die Äste des N. gluteus inferior, deren Verlauf sowie sensorische und motorische Innervationsgebiete.

Aufgabe 3: Zeichnen Sie den Verlauf des N. gluteus inferior und seine Äste in ➤ Abb. 5.23 ein.

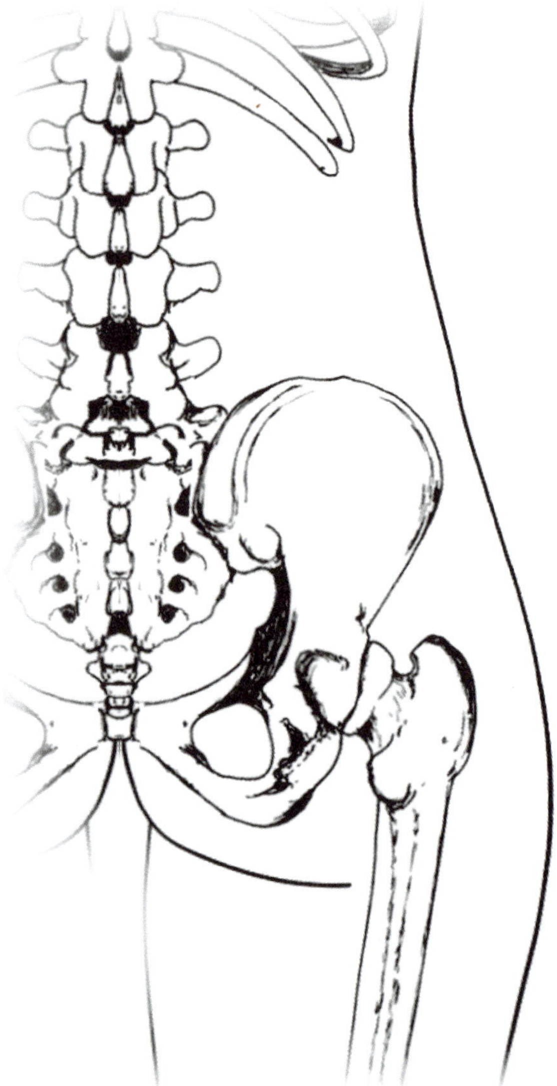

Abb. 5.23 Untere Extremität – Beckengürtel (rechts), Ansicht von dorsal.

Aufgabe 4: Beschreiben Sie die Klinik bei Ausfall des N. gluteus inferior.

Die Lösung finden Sie in ➤ Kap. 10.13.

5.14 N. cutaneus femoris posterior

Aufgabe 1: Nennen Sie die Rückenmarkssegmente, aus deren Nervenfasern sich der N. cutaneus femoris posterior zusammensetzt, und zeichnen Sie diese in ➤ Abb. 5.24 ein.

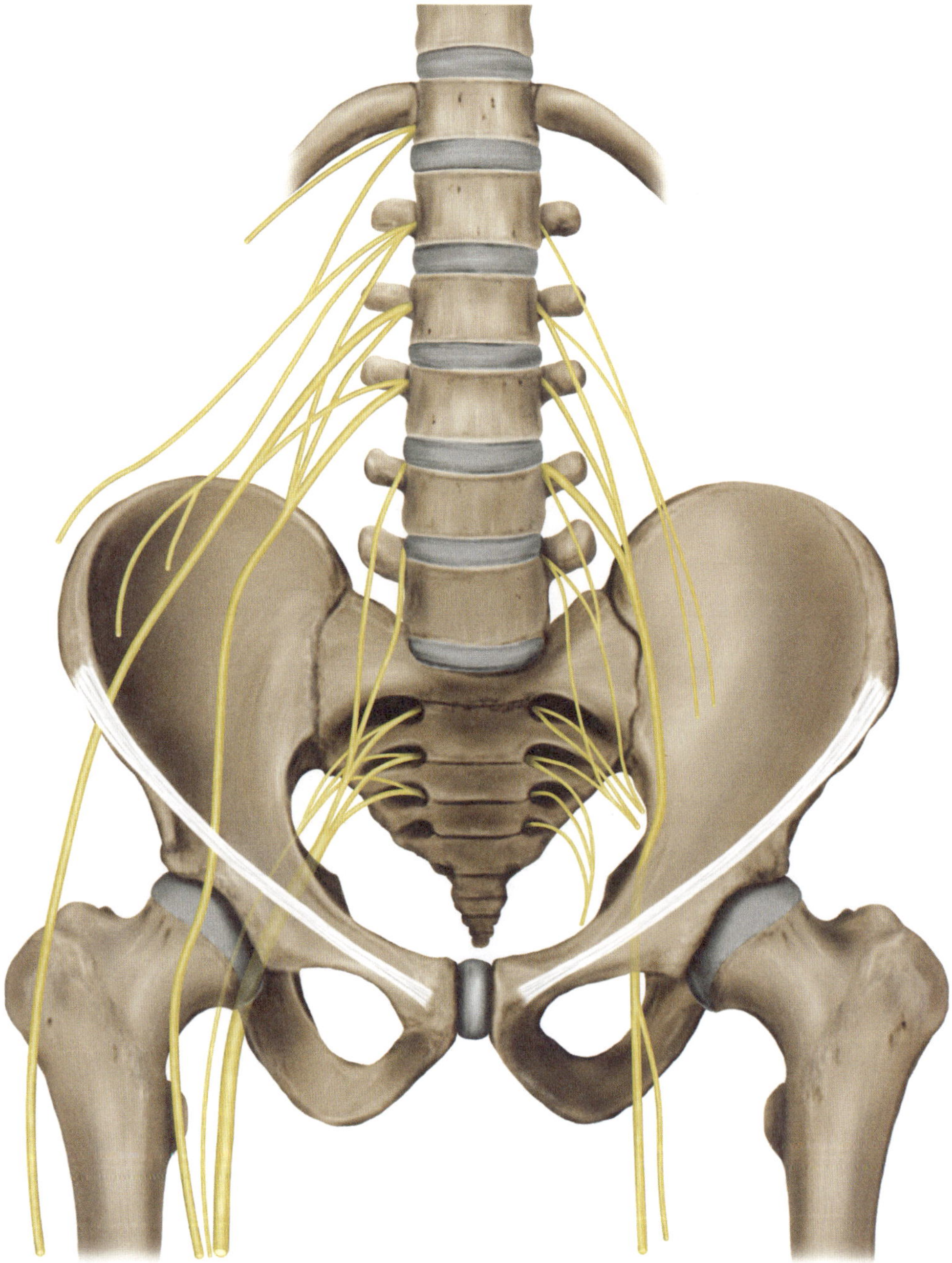

Abb. 5.24 Plexus lumbosacralis, Ansicht von ventral.

Aufgabe 2: Beschreiben Sie die Äste des N. cutaneus femoris posterior, deren Verläufe sowie sensorische Innervationsgebiete.

Aufgabe 3: Zeichnen Sie den Verlauf des N. cutaneus femoris posterior und seine Äste in ➤ Abb. 5.25 ein.

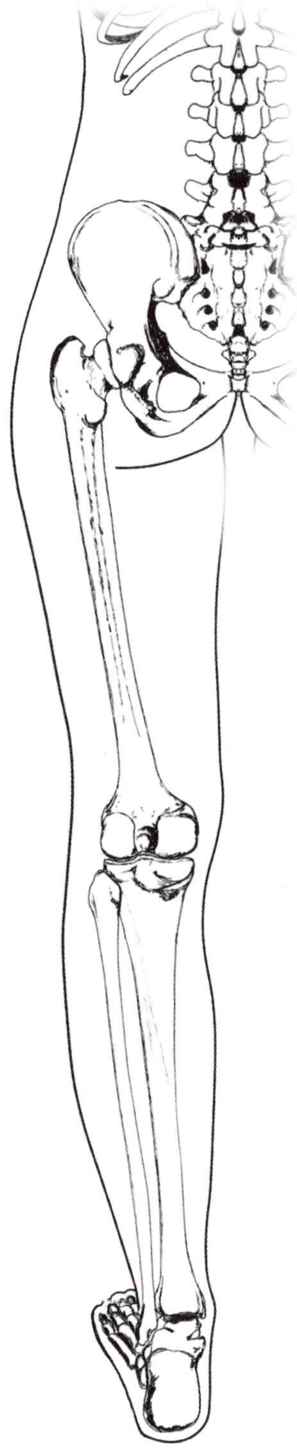

Abb. 5.25 Untere Extremität (links), Ansicht von dorsal.

Aufgabe 4: Zeichnen Sie das Areal der sensorischen Innervation des N. cutaneus femoris posterior in ➤ Abb. 5.26 ein.

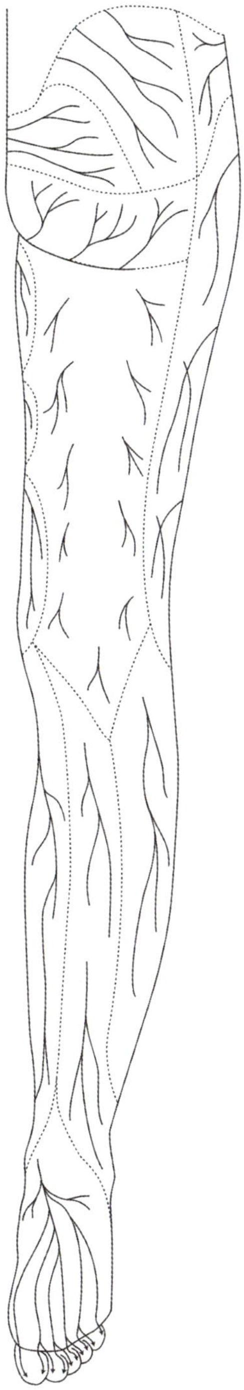

Abb. 5.26 Untere Extremität (rechts), Ansicht von dorsal.

Aufgabe 5: Beschreiben Sie die Klinik bei Ausfall des N. cutaneus femoris posterior.

Die Lösung finden Sie in ➤ Kap. 10.14.

5.15 N. ischiadicus

Aufgabe 1: Nennen Sie die Rückenmarkssegmente, aus deren Nervenfasern sich der N. ischiadicus zusammensetzt, und zeichnen Sie diese in ➤ Abb. 5.27 ein.

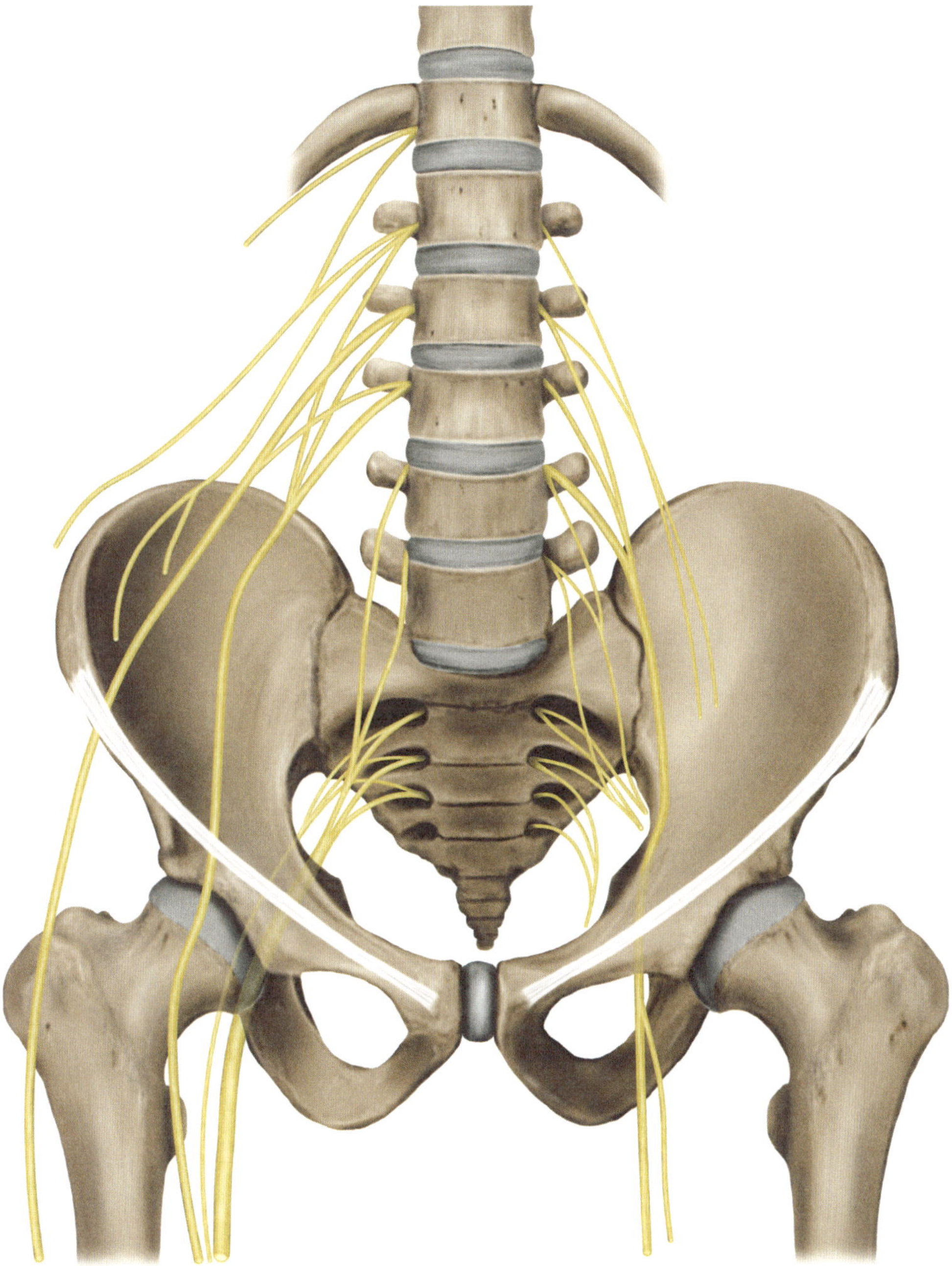

Abb. 5.27 Plexus lumbosacralis, Ansicht von ventral.

Aufgabe 2: Beschreiben Sie die Äste des N. ischiadicus, deren Verläufe sowie sensorische und motorische Innervationsgebiete.

Aufgabe 3: Zeichnen Sie den Verlauf des N. ischiadicus und seine Äste in ➤ Abb. 5.28 ein.

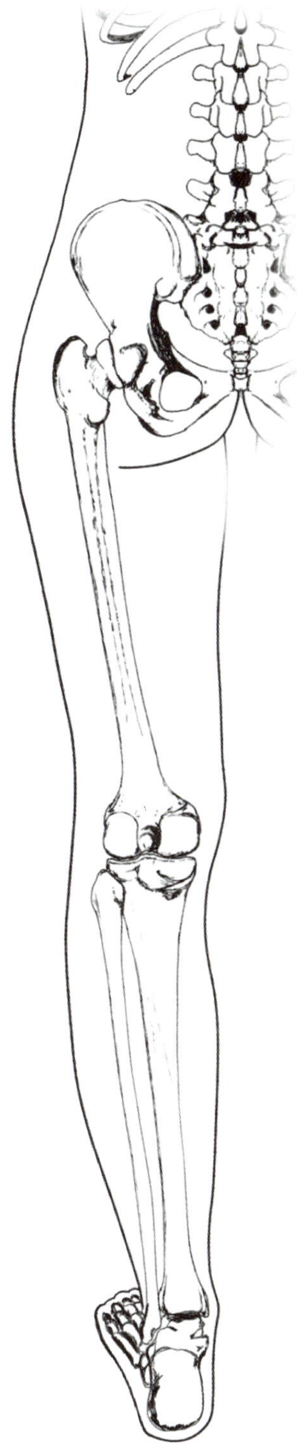

Abb. 5.28 Untere Extremität (links), Ansicht von dorsal.

Aufgabe 4: Zeichnen Sie den Verlauf des N. ischiadicus und seine Äste in ➤ Abb. 5.29 ein.

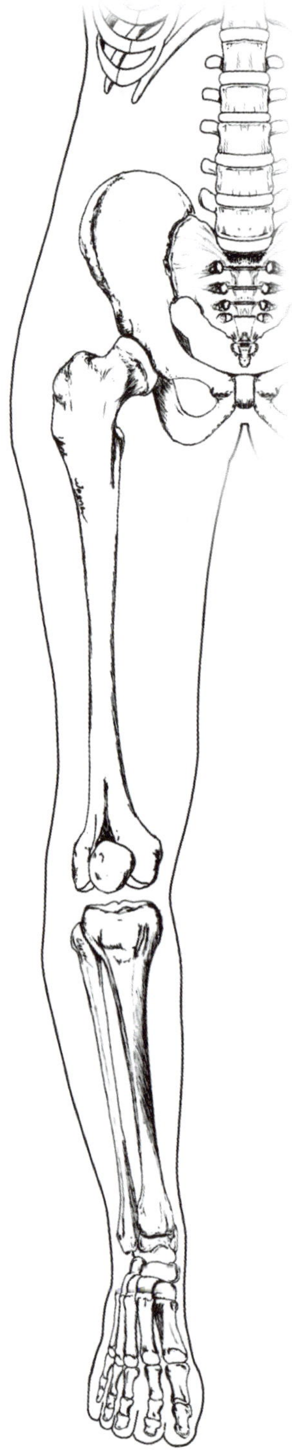

Abb. 5.29 Untere Extremität (rechts), Ansicht von ventral.

Aufgabe 5: Zeichnen Sie das Areal der sensorischen Innervation des N. fibularis communis in ➤ Abb. 5.30 ein.

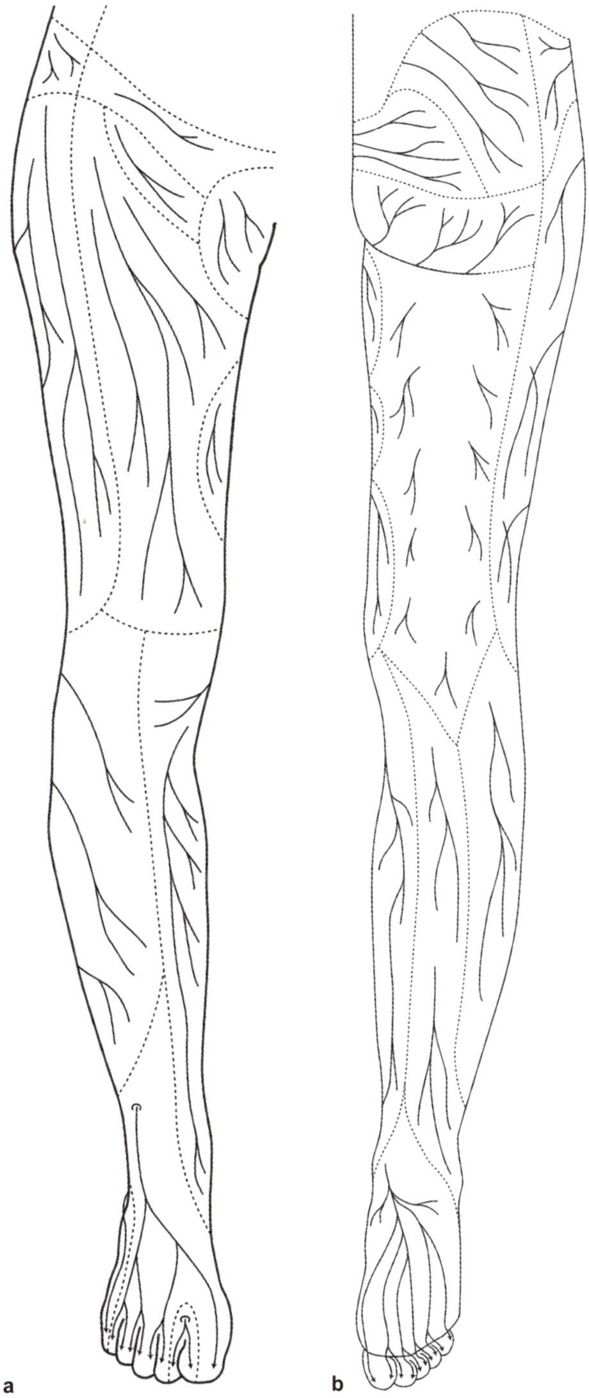

Abb. 5.30 Untere Extremität (rechts), Ansicht von ventral und dorsal.

Aufgabe 6: Zeichnen Sie das Areal der sensorischen Innervation des N. fibularis superficialis und des N. fibularis profundus in ➤ Abb. 5.31 ein.

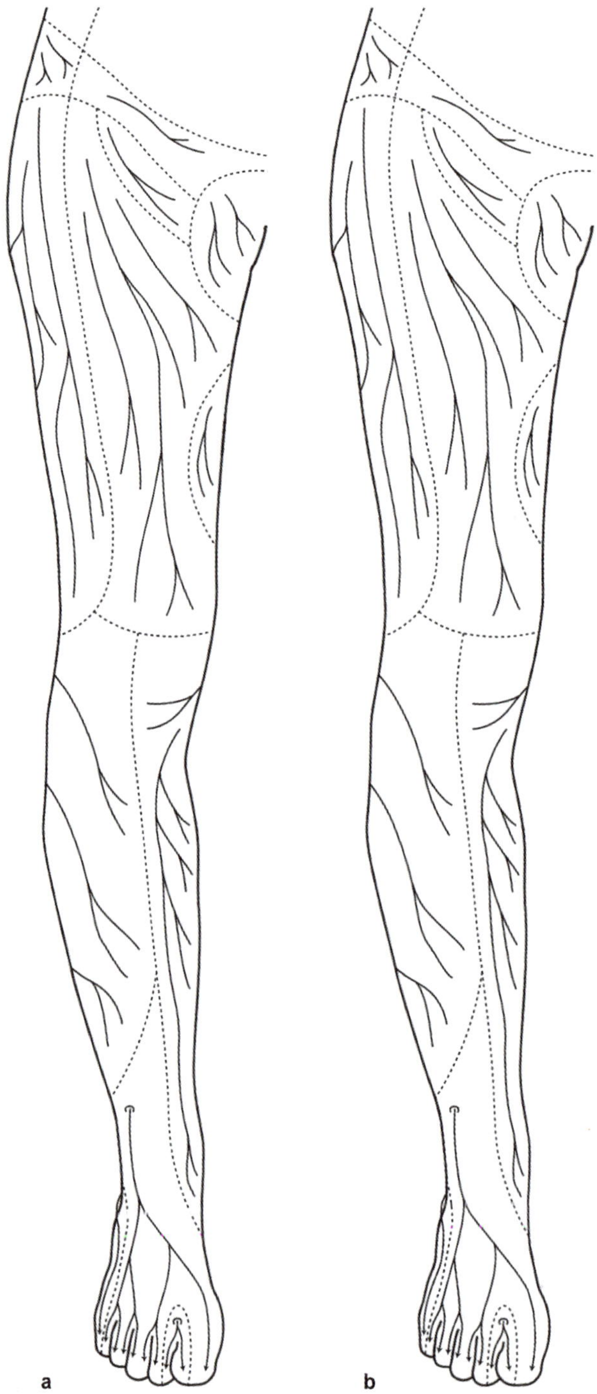

Abb. 5.31 Untere Extremität (rechts), Ansicht von ventral.
a) N. fibularis superficialis
b) N. fibularis profundus

Aufgabe 7: Zeichnen Sie das Areal der sensorischen Innervation des N. suralis in ➤ Abb. 5.32 ein.

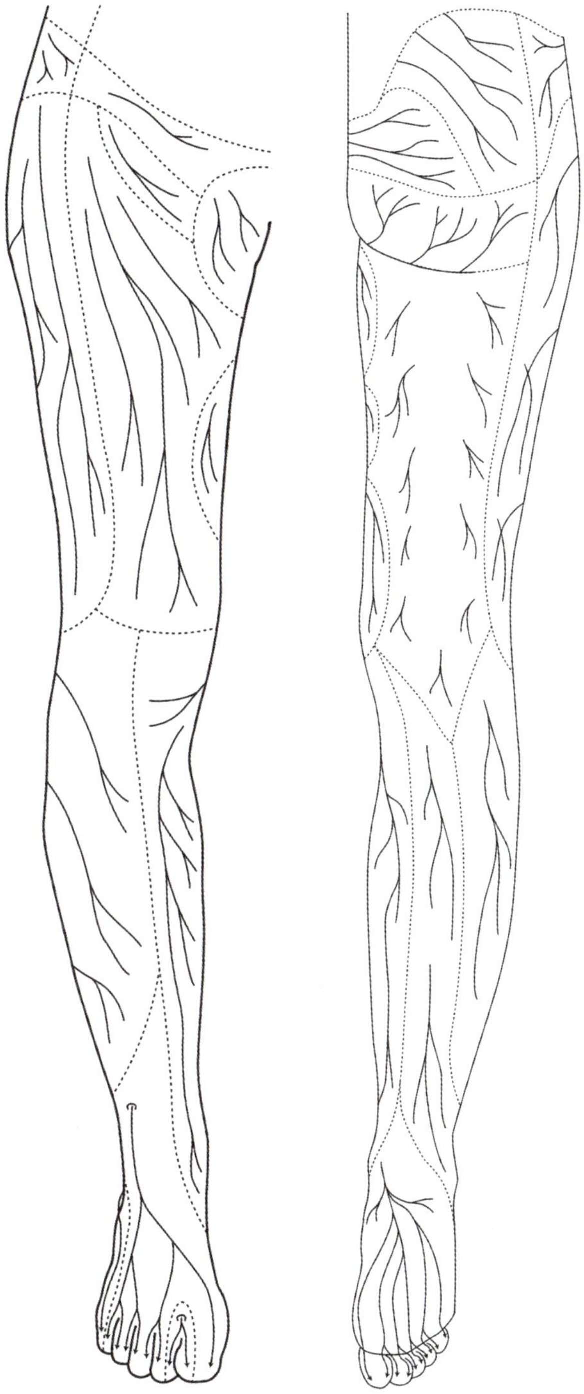

Abb. 5.32 Untere Extremität (rechts), Ansicht von ventral und dorsal.

Aufgabe 8: Zeichnen Sie das Areal der sensorischen Innervation des N. tibialis in ➤ Abb. 5.33 ein.

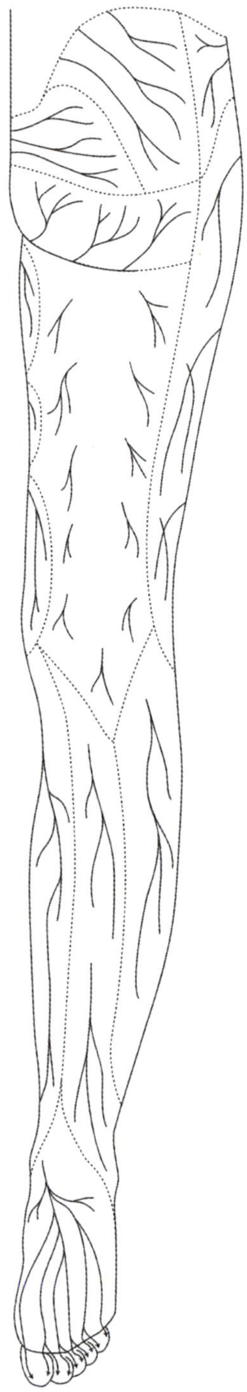

Abb. 5.33 Untere Extremität (rechts), Ansicht von dorsal.

Aufgabe 9: Beschreiben Sie die Klinik bei Ausfall des N. ischiadicus unter Beachtung der Höhe der Läsionen bezüglich der verschiedenen Äste des N. ischiadicus.

Die Lösung finden Sie in ➤ Kap. 10.15.

5.16 N. pudendus

Aufgabe 1: Nennen Sie die Rückenmarkssegmente, aus deren Nervenfasern sich der N. pudendus zusammensetzt, und zeichnen Sie diese in ➤ Abb. 5.34 ein.

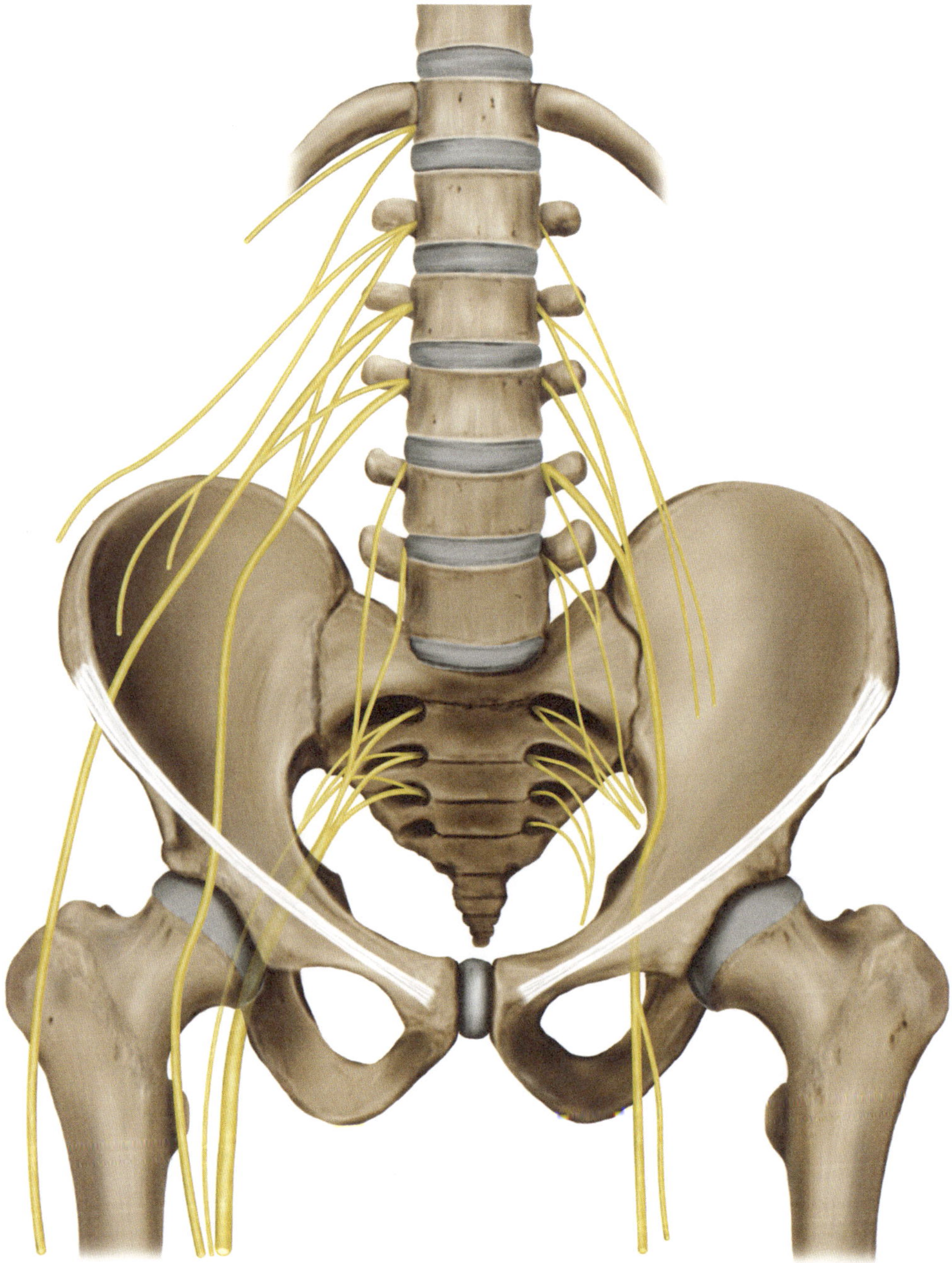

Abb. 5.34 Plexus lumbosacralis, Ansicht von ventral.

Aufgabe 2: Beschreiben Sie die Äste des N. pudendus, deren Verlauf sowie sensorische und motorische Innervationsgebiete.

Aufgabe 3: Zeichnen Sie den Verlauf des N. pudendus und seine Äste in ➤ Abb. 5.35 ein.

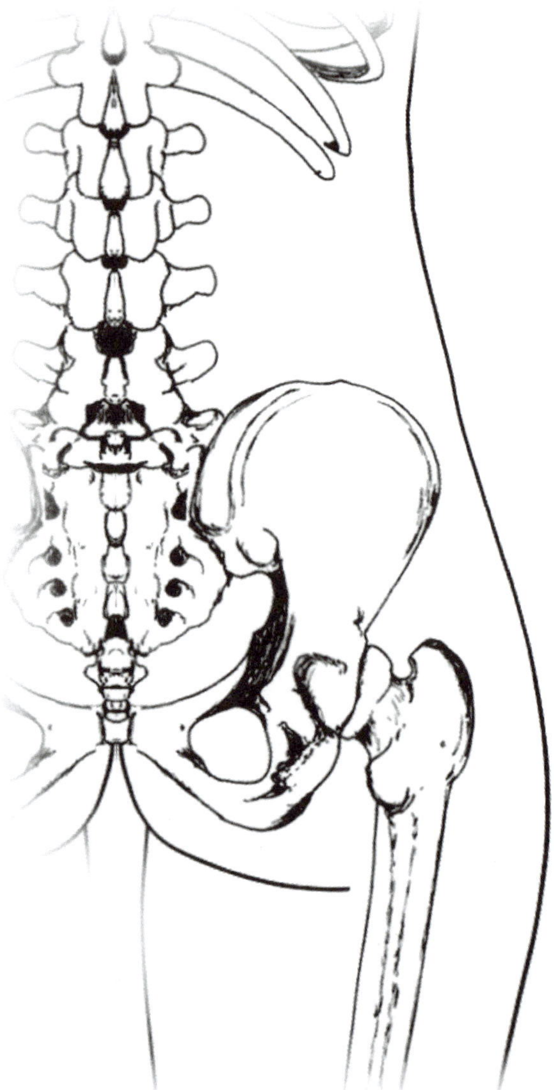

Abb. 5.35 Untere Extremität – Beckengürtel (rechts), Ansicht von dorsal.

Aufgabe 4: Beschreiben Sie die Klinik bei Ausfall des N. pudendus.

Die Lösung finden Sie in ➤ Kap. 10.16.

II Lösungen

Peripheres Nervensystem

6

Das periphere Nervensystem (PNS) umfasst alle Anteile des Nervensystems, die außerhalb von Gehirn und Rückenmark (dem zentralen Nervensystem, ZNS) liegen. Es verbindet Gehirn (Encephalon) und Rückenmark (Medulla spinalis) mit der Peripherie des Körpers und leitet somit Signale aus der Peripherie zum ZNS und umgekehrt von Gehirn und Rückenmark zur Körperperipherie. Funktionell können die beiden Systeme nicht getrennt werden. Die Abgrenzung zwischen PNS und ZNS erfolgt unter topografischen sowie entwicklungsbiologischen Aspekten.

Das periphere Nervensystem kann unter Berücksichtigung funktioneller Aspekte folgendermaßen untergliedert werden:

- somatisches (willkürliches) Nervensystem
  - motorische (efferente) Neuronen
  - sensorische (afferente) Neuronen
- vegetatives (autonomes) Nervensystem
  - sympathisches Nervensystem (Sympathikus)
  - parasympathisches Nervensystem (Parasympathikus)
  - Enterisches Nervensystem (ENS)

In diesem Buch wird nur die Organisation des somatischen Nervensystems betrachtet, also der Teil des PNS, dessen sensorische (afferente) Neuronen über verschiedene Rezeptoren aufgenommene Sinneseindrücke an das ZNS weiterleiten und dessen motorische (efferente) Neuronen die Signale aus dem ZNS für die Innervation der Skelettmuskulatur weiterleiten.

Die Organisation des vegetativen Nervensystems, das für die Aufrechterhaltung der Homöostase des Körpers zuständig ist und die Funktion der inneren Organe kontrolliert, ist nicht Bestandteil dieses Buches.

Im PNS lassen sich weiterhin zwei verschiedene Arten von Nerven unterscheiden:

Die Hirnnerven (Nn. craniales, Nn. encephali, 12 Paare) stehen mit dem Gehirn in Verbindung, sie werden in diesem Buch nicht berücksichtigt.

Die Spinalnerven (Nn. spinales, 31–33 Paare) stehen mit dem Rückenmark (Medulla spinalis) in Verbindung. Die sich aus Spinalnerven formierenden peripheren Nerven und deren Innervationsgebiete bilden die Thematik dieses Buches.

6.1 Organisation der Spinalnerven

Entsprechend der metameren Gliederung der Wirbelsäule und des Rückenmarks existieren 31 Paare von Spinalnerven, die nach ihrem jeweiligen Rückenmarkabschnitt benannt sind.

- 8 Halsnerven (Nn. cervicales)
- 12 Brustnerven (Nn. thoracici)
- 5 Lumbalnerven (Nn. lumbales)
- 5 Sakralnerven (Nn. sacrales)
- 1 Coccygealnerv (N. coccygeus)

Das Rückenmark wird unter funktionellen Aspekten in 31 Segmente untergliedert. Jedes Segment ist mit einem Spinalnervenpaar verbunden (Spinalsegment, spinales Segment). Aus dem Rückenmark treten die Spinalnerven beidseits in regelmäßigen Abständen aus den Zwischenwirbellöchern (Foramina intervertebralia) der Wirbelsäule aus. Der Austritt erfolgt, mit Ausnahme des 1. Spinalnervs (C1), der zwischen dem Hinterhauptbein (Os occipitale) und dem ersten Halswirbel austritt, und mit Ausnahme der 2.–7. Spinalnerven, die oberhalb des entsprechenden Wirbelkörpers austreten, immer unterhalb des zugehörigen Wirbelkörpers. Im Bereich des Kreuzbeins (Os sacrum) sind es die Foramina sacralia anteriora et posteriora, aus denen die Spinalnerven austreten.

Jeder der sehr kurzen, gemischten Spinalnerven (Ausnahme C1) wird durch die Vereinigung einer Vorderwurzel (Radix anterior) – aus Bündeln von motorischen (efferenten) Nervenfasern bestehend – und einer Hinterwurzel (Radix posterior) – aus Bündeln von sensorischen (afferenten) Nervenfasern bestehend – gebildet. In die Hinterwurzel ist das Spinalganglion eingelagert (Ganglion n. spinalis), in dem sich die Zellkörper der sensorischen pseudounipolaren Neuronen befinden. Die Wurzeln der Spinalnerven verlaufen von der Oberfläche des Rückenmarks zunächst frei im Subarachnoidalraum, anfangs nahezu horizontal, weiter kaudalwärts zunehmend steiler (unter Bildung der Cauda equina) auf das entsprechende Foramen intervertebrale zu. Im entsprechenden Foramen intervertebrale ver-

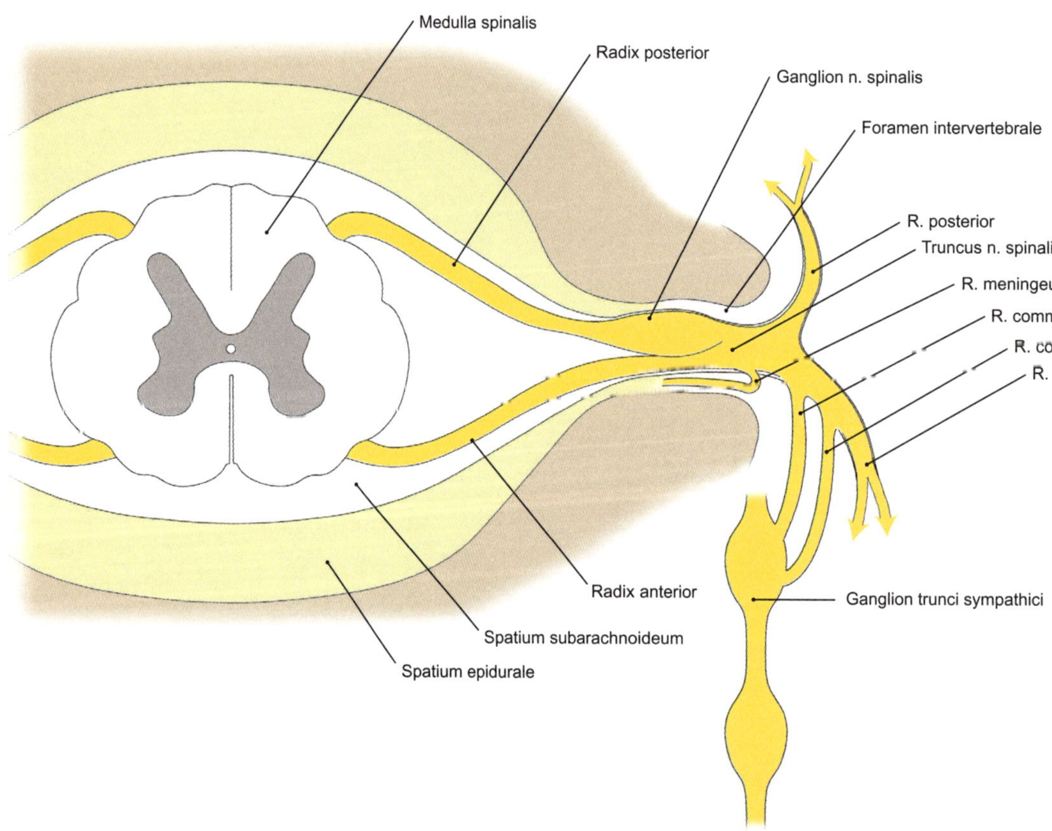

Abb. 6.1 Aufbau eines Spinalnervs (thorakales Rückenmarkssegment) und seiner Äste.

einigen sich die Wurzeln zum jeweiligen Spinalnerv. Der nur circa 10 mm lange Stamm des Spinalnervs (Truncus nervi spinalis) teilt sich meist schon am Ausgang des Foramen intervertebrale in verschiedene Äste auf:

- einen stärkeren **R. anterior** (R. ventralis) für die Innervation der ventrolateralen Rumpfwand (über 11 Nn. intercostales und einen N. subcostalis) sowie des Halses und der Extremitäten (durch Bildung der Nervenplexus)
- einen schwächeren **R. posterior** (R. dorsalis) für die Innervation der dorsalen Leibeswand (mit Rr. musculares zur Innervation der autochthonen Rückenmuskulatur und Rr. cutanei posteriores zur Innervation der Haut des Rückens)
- einen **R. meningeus** (R. recurrens), der über das Foramen intervertebrale zurück in den Wirbelkanal zieht, um die Rückenmarkshäute (Meningen) zu innervieren.
- **Rr. communicantes albi** und **grisei** (nur auf Höhe von Th1–L2), welche präganglionäre (Rr. communicantes albi) und postganglionäre (Rr. communicantes grisei) Nervenfasern führen, die mit dem Grenzstrang (Truncus sympathicus) in Verbindung stehen.

Die segmentalen Spinalnerven sind gemischte Nerven, da sie somatoefferente (motorische, z.T. auch viszeroefferente) und sensorische Fasern enthalten. Die Rr. anteriores und Rr. posteriores sind ebenfalls (mit einer Ausnahme: C1) gemischte Nerven.

Da jedem Rückenmarkssegment genau ein Spinalnervenpaar zugeordnet ist, sind ihm dadurch ebenfalls auch die Muskeln und Hautareale, die von diesen Spinalnerven innerviert werden, sowie die Reflexbögen, die über diesen Spinalnerven verlaufen, zugeteilt.

Daher führt der funktionelle Ausfall eines Rückenmarkssegments oder eines Spinalnervs zu funktionellen Beeinträchtigungen bestimmter Muskeln, sensorischen Störungen in definierten Hautarealen und der Abschwächung bestimmter Reflexe.

Das sensorische Gebiet, das einem Rückenmarkssegment und damit auch dem zughörigen Spinalnerv zugeordnet ist, wird als **Dermatom** bezeichnet.

Da die Innervation der Dermatome durch genau ein Spinalganglion mit der entsprechenden Hinterwurzel erfolgt, spricht man von einer **radikulären Innervation** und stellt diese der **peripheren Innervation** der Haut durch einzelne periphere Nerven gegenüber.

Das motorische Gebiet, das einem Rückenmarkssegment und damit auch dem zugehörigen Spinalnerv zugeordnet ist, wird als **Myotom** bezeichnet. Die Bestimmung der Muskeln, die einem Spinalnerv zuzuordnen sind, ist allerdings schwieriger, da während der embryonalen Entwicklung die Myotome mehrerer Rückenmarkssegmente miteinander fusionieren und so zur Innervation eines Muskels beitragen. Es gibt dennoch definierte Leitmuskeln sowie Reflexbögen, die vom Ausfall eines Rückenmarkssegments besonders betroffen sind, Muskelkraft und Reflexstärke sind dann vermindert.

Dermatome werden in den Lehrbüchern zur besseren Vorstellung durch klare Linien voneinander getrennt. In der Realität überlappen allerdings benachbarte Dermatome erheblich, d. h., das entsprechende sensorische Hautareal wird an beiden Seiten von sensorischen Nervenfasern der benachbarten Rückenmarkssegmente innerviert. Man geht davon aus, dass diese Überlappung für das Empfinden von Berührungsreizen stärker ausgeprägt ist als für die Empfindung von Schmerzen oder Temperaturreizen. In der Regel wird der sensorische Ausfall eines Dermatoms erst dann offensichtlich, wenn mindestens 2–3 benachbarte Hinterwurzeln geschädigt sind.

Bei umschriebenen Verletzungen des Rückenmarks oder Kompression der jeweiligen Nervenwurzeln, beispielsweise durch Bandscheibenvorfälle, kann anhand der charakteristischen sensorischen und motorischen Beeinträchtigungen die Lokalisation der Läsion ermittelt werden.

Aufgabe: Beziffern Sie die Dermatome in ➤ Abb. 6.2.

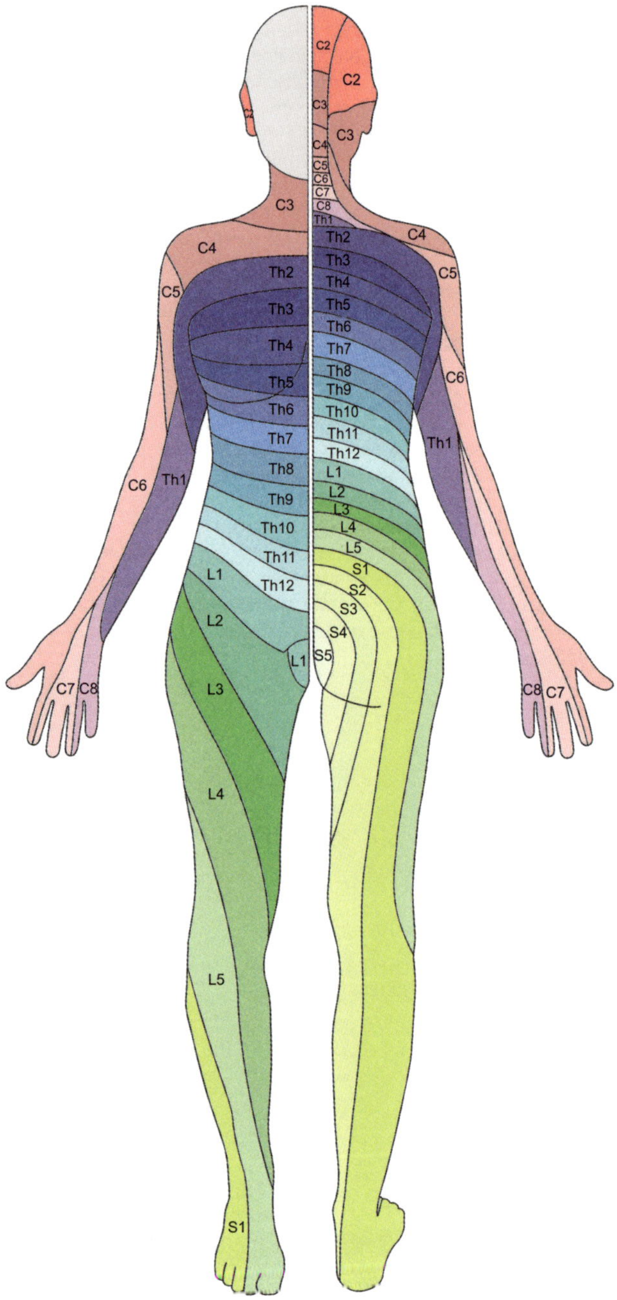

Abb. 6.2 Segmentale Innervation der Haut (Dermatome), Ansicht von ventral und dorsal.

Bei diesen radikulären Läsionen und Störungen spielt die Dermatom- und Kennmuskeldiagnostik eine entscheidende Rolle.

Für die neurologische Diagnostik ist nicht nur die Ermittlung der Höhe der Läsion, sondern auch die Bestimmung der Art der Läsion von Bedeutung, d. h., ist die Läsion auf Rückenmarksebene und hat somit eine radikuläre Symptomatik zur Folge oder ist die Läsion auf Höhe des peripheren Nervs.

Da sich die meisten peripheren Nerven aus mehreren Wurzeln zusammensetzen, führt die Läsion eines peripheren Nervs zu ganz spezifischen Störungen in dem dem Nerv zugeordneten sensorischen Innervationsgebiet (Beeinträchtigung der Oberflächensensorik, Schmerzen) sowie in der motorischen Innervation spezifischer Muskeln (Paresen, Reflexabschwächung).

Läsionen peripherer Nerven oder Kompressionen von Nervenwurzeln mit radikulären Symptomen stellen einen beträchtlichen Anteil der Indikationen dar, die zu Vorstellungen in der Neurologie führen. Aus diesem Grund ist die genaue Kenntnis der peripheren Nerven, ihrer Äste und Innervationsgebiete diagnostisch von großer Bedeutung!

6.2 Plexusbildung

Im Bereich des Halses, Armes und im Lenden-Kreuzbein-Bereich weisen die Rr. anteriores als Besonderheit die Bildung von Nervengeflechten, sogenannten Plexus auf. Die Plexus dienen dem Austausch von Nervenfasern und sind die Konsequenz der Aufhebung der ursprünglichen Metamerie der ventrolateralen Leibeswand in der Embryonalentwicklung im Bereich des Halses und der Extremitäten. Der überwiegende Teil der Thorakalnerven hingegen bildet keine Nervenplexus, hier bleibt die ursprüngliche segmentale Gliederung weitgehend erhalten.

Eine Plexusbildung erfolgt durch die Rr. anteriores folgender Spinalnerven:

- Spinalnerven der Segmente C1–C4 (Plexus cervicalis)
- Spinalnerven der Segmente C5–Th1 (Plexus brachialis)
- Spinalnerven der Segmente Th12–L4 (Plexus lumbalis)[1]
- Spinalnerven der Segmente L4–S4 (Plexus sacralis)[1]

Die Bildung der Plexus hat für die daraus hervorgehenden peripheren Nerven folgende Konsequenzen, die für das Verständnis der Unterscheidung der Läsion peripherer Nerven von der Läsion der Spinalnerven auf Rückenmarksebene von großer Bedeutung sind:

- Die Nervenfasern, die aus einem R. anterior hervorgehen, werden meistens auf mehrere periphere Nerven aufgeteilt.
- Ein peripherer Nerv führt Nervenfasern mehrerer Rr. anteriores.
- Die Rr. musculares für die Innervation eines Muskels führen meistens Nervenfasern aus mehreren Rückenmarkssegmenten.
- Die sensorischen Areale der Haut, die von peripheren Nerven innerviert werden (sensorisches Versorgungsgebiet), überlappen zu einem großen Teil. Es gibt meist nur kleine Areale, die ausschließlich von einem peripheren Nerv innerviert werden (Autonomiegebiete).

[1] werden zum Plexus lumbosacralis zusammengefasst

Halsnerven (Nn. cervicales)

7

7.1 N. suboccipitalis

Aufgabe 1: Beschreiben Sie den Verlauf des N. suboccipitalis sowie seine Innervationsgebiete.

N. suboccipitalis (C1)

Der N. suboccipitalis stellt den R. posterior aus C1 dar. Er ist fast rein motorisch (einige sensorische Äste ziehen zu den benachbarten Gelenkkapseln) und tritt zwischen dem Arcus posterior des Atlas und der über diesem verlaufenden Arteria vertebralis hervor. Ein Dermatom für C1 gibt es daher nicht. Er zieht in die autochthone Rückenmuskulatur des tiefen Nackendreiecks (Trigonum suboccipitalis), um die Mm. suboccipitales (M. rectus capitis posterior minor, M. rectus capitis posterior major, M. obliquus capitis superior, M. obliquus capitis inferior) sowie den M. semispinalis capitis und M. longissimus capitis zu innervieren. Die Mm. suboccipitales verbinden das Os occipitale mit den beiden oberen Halswirbeln – Atlas und Axis – und steuern so die Feinmotorik im Atlantookzipitalgelenk (Nickbewegungen) sowie im Atlantoaxialgelenk (Rotationsbewegungen).

In Kürze

Motorisch: Mm. suboccipitales (M. rectus capitis posterior minor, M. rectus capitis posterior major, M. obliquus capitis superior, M. obliquus capitis inferior), M. semispinalis capitis, M. longissimus capitis.

Aufgabe 2: Zeichnen Sie den Verlauf des N. suboccipitalis in ➤ Abb. 7.1 ein.

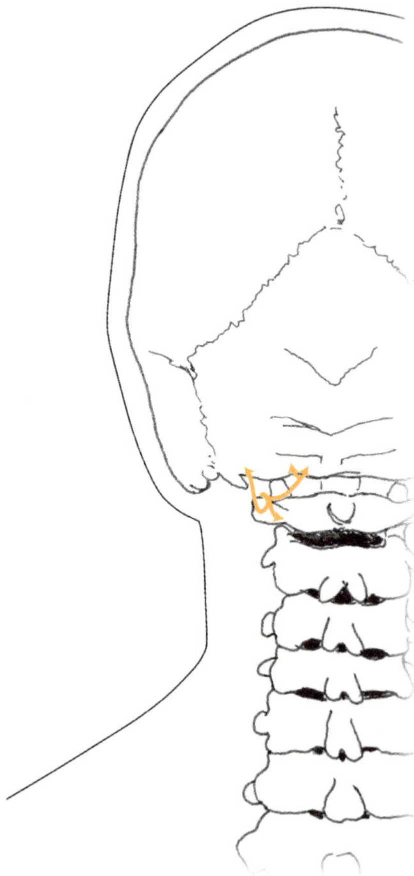

Abb. 7.1 Hals und Schädel, Ansicht von dorsal, Verlauf des N. suboccipitalis.

Aufgabe 3: Beschreiben Sie die Klinik bei Ausfall des N. suboccipitalis.

Eine Läsion des N. suboccipitalis (z. B. durch Traumata, Kompression, operative Eingriffe) äußert sich in einer Schwäche der Nackenmuskulatur. Durch den Ausfall der tiefen Nackenmuskeln sind die Kopfstreckung und Rotation im Atlantoaxialgelenk eingeschränkt.

7.2 N. occipitalis major

Aufgabe 1: Beschreiben Sie den Verlauf des N. occipitalis major sowie seine Innervationsgebiete.

N. occipitalis major (C2)
Der N. occipitalis major stellt den R. posterior aus C2 dar. Er führt meistens sensorische und motorische Nervenfasern. Nachdem er den 2. Spinalnerv verlassen hat, biegt er um den M. obliquus capitis inferior nach kranio-medial. Er verläuft zunächst unter dem M. trapezius und durchbohrt diesen dann nahe der Protuberantia occipitalis externa, um zum Hinterhaupt zu gelangen und dieses sensorisch bis zum Scheitel zu innervieren. Sein sensorisches Versorgungsgebiet grenzt somit an das des N. occipitalis minor, der aus dem Plexus cervicalis stammt. Seine motorischen Nervenfasern beteiligen sich an der Innervation der M. semispinalis capitis, M. longissimus capitis und Mm. splenius capitis et cervicis.

In Kürze

Motorisch: M. semispinalis capitis, M. longissimus capitis, Mm. splenius capitis et cervicis
Sensorisch: Haut des Nackens bis zum Scheitel

Aufgabe 2: Zeichnen Sie den Verlauf des N. occipitalis major in ➤ Abb. 7.2 ein.

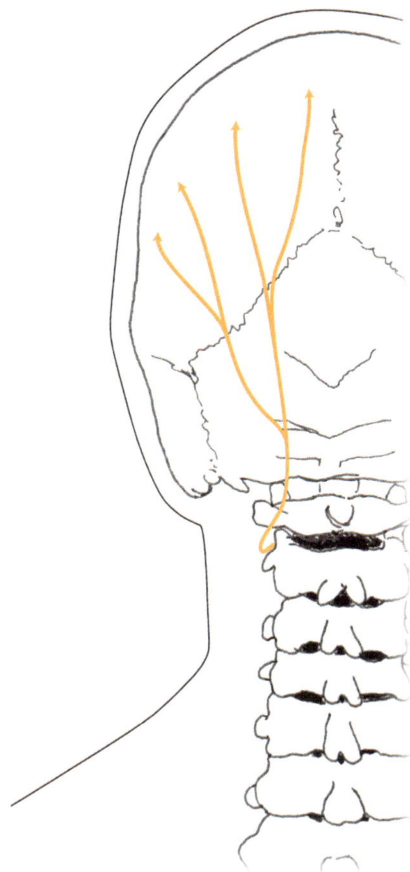

Abb. 7.2 Hals und Schädel, Ansicht von dorsal, Verlauf des N. occipitalis major.

Aufgabe 3: Beschreiben Sie die Klinik bei Ausfall des N. occipitalis major.

Klinik

Eine Entzündung oder Irritation des N. occipitalis major (durch Operationen, Traumen, Kompressionen oder Infektionen mit Herpes zoster) kann in einer Okzipital-Neuralgie resultieren, die sich durch Kribbeln und Schmerzen im Nacken und Hinterhaupt äußert.

7.3 N. occipitalis tertius

Aufgabe 1: Beschreiben Sie den Verlauf des N. occipitalis tertius sowie seine Innervationsgebiete.

N. occipitalis tertius (C3)
Der N. occipitalis tertius stellt den R. posterior aus C3 dar. Er führt meistens sensorische und motorische Nervenfasern. Er verläuft nach seinem Austritt nach medial und durchbohrt die Mm. semispinalis und splenius. Er beteiligt sich an der motorischen Innervation der Mm. splenius, semispinalis und longissimus. Nach Durchtritt durch den M. trapezius versorgen seine sensorischen Endäste ein schmales Gebiet der Medianebene der Nackenhaut.

In Kürze

Motorisch: M. splenius, M. semispinalis, M. longissimus
Sensorisch: Haut der Medianebene der Nackenhaut

Aufgabe 2: Zeichnen Sie den Verlauf des N. occipitalis tertius in ➤ Abb. 7.3 ein.

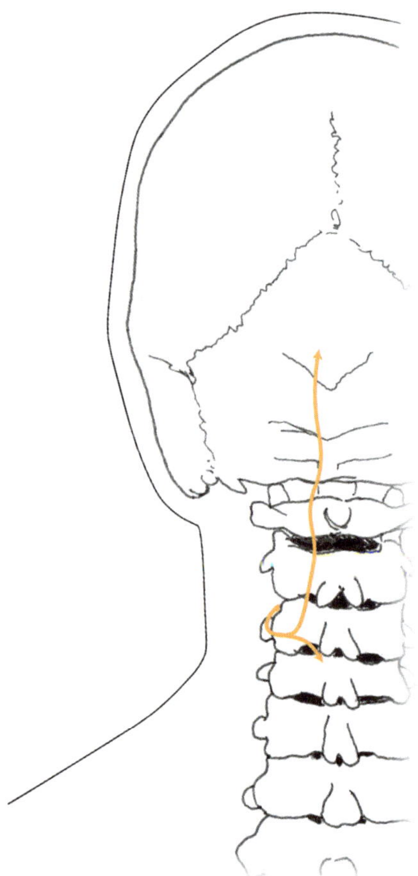

Abb. 7.3 Hals und Schädel, Ansicht von dorsal, Verlauf des N. occipitalis tertius.

Aufgabe 3: Beschreiben Sie die Klinik bei Ausfall des N. occipitalis tertius.

Klinik

Eine Entzündung oder Irritation des N. occipitalis tertius (durch Operationen, Traumen, Kompressionen oder Infektionen mit Herpes zoster) kann in einer Okzipital-Neuralgie resultieren, die sich durch Kribbeln und Schmerzen in der Medianebene der Nackenhaut äußert.

7.4 N. occipitalis minor

Aufgabe 1: Nennen Sie die Rückenmarkssegmente, aus deren Nervenfasern sich der N. occipitalis minor zusammensetzt, und zeichnen Sie diese in ➤ Abb. 7.4 ein.

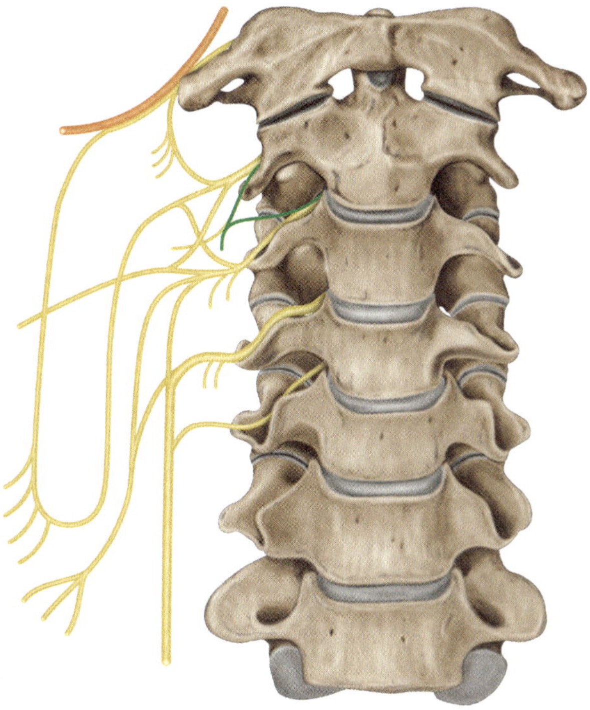

Abb. 7.4 Plexus cervicalis mit N. occipitalis minor aus C2 und C3 (rechts), Ansicht von ventral.

Aufgabe 2: Beschreiben Sie den Verlauf des N. occipitalis minor sowie sein Innervationsgebiet.

N. occipitalis minor (C2–C3)
Der N. occipitalis minor zieht vom Punctum nervosum ausgehend, dem Rand des M. sternocleidomastoideus folgend, nach kranial, um die Haut des Hinterhauptes hinter dem Ohr sensorisch zu versorgen. Sein Versorgungsgebiet grenzt somit an das des N. occipitalis major an.

In Kürze

Sensorisch: Haut der seitlichen Hinterhauptsregion

Aufgabe 3: Zeichnen Sie den Verlauf des N. occipitalis minor in ➤ Abb. 7.5 ein.

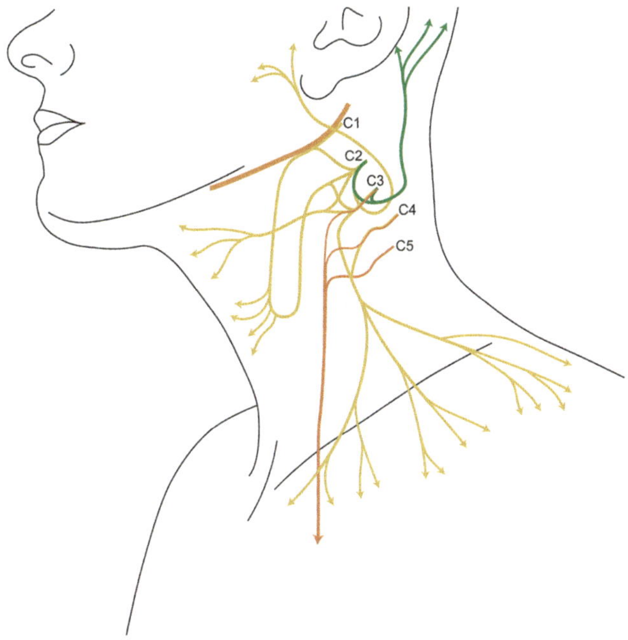

Abb. 7.5 Verlauf des N. occipitalis minor, Hals, Ansicht von lateral.

Aufgabe 4: Beschreiben Sie die Klinik bei Ausfall des N. occipitalis minor.

Klinik

Irritationen oder Läsionen des N. occipitalis minor (durch Operationen, Traumen, Kompressionen oder Infektionen mit Herpes zoster) können zu sensorischen Störungen in seinem Innervationsgebiet führen oder in einer Okzipital-Neuralgie resultieren, die sich durch Schmerzen in der seitlichen Hinterhauptsregion äußert.

7.5 N. auricularis magnus

Aufgabe 1: Nennen Sie die Rückenmarkssegmente, aus deren Nervenfasern sich der N. auricularis magnus zusammensetzt, und zeichnen Sie diese in ➤ Abb. 7.6 ein.

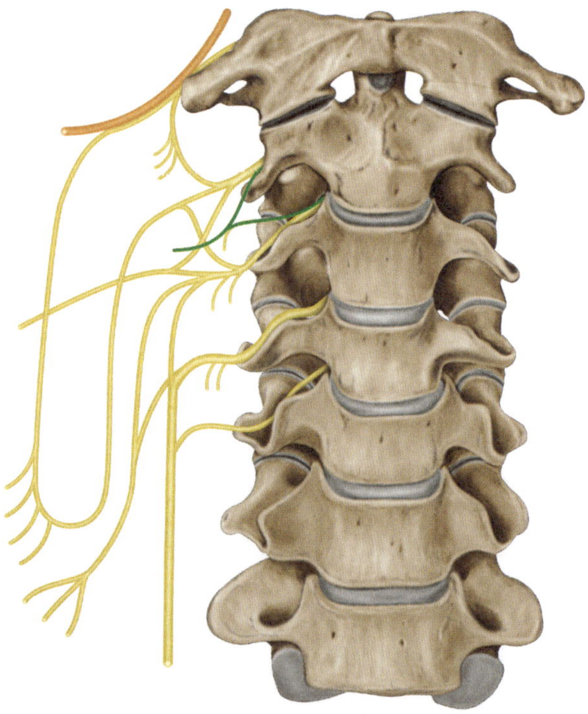

Abb. 7.6 Plexus cervicalis mit N. auricularis magnus aus C2–C3 (rechts), Ansicht von ventral.

Aufgabe 2: Beschreiben Sie den Verlauf des N. auricularis magnus sowie sein Innervationsgebiet.

N. auricularis magnus (C2–C3)
Der N. auricularis magnus zieht vom Punctum nervosum ausgehend senkrecht nach kranial und überkreuzt den M. sternocleidomastoideus. Hinter dem Kieferwinkel teilt er sich in einen R. posterior, der die Hinterseite der Ohrmuschel sensorisch versorgt, und einen R. anterior, der die Haut über dem Kieferwinkel, der Fossa retromandibularis und der unteren Hälfte der vorderen Ohrmuschel sensorisch versorgt.

In Kürze

Sensorisch: Haut der Vorder- und Rückseite der Ohrmuschel, des Kieferwinkels und der Fossa retromandibularis

Aufgabe 3: Zeichnen Sie den Verlauf des N. auricularis magnus in ➤ Abb. 7.7 ein.

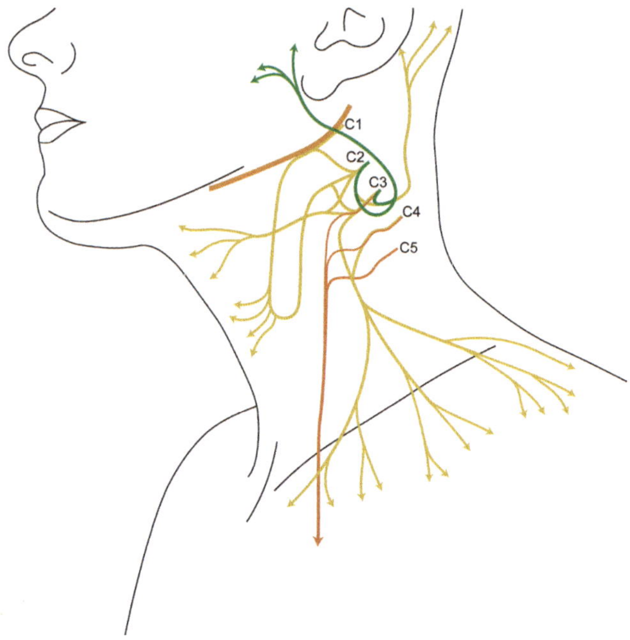

Abb. 7.7 Verlauf des N. auricularis magnus, Hals, Ansicht von lateral.

Aufgabe 4: Beschreiben Sie die Klinik bei Ausfall des N. auricularis magnus.

Klinik

Eine Läsion des N. auricularis magnus (durch Operationen am Hals) kann zu sensorischen Störungen und Schmerzen vor und hinter dem Ohr führen.

7.6 N. transversus colli

Aufgabe 1: Nennen Sie die Rückenmarkssegmente, aus deren Nervenfasern sich der N. transversus colli zusammensetzt, und zeichnen Sie diese in ➤ Abb. 7.8 ein.

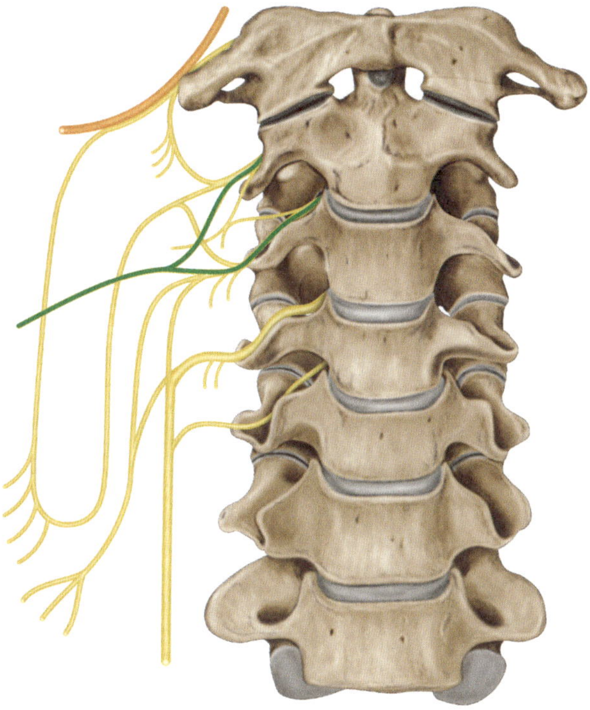

Abb. 7.8 Plexus cervicalis mit N. transversus colli aus C2 und C3 (rechts), Ansicht von ventral.

Aufgabe 2: Beschreiben Sie den Verlauf des N. transversus colli sowie sein Innervationsgebiet.

N. transversus colli (C2–C3)

Der N. transversus colli zieht vom Punctum nervosum ausgehend nach medial und überkreuzt den M. sternocleidomastoideus. In der vorderen Halsregion (Regio cervicalis anterius)[1] teilt sich der Nerv in Rr. inferiores zur sensorischen Innervation der Haut der infrahyalen Region (Region unterhalb des Zungenbeins) und Rr. superiores zur sensorischen Innervation der Haut der suprahyalen Region (Region oberhalb des Zungenbeins). Einer der Rr. superiores bildet mit dem R. colli des N. facialis (VII. Hirnnerv) eine Anastomose.

In Kürze

Sensorisch: Haut ober- und unterhalb des Zungenbeins in der vorderen Halsregion

Aufgabe 3: Zeichnen Sie den Verlauf des N. transversus colli in ➤ Abb. 7.9 ein.

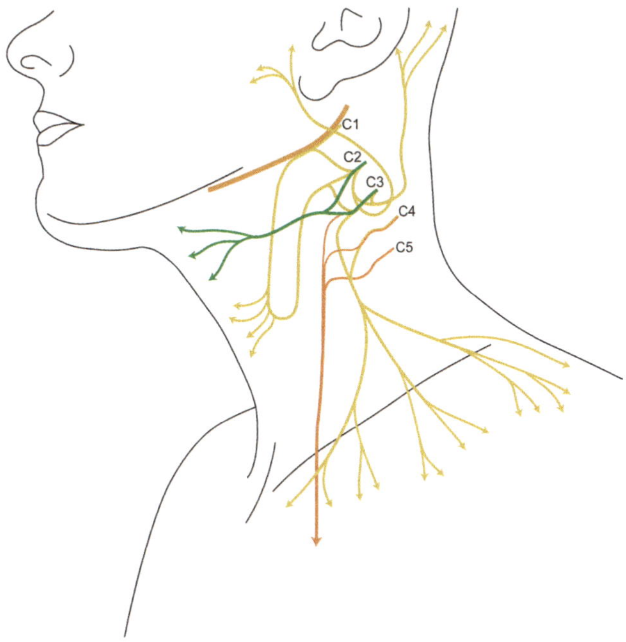

Abb. 7.9 Verlauf des N. transversus colli, Hals, Ansicht von lateral.

Aufgabe 4: Beschreiben Sie die Klinik bei Ausfall des N. transversus colli.

Klinik

Eine Irritation oder Läsion des N. transversus colli (durch Injektionen im Bereich des Punctum nervosum im Rahmen anästhetisch durchgeführter Eingriffe) kann zu sensorischen Störungen und Schmerzen in der vorderen Halsregion führen.

[1] gebildet durch den Vorderrand des M. sternocleidomastoideus und den Unterrand der Mandibula

7.7 Nn. supraclaviculares

Aufgabe 1: Nennen Sie die Rückenmarkssegmente, aus deren Nervenfasern sich die Nn. supraclaviculares zusammensetzen, und zeichnen Sie diese in ➤ Abb. 7.10 ein.

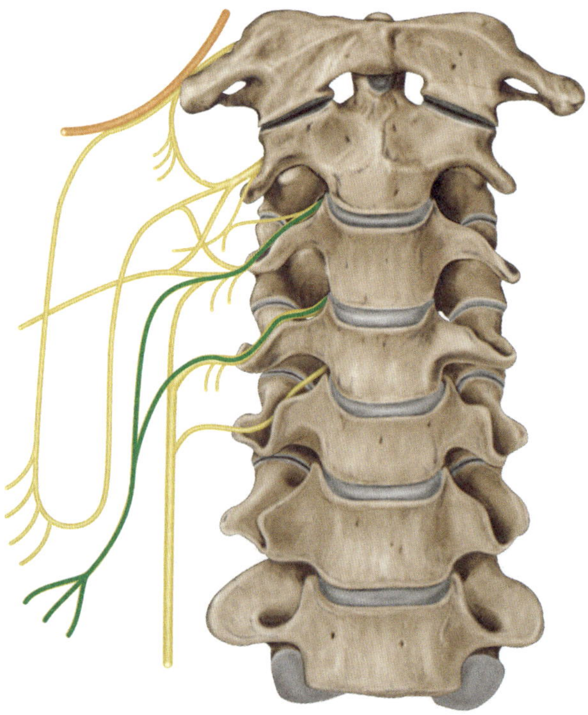

Abb. 7.10 Plexus cervicalis mit Nn. supraclaviculares aus C3 und C4 (rechts), Ansicht von ventral.

Aufgabe 2: Beschreiben Sie den Verlauf der Nn. supraclaviculares sowie ihr Innervationsgebiet.

Nn. supraclaviculares (C3–C4)
Die Nn. supraclaviculares ziehen vom Punctum nervosum ausgehend ins laterale Halsdreieck. Sie verlaufen unterhalb des Platysmas nach kaudal und durchbrechen meist erst oberhalb der Clavicula die Lamina superficialis fasciae cervicalis und das Platysma. Sie verlaufen dann subkutan als drei Äste weiter, die sich fächerförmig ausbreiten:

- Die Nn. supraclaviculares mediales innervieren sensorisch die Haut im vorderen Bereich der Clavicula und über dem Manubrium sterni.
- Die Nn. supraclaviculares intermedii mediales innervieren sensorisch die Haut im medialen Abschnitt der Clavicula und der Brust bis zur 4. Rippe.
- Die Nn. supraclaviculares laterales innervieren sensorisch die Haut über dem Acromion und dem lateralen Teil der Spina scapulae des Schulterblattes und über dem clavicularen Ursprung des M. deltoideus.

In Kürze

Sensorisch: Haut im Bereich der Clavicula bis zum Acromion und den angrenzenden Bereichen der Brust

Aufgabe 3: Zeichnen Sie den Verlauf der Nn. supraclaviculares in ➤ Abb. 7.11 ein.

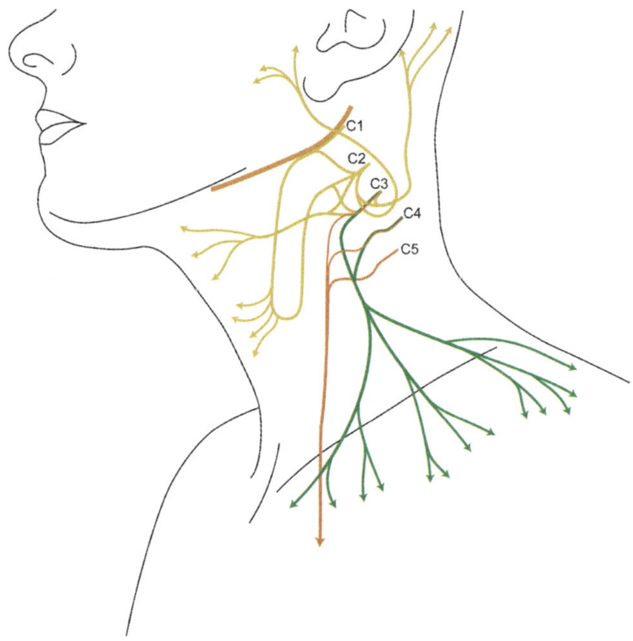

Abb. 7.11 Verlauf der Nn. supraclaviculares, Hals, Ansicht von lateral.

Aufgabe 4: Beschreiben Sie die Klinik bei Ausfall der Nn. supraclaviculares.

Klinik

Eine Irritation oder Läsion der Nn. supraclaviculares (durch Injektionen im Bereich des Punctum nervosum im Rahmen anästhetisch durchgeführter Eingriffe) kann zu sensorischen Störungen und Schmerzen im Bereich der Clavicula und der oberen Brust führen.

7.8 Ansa cervicalis

Aufgabe 1: Nennen Sie die Rückenmarkssegmente, aus deren Nervenfasern sich die Ansa cervicalis zusammensetzt, und zeichnen Sie diese in ➤ Abb. 7.12 ein.

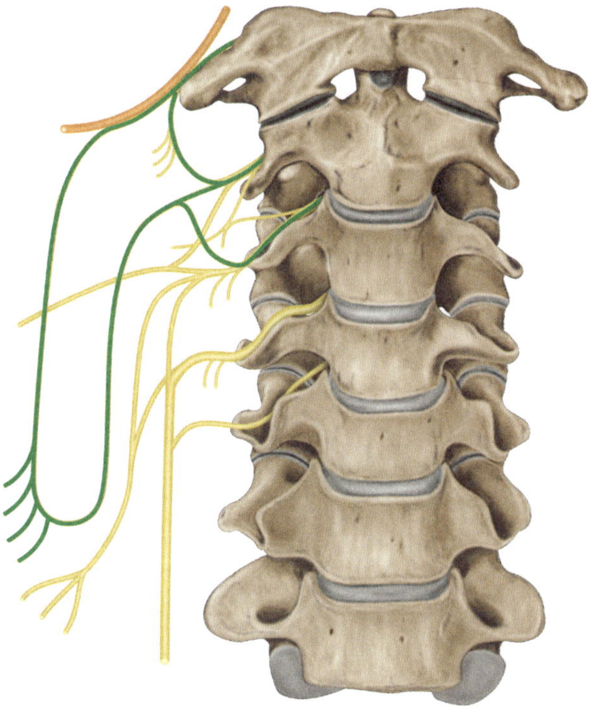

Abb. 7.12 Plexus cervicalis mit Ansa cervicalis aus C1–C3 (rechts), Ansicht von ventral.

Aufgabe 2: Beschreiben Sie den Verlauf der Ansa cervicalis sowie ihre Innervationsgebiete.

Ansa cervicalis (C1–C3)

Die Ansa cervicalis ist eine Nervenschlinge, die sich aus einer Radix superior (C1–C2) und einer Radix inferior (C2–C3) bildet. Die Radix superior lagert sich für eine kurze Strecke dem N. hypoglossus an. In diesem Verlauf gibt sie verschiedene Äste ab:

- Rr. musculares zur Innervation des M. longus capitis und des M. rectus capitis anterior
- R. thyrohyoideus zur Innervation des M. thyrohyoideus der infrahyalen Muskulatur
- R. geniohyoideus zur Innervation des M. geniohyoideus der suprahyalen Muskulatur

Die Radix superior verläuft dann weiter unter dem M. sternocleidomastoideus und zieht in der Vagina carotica zwischen den großen Gefäßen unter Abgabe von weiteren Ästen zur Innervation des Venter superior des M. omohyoideus und der oberen Anteile der Mm. sternohyoideus et sternothyroideus nach kaudal, wo sie sich mit der Radix inferior zur Ansa cervicalis vereinigt. Von der Ansa cervicalis ziehen weitere Äste zum Venter inferior des M. omohyoideus und zu den unteren Anteilen der Mm. sternohyoideus et sternothyroideus.

In Kürze

Motorisch: M. longus capitis, M. rectus capitis anterior, M. geniohyoideus; Infrahyale Muskulatur: M. thyrohyoideus, M. omohyoideus, M. sternohyoideus, M. sternothyroideus

Klinik

Spezifische Läsionen sind nicht beschrieben. Der Ausfall der infrahyalen Muskulatur kann durch die Muskulatur des Rachens kompensiert werden.

Aufgabe 3: Zeichnen Sie den Verlauf der Ansa cervicalis in ➤ Abb. 7.13 ein.

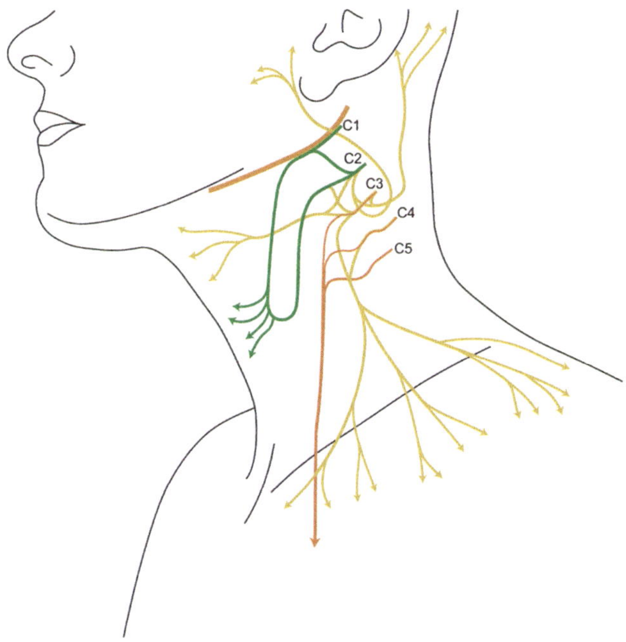

Abb. 7.13 Verlauf der Ansa cervicalis, Hals, Ansicht von lateral.

7.9 N. phrenicus

Aufgabe 1: Nennen Sie die Rückenmarkssegmente, aus deren Nervenfasern sich der N. phrenicus zusammensetzt, und zeichnen Sie diese in ➤ Abb. 7.14 ein.

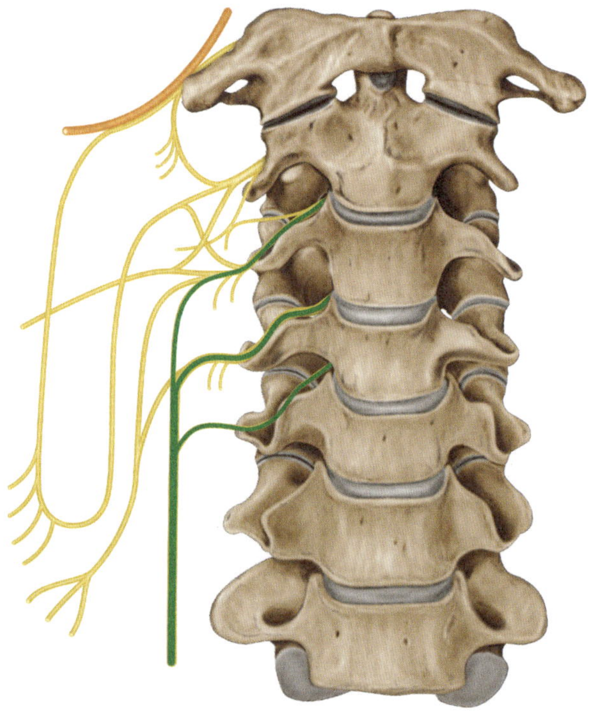

Abb. 7.14 Plexus cervicalis mit N. phrenicus aus C3–C5 (rechts), Ansicht von ventral.

Aufgabe 2: Beschreiben Sie den Verlauf des N. phrenicus sowie seine motorischen und sensorischen Innervationsgebiete.

N. phrenicus (C3, C4, C5)

Der N. phrenicus stammt hauptsächlich aus dem Rückenmarkssegment C4, ergänzt durch Nervenfasern aus C3 und C5. Er innerviert motorisch durch Rr. phrenici das Zwerchfell (Diaphragma) und viszerosensorisch die Vorderseite des Herzbeutels (R. pericardiacus), die Pleura mediastinalis und die Pleura diaphragmatica (Rr. pleurales) sowie das Peritoneum parietale im Oberbauch und das Peritoneum viszerale von Leber und Gallenblase (Rr. phrenicoabdominales). Zusätzlich führt er postganglionäre Nervenfasern des Symphathikus aus dem Ganglion cervicale inferius.

Der Nerv verläuft, von der Lamina prevertebralis der Fascia cervicalis bedeckt, im lateralen Halsdreieck auf dem M. scalenus anterior (Leitmuskel!) nach mediokaudal und tritt, ventral des N. vagus verlaufend, zwischen den Vasa subclavia durch in die obere Thoraxapertur. Er zieht dann über die Vorderfläche der Pleurakuppel und die Pleura mediastinalis in das Mediastinum. In seinem Verlauf nach kaudal (vor dem Lungenhilum) wird er von den Vasa pericardiacophrenica begleitet, mit ihnen zieht er im Septum pleuropericardiale, einer dünnen Bindegewebsschicht zwischen der Pleura mediastinalis und dem Pericard, zum Zwerchfell. In seinem Verlauf gibt er den R. pericardiacus zur viszerosensorischen Innervation der Vorderfläche des Herzbeutels und die Rr. pleurales zur viszerosensorischen Innervation der Pleura mediastinalis und der Pleura diaphragmatica ab. Die beiden Nn. phrenici erreichen so das Zwerchfell und geben die Rr. phrenici zur motorischen Innervation des Zwerchfells ab. Die viszerosensorischen Nervenfasern der Rr. phrenicoabdominales treten durch das Zwerchfell durch, rechts durch das Foramen venae cavae, links gelegentlich durch den Hiatus oesophageus oder durch eine eigenständige Öffnung im Diaphragma und gelangen so in den Oberbauch, wo sie das Peritoneum parietale unterhalb des Zwerchfells und das Peritoneum viszerale der Leber und der Gallenblase innervieren.

Außer den regelmäßig ausgeprägten Phrenicusfasern aus C3–C5 können Wurzelfasern aus tieferen Halssegmenten (C5, C6, C7, Th1) vorkommen, bei 20–25 % aller Personen sind solche zusätzlichen Nebenphrenici (Nn. phrenici accessorii) ausgebildet. Meistens schließen sich diese Nervenfasern erst im Bereich der oberen Thoraxapertur oder noch tiefer dem Hauptstamm an.

In Kürze

Motorisch: Zwerchfell (Diaphragma)

Sensorisch: Vorderseite des Herzbeutels, Pleura mediastinalis, Pleura diaphragmatica, Peritoneum parietale an der Unterseite des Zwerchfells, Peritoneum viszerale von Leber und Gallenblase

Aufgabe 3: Zeichnen Sie den Verlauf des N. phrenicus in ➤ Abb. 7.15 ein.

Aufgabe 4: Beschreiben Sie die Klinik bei Ausfall des N. phrenicus.

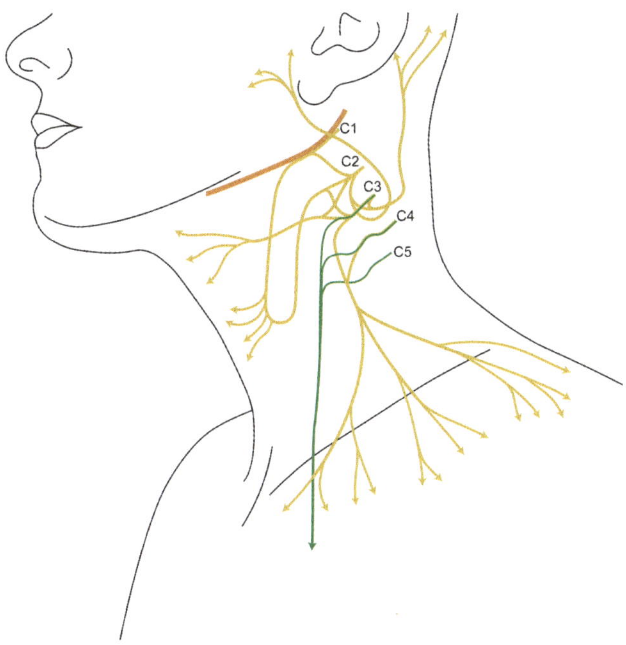

Abb. 7.15 Verlauf des N. phrenicus, Hals, Ansicht von lateral.

Klinik

Eine Läsion des N. phrenicus kann infolge von Tumoren, operativen Eingriffen, Radikulopathien, pathologischen Prozessen im Bereich der Lungenspitze oder Querschnittssyndromen (C4 und höher) entstehen. Ein einseitiger Ausfall des Nervs resultiert in einem Zwerchfellhochstand der betroffenen Seite und leichten bis starken Atembeschwerden. Ein beidseitiger Ausfall führt zu schwerer, möglicherweise lebensbedrohlicher respiratorischer Insuffizienz.

Nach CO_2-haltigen laparoskopischen Eingriffen kann das nach der Operation noch im Abdomen verbleibende Gas auf die Unterseite des Zwerchfells drücken und den R. phrenicoabdominalis des N. phrenicus reizen. Dies führt zu Schmerzen in der rechten Schulter (EISELSBERG-Phänomen, Head-Zone!). Auch Erkrankungen der Leber oder der Gallenblase können durch Reizung des R. phrenicoabdominalis des N. phrenicus mit einem EISELSBERG-Phänomen einhergehen.

Plexus brachialis

8

Plexus brachialis

Die Rr. anteriores aus den Rückenmarkssegmenten von C5–Th1 (oft ergänzt durch Nervenfasern aus C4) bilden den Plexus brachialis. Nach dem Austritt aus den Foramina intervertebralia treten die Nervenfasern zwischen dem M. scalenus anterior und M. scalenus medius durch und vereinigen sich im kaudalen Bereich des lateralen Halsdreiecks (bedeckt von der Lamina prävertebralis der Fascia cervicalis) unter Bildung von drei Primärsträngen (Trunci):

- Truncus superior aus C5 und C6
- Truncus medius aus C7
- Truncus inferior aus C8 und Th1

Oberhalb der Clavicula findet eine Umgruppierung statt. Die drei Trunci teilen sich jeweils in einen ventralen und dorsalen Ast (Divisiones), die Nervenfasern der Divisio anterior ziehen zu den Flexoren, die Nervenfasern der Divisio posterior ziehen zu den Extensoren der oberen Extremität. Auf Höhe der Clavicula erfolgt die Bildung der Sekundärstränge (Fasciculi) in charakteristischer Anordnung in Bezug auf die A. axillaris.

- Die Divisiones anteriores der Trunci superior et medialis bilden den Fasciculus lateralis (C5–C7).
- Die Divisio anterior des Truncus inferior bildet den Fasciculus medialis (C8–Th1).
- Die Divisiones posteriores aller Trunci bilden den Fasciculus posterior (C5–Th1).

Aus den drei Faszikeln bilden sich dann distal die charakteristischen sensorischen und motorischen peripheren Nerven der oberen Extremität (sowie teilweise auch der Schulter). In der Achselhöhle können diese Nerven im gemeinsamen Gefäß-Nerven-Strang mit den Vasa axillares gefunden und präpariert werden.

8.1 Supraclaviculäre Äste (Pars supraclavicularis) des Plexus brachialis

Die **supraclaviculären Äste (Pars supraclavicularis)** des Plexus brachialis liegen im lateralen Halsdreieck und gehen aus den drei Primärsträngen – Truncus superior, Truncus medius und Truncus inferior – hervor:

- N. dorsalis scapulae (C4, C5)
- N. thoracicus longus (C5–C7)
- N. subclavius (C5, C6)
- N. suprascapularis (C5–C6)
- Rr. musculares (entspringen den Rr. anteriores) zur motorischen Innervation der Mm. scaleni und des M. longus colli

Der Plexus brachialis ist im Bereich des Durchtritts seiner Nervenfasern zwischen Clavicula und der 1. Rippe konzentriert (ERB-Punkt), dadurch ist hier eine **supraclaviculäre Plexusanästhesie** (Leitungsanästhesie) möglich, welche eine Regionalanästhesie des gesamten Arms ermöglicht. Dem gegenübergestellt ist die (meist einfacher durchzuführende) **axilläre Plexusanästhesie,** bei der die Injektion eines Anästhetikums in die Achsel erfolgt. Auch sie bietet ein anästhetisches Verfahren für chirurgische Eingriffe in den Bereichen der Ellenbeuge, des Unterarms und der Hand. Im Vergleich zur supraclaviculären Plexusanästhesie besteht allerdings das Risiko, dass der N. radialis nur unzureichend ruhiggestellt wird.

Schädigungen des Plexus brachialis durch Trauma, operative Eingriffe oder auch Zangengeburten können eine **obere Plexuslähmung** mit Ausfall der Spinalnerven C5 und C6 **(ERB-Lähmung)** oder seltener eine **untere Plexuslähmung** mit Aufall der Spinalnerven (C7), C8 und Th1 **(KLUMPKE-Lähmung)** zur Folge haben. Die obere Plexuslähmung ist durch einen Ausfall der Mm. deltoideus, teres minor, biceps brachii, coracobrachialis, rhomboidei, levator scapulae, supraspinatus, infraspinatus, Beeinträchtigung des Bizepssehnenreflexes sowie sensorischen Störungen im Bereich des M. deltoideus und des radialen Unterarms gekennzeichnet. Die untere Plexuslähmung zeichnet sich durch den Ausfall der kurzen Handmuskeln, sensorischen Störungen des ulnaren Unterarms sowie unter Umständen auch durch das Auftreten eines HORNER-Syndroms[1] aufgrund der hier ebenfalls betroffenen Rr. communicantes zum Grenzstrang (Truncus sympathicus) aus.

8.2 Infraclaviculären Äste (Pars infraclavicularis) des Plexus brachialis

Die infraclaviculären Äste des Plexus brachialis gehen aus den drei Faszikeln (Fasciculi lateralis, medialis und posterior) hervor, die sich auf Höhe der Clavicula durch die Umgruppierung der Nervenfasern gebildet haben.

- Der Fasciculus lateralis bildet sich aus den Divisiones anteriores der Trunci superior et medialis (C5–C7).
- Der Fasciculus medialis bildet sich aus der Divisio anterior des Truncus inferior (C8–Th1).
- Der Fasciculus posterior bildet sich aus den Divisiones posteriores aller Trunci (C5–Th1).

Aus den drei Faszikeln bilden sich die charakteristischen sensorischen und motorischen peripheren Nerven der oberen Extremität (sowie teilweise auch der Schulter). In der Achselhöhle können diese Nerven im gemeinsamen Gefäß-Nerven-Strang mit den Vasa axillares gefunden und präpariert werden.

8.3 Periphere Nerven der drei Faszikel des Plexus brachialis

Fasciculus posterior (C5–Th1)

- Nn. subscapulares
- N. thoracodorsalis
- N. axillaris
- N. radialis

Fasciculus lateralis (C5–C7)

- N. pectoralis lateralis
- N. musculocutaneus
- N. medianus (Radix lateralis)

Fasciculus medialis (C8–Th1)

- N. pectoralis lateralis
- N. ulnaris
- N. cutaneus brachii medialis
- N. cutaneus antebrachii medialis
- N. medianus (Radix medialis)

[1] Symptom-Komplex aus Miosis, Ptosis und Enophthalmus.

8.4 N. dorsalis scapulae

Aufgabe 1: Nennen Sie die Rückenmarkssegmente, aus deren Nervenfasern sich der N. dorsalis scapulae zusammensetzt, und zeichnen Sie diese in ➤ Abb. 8.1 ein.

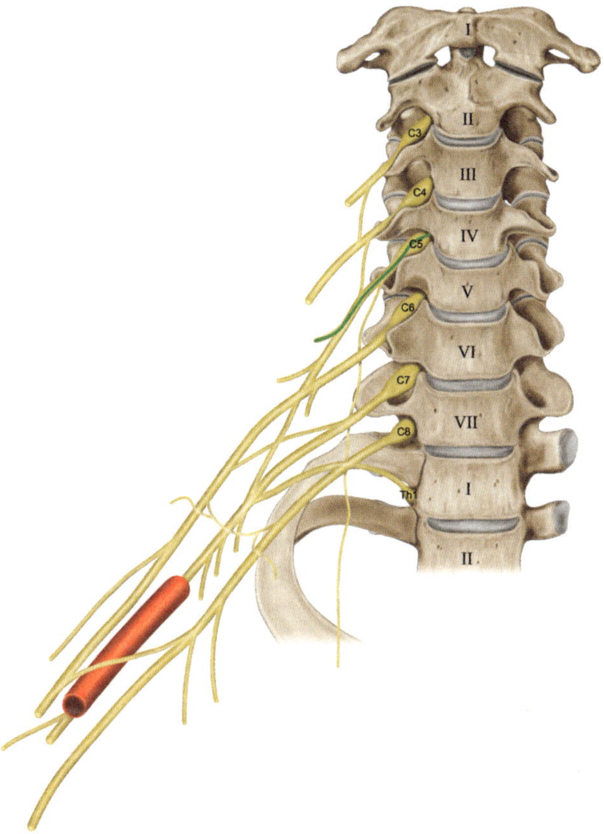

Abb. 8.1 Plexus brachialis mit N. dorsalis scapulae aus C5 (rechts), Ansicht von ventral.

Aufgabe 2: Beschreiben Sie den Verlauf des N. dorsalis scapulae sowie seine motorischen Innervationsgebiete.

N. dorsalis scapulae (C4–C5)

Der N. dorsalis scapulae enthält überwiegend Nervenfasern des Rückenmarkssegments C5, gelegentlich auch Nervenfasern aus C4 und C6 und entspringt der Pars supraclavicularis des Plexus brachialis. Er überquert oder durchbohrt in seinem Verlauf den M. scalenus medius und zieht dann am medialen Rand des M. levator scapulae (Leitmuskel!), den er innerviert, zum Angulus superior der Scapula. Dann verläuft er gemeinsam mit der A. dorsalis scapulae (= R. profundus arteriae transversae cervicis) parallel der Margo medialis zu den Mm. rhomboidei, die er innerviert.

In Kürze

motorisch: M. levator scapulae, M. rhomboideus major, M. rhomboideus minor

Aufgabe 3: Zeichnen Sie den Verlauf des N. dorsalis scapulae in ➤ Abb. 8.2 ein.

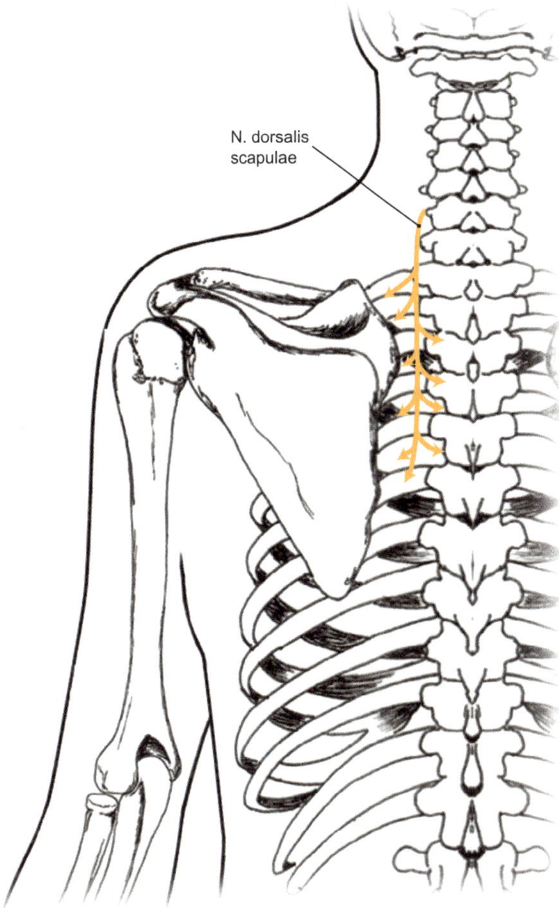

Abb. 8.2 Verlauf des N. dorsalis scapulae, obere Extremität (links), Ansicht von dorsal.

Aufgabe 4: Beschreiben Sie die Klinik bei Ausfall des N. dorsalis scapulae.

Klinik

Eine isolierte Läsion des N. dorsalis scapulae ist selten, er kann jedoch durch ein Trauma geschädigt werden. Eine Läsion resultiert in dem flügelförmigen Abstehen des medialen Randes der Scapula (Scapula alata), ähnlich einer Läsion des N. thoracicus longus, und resultierenden Ausfall des von ihm innervierten M. serratus anterior.

8.5 N. thoracicus longus

Aufgabe 1: Nennen Sie die Rückenmarksegmente, aus deren Nervenfasern sich der N. thoracicus longus zusammensetzt, und zeichnen Sie diese in ➤ Abb. 8.3 ein.

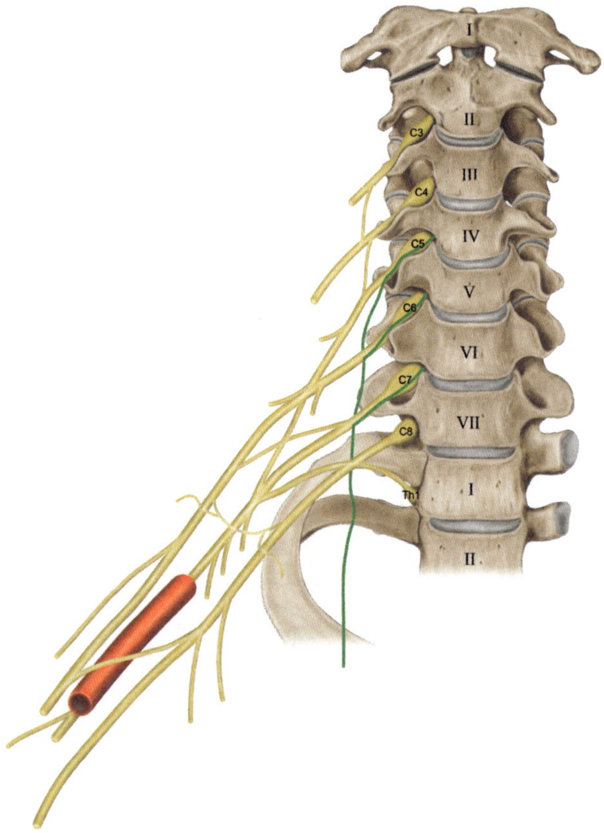

Abb. 8.3 Plexus brachialis mit N. thoracicus longus aus C5 bis C7 (rechts), Ansicht von ventral.

Aufgabe 2: Beschreiben Sie den Verlauf des N. thoracicus longus sowie seine motorischen Innervationsgebiete.

N. thoracicus longus (C5–C7)
Der N. thoracicus longus enthält vorwiegend Nervenfasern der Rückenmarkssegmente C5 bis C7 und entspringt der Pars supraclavicularis des Plexus brachialis. Er durchbohrt in seinem Verlauf den M. scalenus medius und überquert auf diesem die 1. Rippe. Danach zieht er in der Linea axillaris media auf dem M. serratus anterior, den er innerviert, nach kaudal. Er verläuft nicht innerhalb eines Gefäß-Nerven-Bündels, sondern ist in seinem Verlauf von einer eigenen Faszie umgeben.

In Kürze

motorisch: M. serratus anterior

Aufgabe 3: Zeichnen Sie den Verlauf des N. thoracicus longus in ➤ Abb. 8.4 ein.

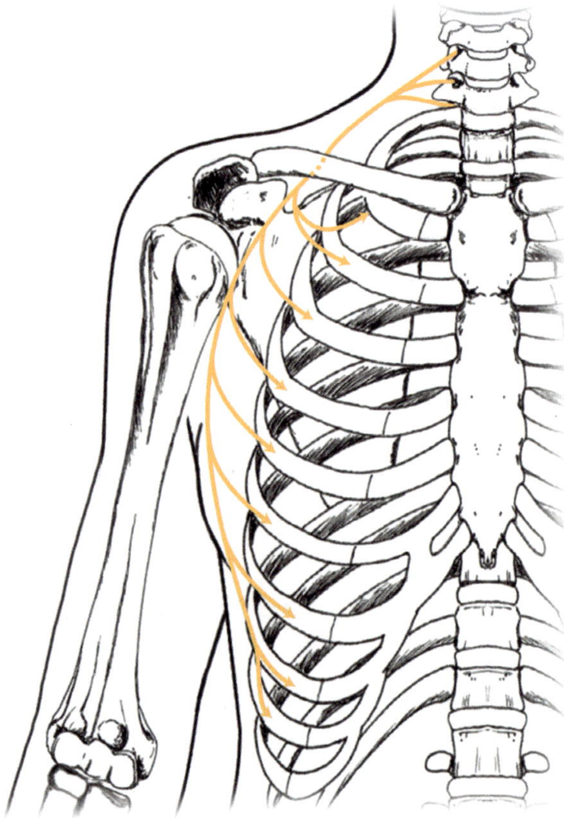

Abb. 8.4 Verlauf des N. thoracicus longus, obere Extremität (rechts), Ansicht von ventral.

Aufgabe 4: Beschreiben Sie die Klinik bei Ausfall des N. thoracicus longus.

Klinik

Durch seine exponierte Lage kann der N. thoracicus longus durch das Tragen zu schwerer Lasten geschädigt werden („Rucksacklähmung"). Da der von ihm innervierte M. serratus anterior an der Elevation des Armes beteiligt ist (die am Angulus inferior ansetzende Pars convergens des M. serratus anterior dreht gemeinsam mit dem M. trapezius den Angulus inferior der Scapula bei der Elevation des Armes über 90°), ist die Elevation des Arms bei einer Schädigung des Nervs stark beeinträchtigt. Durch die fehlende fixierende Wirkung des M. serratus anterior steht bei einer Läsion des N. thoracicus longus der mediale Rand der Scapula flügelförmig ab (Scapula alata).

8.6 N. suprascapularis

Aufgabe 1: Nennen Sie die Rückenmarkssegmente, aus deren Nervenfasern sich der N. suprascapularis zusammensetzt, und zeichnen Sie diese in ➤ Abb. 8.5 ein.

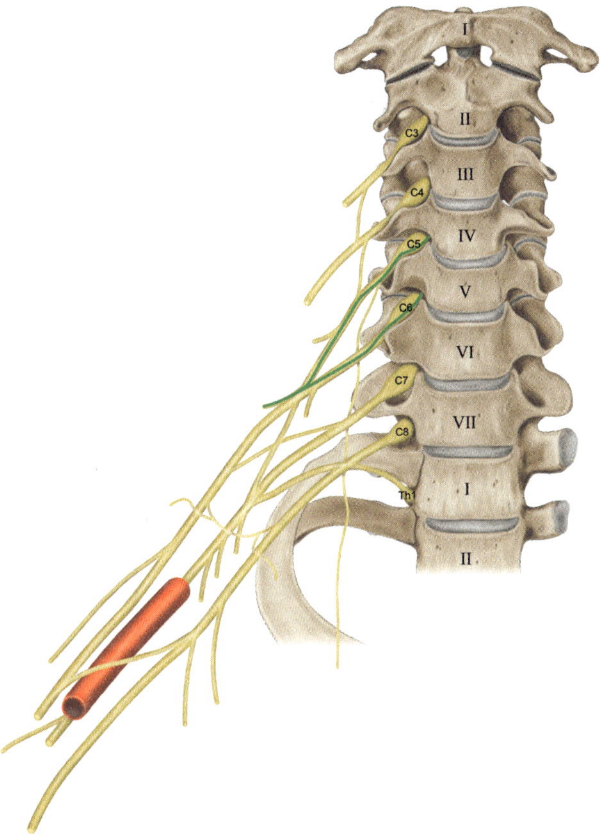

Abb. 8.5 Plexus brachialis mit N. suprascapularis aus C5 und C6 (rechts), Ansicht von ventral.

Aufgabe 2: Beschreiben Sie den Verlauf des N. suprascapularis sowie seine sensorischen und motorischen Innervationsgebiete.

N. suprascapularis (C5–C6)
Der N. suprascapularis enthält vorwiegend Nervenfasern der Rückenmarkssegmente C5 bis C6, mit Anteilen aus C4, und entspringt der Pars supraclavicularis des Plexus brachialis. Er verläuft kraniolateral des Plexus brachialis und folgt dem M. omohyoideus bis zur Incisura scapulae. Er zieht unterhalb des Lig. transversum scapulae superius in die Fossa supraspinata und gibt motorische Äste zur Innervation des M. supraspinatus ab. Dann verläuft er auf dem Collum scapulae unterhalb des Akromions um die Spina scapulae gemeinsam mit der A. suprascapularis in die Fossa infraspinata und gibt motorische Äste zur Innervation des M. infraspinatus ab. In seinem Verlauf gibt er sensorische Äste zum Schultergelenk ab.

In Kürze

motorisch: M. supraspinatus, M. infraspinatus
sensorisch: Kapsel des Schultergelenks

Aufgabe 3: Zeichnen Sie den Verlauf des N. suprascapularis in ➤ Abb. 8.6 ein.

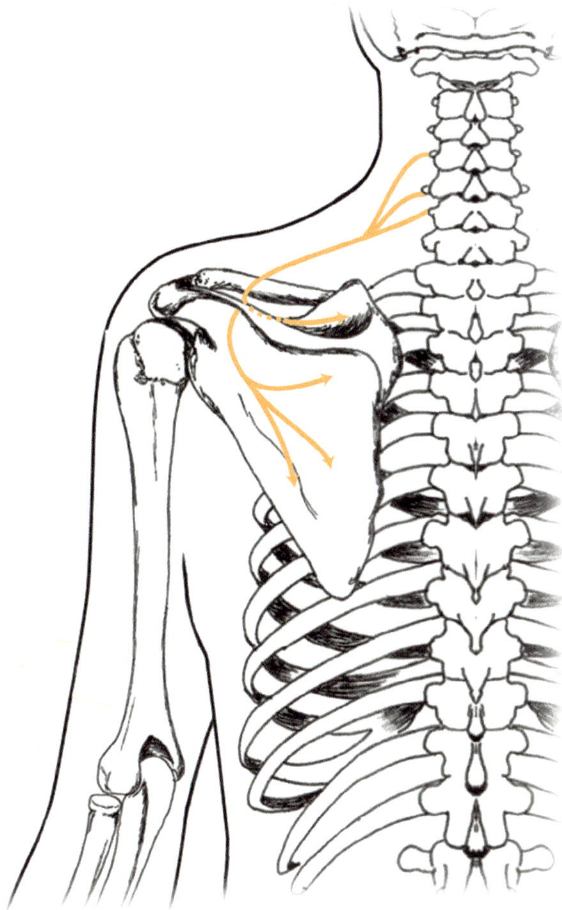

Abb. 8.6 Verlauf des N. suprascapularis, obere Extremität (links), Ansicht von dorsal.

Aufgabe 4: Beschreiben Sie die Klinik bei Ausfall des N. suprascapularis.

Klinik

Eine Läsion des N. suprascapularis durch direkte Kompression des Nervs oder Verknöcherung der Incisura scapulae oder Druck des Lig. transversum scapulae superius (N. suprascapularis-Kompressions-Syndrom) führt zum Verlust der Funktion der von ihm innervierten Mm. supra- und infraspinatus. Durch den Funktionsverlust des M. supraspinatus ist die Abduktion des Armes eingeschränkt. Durch den Funktionsverlust des M. infraspinatus ist die Außenrotation im Schultergelenk stark eingeschränkt.

8.7 Nn. subscapulares

Aufgabe 1: Nennen Sie die Rückenmarkssegmente, aus deren Nervenfasern sich die Nn. subscapulares zusammensetzen, und zeichnen Sie diese in ➤ Abb. 8.7 ein.

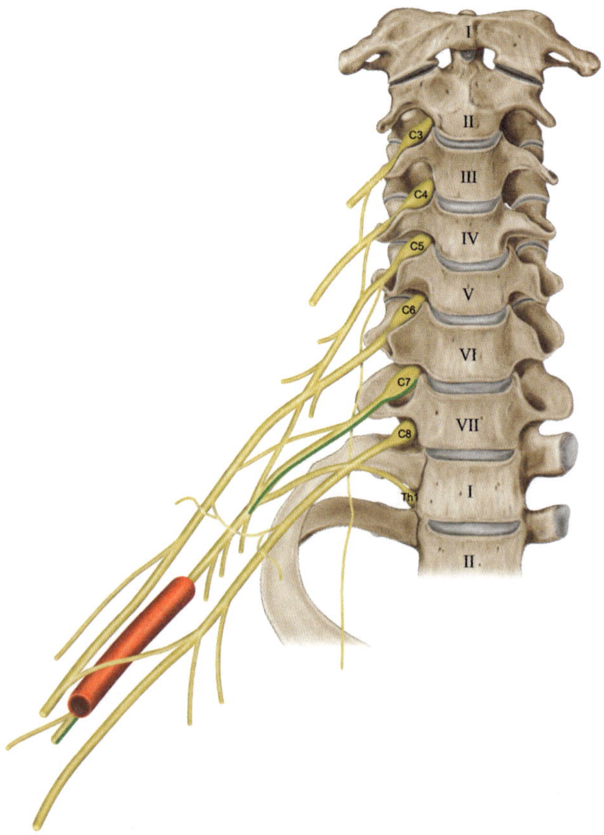

Abb. 8.7 Plexus brachialis mit Nn. subscapulares aus C5 bis C7 (rechts), Ansicht von ventral.

Aufgabe 2: Beschreiben Sie den Verlauf der Nn. subscapulares sowie ihre motorischen Innervationsgebiete.

Nn. subscapulares (C5–C7)
Die Nn. subscapulares enthalten Nervenfasern der Rückenmarkssegmente C5 bis C7 und entspringen sowohl der Pars supraclavicularis als auch des Fasciculus posterior der Pars infraclavicularis des Plexus brachialis. Es werden meistens zwei Nn. subscapulares ausgebildet, die zur Vorderseite der Scapula in die Fossa subscapularis absteigen, um den M. subscapularis zu innervieren. Gelegentlich wird vom unteren Ast auch der M. teres major innerviert.

In Kürze

motorisch: M. subscapularis (gelegentlich auch M. teres major)

Aufgabe 3: Zeichnen Sie den Verlauf der Nn. subscapulares in ➤ Abb. 8.8 ein.

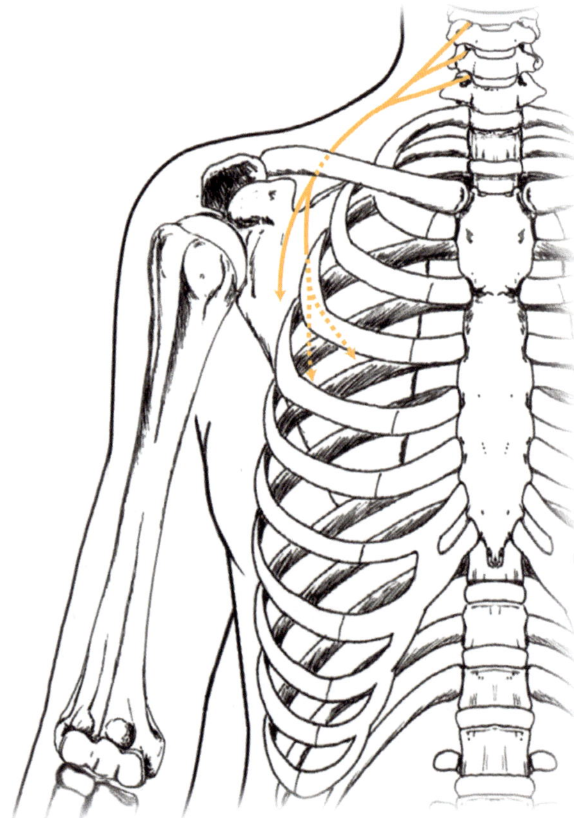

Abb. 8.8 Verlauf der Nn. subscapulares, obere Extremität (rechts), Ansicht von ventral.

Aufgabe 4: Beschreiben Sie die Klinik bei Ausfall der Nn. subscapulares.

Klinik

Eine Läsion der Nn. subscapulares infolge einer proximalen Humerusfraktur resultiert durch den Funktionsverlust des M. subscapularis in einer Innenrotationsschwäche im Schultergelenk.

8.8 N. thoracodorsalis

Aufgabe 1: Nennen Sie die Rückenmarkssegmente, aus deren Nervenfasern sich der N. thoracodorsalis zusammensetzt, und zeichnen Sie diese in ➤ Abb. 8.9 ein.

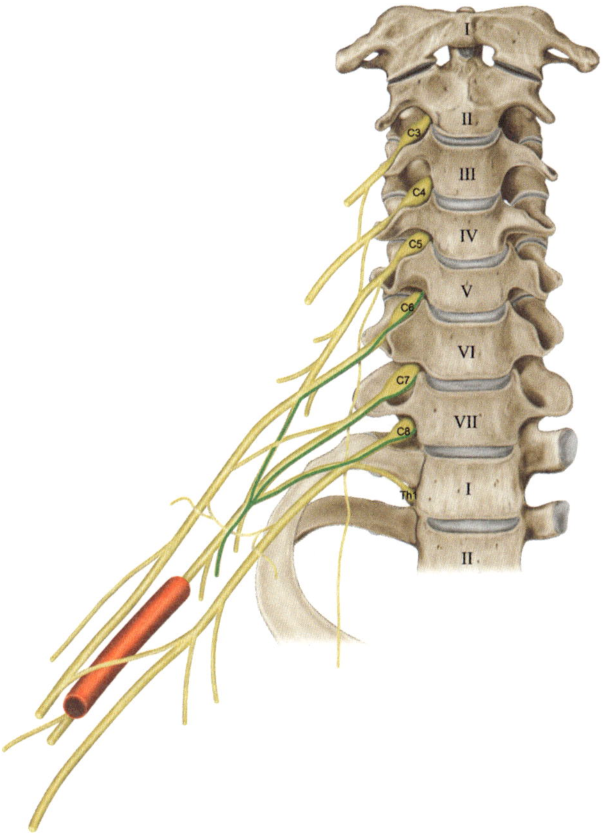

Abb. 8.9 Plexus brachialis mit N. thoracodorsalis aus C6 bis C8 (rechts), Ansicht von ventral.

Aufgabe 2: Beschreiben den Verlauf des N. thoracodorsalis sowie seine motorischen Innervationsgebiete.

N. thoracodorsalis (C6–C8)

Der N. thoracodorsalis enthält Nervenfasern der Rückenmarkssegmente C6 bis C8 und entspringt dem Fasciculus posterior der Pars infraclavicularis des Plexus brachialis. Er verläuft über die Margo lateralis scapulae durch das Bindegewebe der Axilla. Von hier aus läuft er gemeinsam mit den Vasa thoracodorsalia an der lateralen Wand des Thorax an der Innenseite des M. latissimus dorsi, den er innerviert. Zuvor gibt er in seinem Verlauf einen Ast zur Innervation des M. teres major ab.

In Kürze

motorisch: M. latissimus dorsi, M. teres major

Aufgabe 3: Zeichnen Sie den Verlauf des N. thoracodorsalis in ➤ Abb. 8.10 ein.

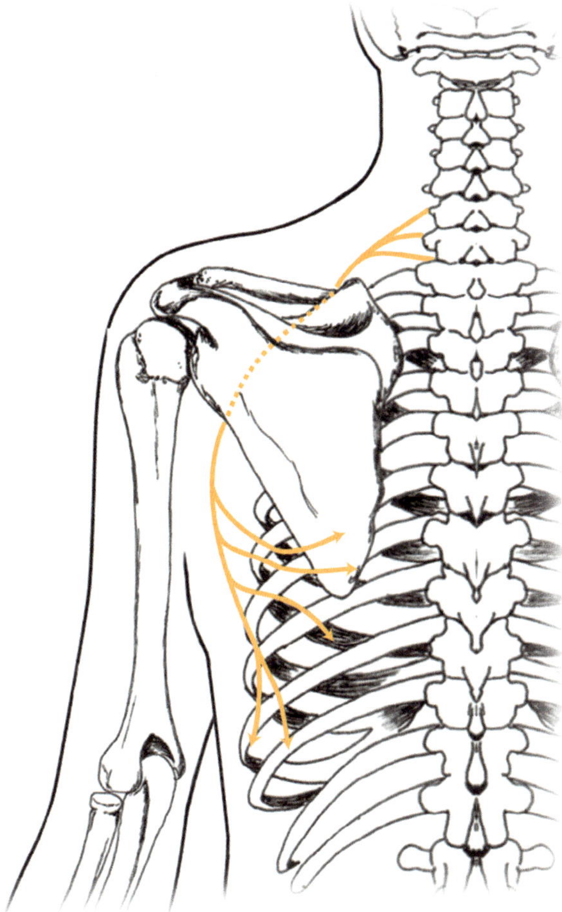

Abb. 8.10 Verlauf des N. thoracodorsalis, obere Extremität (links), Ansicht von dorsal.

Aufgabe 4: Beschreiben Sie die Klinik bei Ausfall des N. thoracodorsalis.

Klinik

Eine isolierte Läsion des N. thoracodorsalis ist aufgrund seiner geschützten Lage selten.

Aufgrund des Funktionsverlustes der von ihm innervierten Mm. latissimus dorsi und teres major resultiert eine Läsion dieses Nervs in einer gestörten Adduktion des retroflektierten Armes. Dadurch können die Arme nicht mehr hinter dem Rücken überkreuzt werden. Die hintere Achselfalte verstreicht infolge der Atrophie des M. latissimus dorsi.

Da die Bewegungseinschränkung in Anbetracht der Größe des M. latissimus dorsi jedoch meist gering ist, wird der N. thoracodorsalis gerne zur autologen Nerventransplantation (beispielsweise zur Wiederherstellung des N. thoracicus longus) verwendet.

8.9 N. axillaris

Aufgabe 1: Nennen Sie die Rückenmarkssegmente, aus deren Nervenfasern sich der N. axillaris zusammensetzt, und zeichnen Sie diese in ➤ Abb. 8.11 ein.

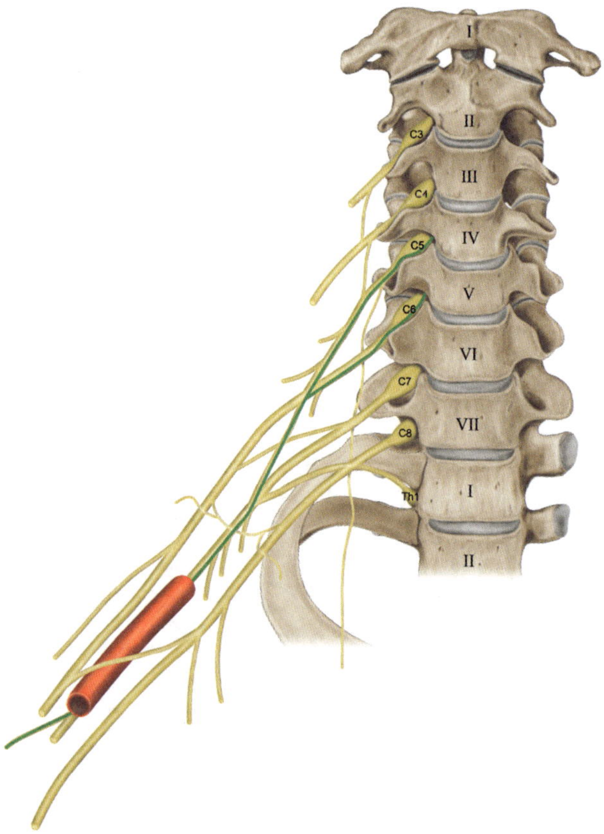

Abb. 8.11 Plexus brachialis mit N. axillaris aus C5 und C6 (rechts), Ansicht von ventral.

Aufgabe 2: Beschreiben Sie die Äste des N. axillaris, deren Verläufe sowie sensorische und motorische Innervationsgebiete.

N. axillaris (C5–C6)

Der N. axillaris enthält Nervenfasern der Divisiones posteriores der Rückenmarkssegmente C5 und C6 und stammt somit vom Fasciculus posterior. Er tritt gemeinsam mit der A. circumflexa humeri posterior durch die laterale Achsellücke nach dorsolateral. Er verläuft in unmittelbarer Nähe der Gelenkkapsel des Schultergelenks und windet sich um das Collum chirurgicum des Humerus. Er gelangt so auf die Dorsalseite des Humerus an die Unterfläche des M. deltoideus bis zu dessen Vorderrand. Rr. musculares innervieren motorisch den M. deltoideus sowie den M. teres minor. Am unteren Hinterrand des M. deltoideus tritt sein sensorischer Endast als N. cutaneus brachii lateralis superior zur Oberfläche, wo er die Außenseite der Schulter sensorisch versorgt. Das Autonomiegebiet des N. axillaris befindet sich an der Spitze des M. deltoideus über dessen Ansatz an der Tuberositas deltoidea.

In Kürze

motorisch: M. deltoideus (Kennmuskel für das Rückenmarkssegment C5), M. teres minor
sensorisch: Areal über dem M. deltoideus und Areal am dorsolateralen Oberarm, Autonomiegebiet: an der Spitze des M. deltoideus

Aufgabe 3: Zeichnen Sie den Verlauf des N. axillaris und seine Äste in ➤ Abb. 8.12 ein.

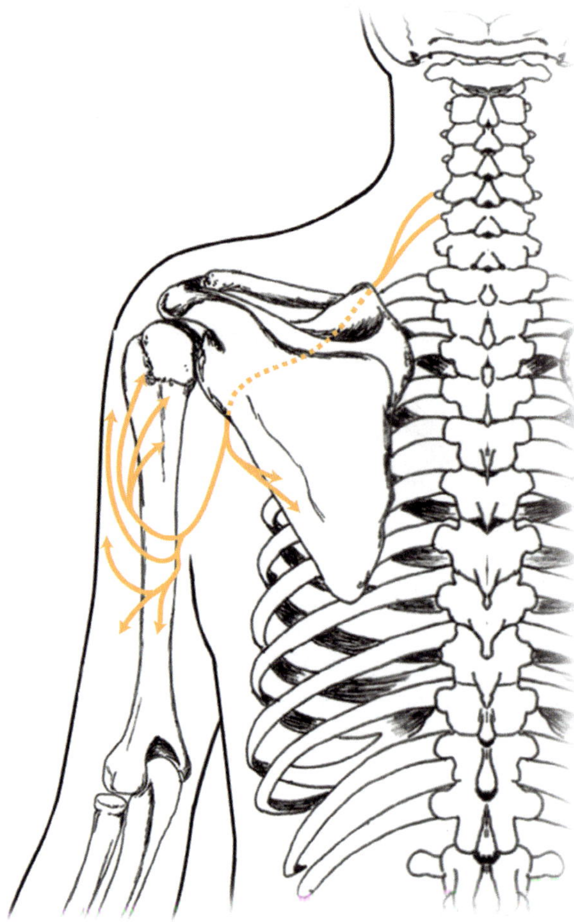

Abb. 8.12 Verlauf und Äste des N. axillaris, obere Extremität (links), Ansicht von dorsal.

Aufgabe 4: Zeichnen Sie das Areal der sensorischen Innervation des N. axillaris in ➤ Abb. 8.13 ein.

Aufgabe 5: Beschreiben Sie die Klinik bei Ausfall des N. axillaris.

Klinik

Der N. axillaris ist aufgrund seines eng benachbarten Verlaufs zum Schultergelenk durch proximale Frakturen des Humerus sowie Schulterluxationen stark gefährdet. Eine Läsion des Nervs resultiert in einer kompletten Lähmung des M. deltoideus (Kennmuskel für das Rückenmarkssegment C5!), wodurch die Abduktion des Arms stark beeinträchtigt ist. Eine länger andauernde Schädigung hat die Atrophie des M. deltoideus zur Folge, die Rundung der Schulter schwindet. Bei Verdacht auf eine Läsion des N. axillaris ist der Nachweis der sensorischen Beeinträchtigung im Autonomiegebiet des N. axillaris von diagnostischer Bedeutung.

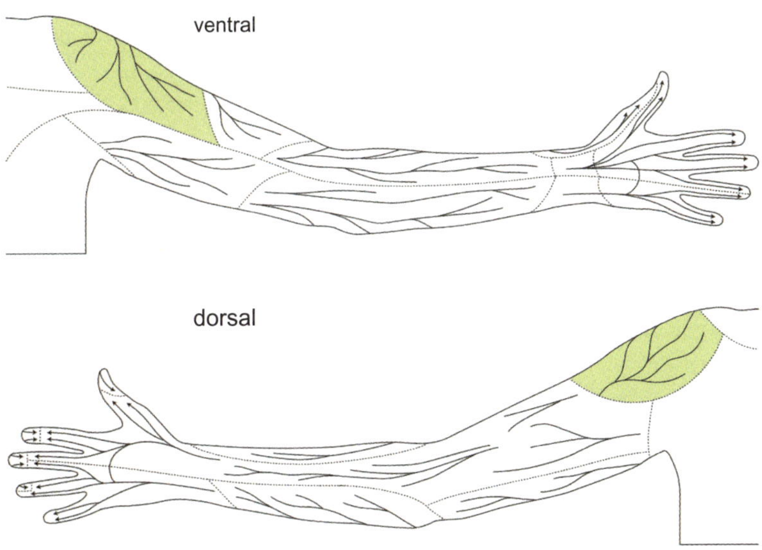

Abb. 8.13 Sensorisches Innervationsgebiet des N. axillaris, obere Extremität (links), Ansicht von ventral und dorsal.

8.10 N. radialis

Aufgabe 1: Nennen Sie die Rückenmarkssegmente, aus deren Nervenfasern sich der N. radialis zusammensetzt, und zeichnen Sie diese in ➤ Abb. 8.14 ein.

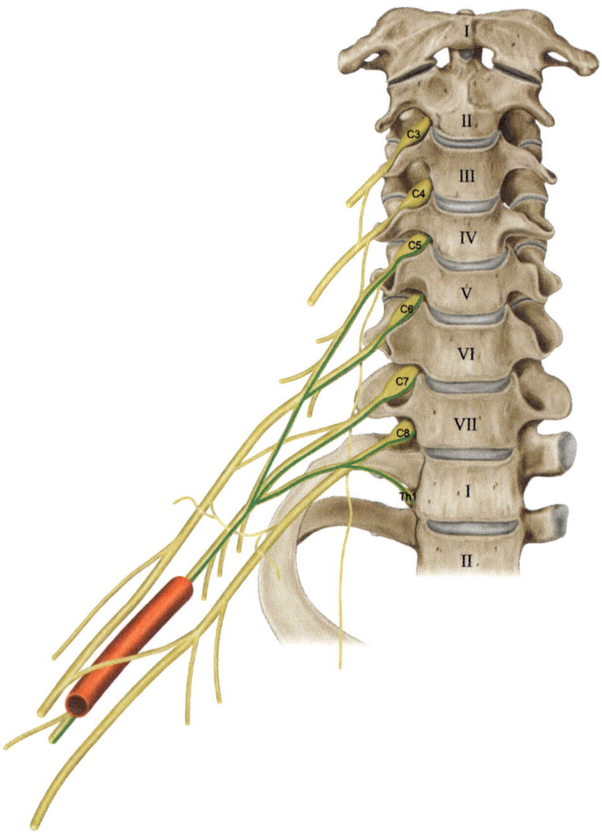

Abb. 8.14 Plexus brachialis mit N. radialis aus C5 bis Th1 (rechts), Ansicht von ventral.

Aufgabe 2: Beschreiben Sie die Äste des N. radialis, deren Verläufe sowie sensorische und motorische Innervationsgebiete.

N. radialis (C5–Th1)

Der N. radialis enthält Nervenfasern der Rückenmarkssegmente C5 bis Th1 und stellt die Fortsetzung des Fasciculus posterior des Plexus brachialis dar.

Er zieht mit der A. profunda brachii durch den Trizeps-Schlitz zwischen Caput longum und Caput laterale des M. triceps brachii auf die Dorsalseite des Humerus. Hier verläuft der Nerv mit der A. profunda brachii im Sulcus nervi radialis direkt dem Knochen aufliegend nach distal und windet sich dabei um den Humerus. Der Sulcus nervi radialis liegt zwischen den Ursprüngen des Caput laterale und des Caput mediale des M. triceps brachii und wird vom Caput laterale zum Canalis nervi radialis vollständig bedeckt. Vor dem Canalis nervi radialis gibt der N. radialis die Rr. musculares zur Innervation des M. triceps brachii und des M. anconeus sowie einen sensorischen N. cutaneus brachii posterior zur sensorischen Versorgung eines bis zum Ellenbogen reichenden Hautareals ab. Im Sulcus nervi radialis gibt der N. radialis die beiden sensorischen N. cutaneus brachii lateralis inferior und N. cutaneus antebrachii posterior ab zur sensorischen Versorgung der Rückseiten von Ober- und Unterarm.

Nach dem Verlassen des Canalis nervi radialis durchstößt der N. radialis gemeinsam mit der A. collateralis radialis das Septum intermusculare brachii laterale und verläuft zwischen dem M. brachialis und M. brachioradialis (Radialis-Tunnel) zur Ellenbeuge (Fossa cubitalis). In seinem Verlauf gibt er Rr. musculares zur Innervation der Muskeln der Radialisgruppe (M. brachioradialis, M. extensor carpi radialis longus, M. extensor carpi radialis brevis) ab.

In der Fossa cubitalis verläuft der N. radialis nach distal, um sich dann proximal der Articulatio humeroradialis in den nahezu rein motorischen R. profundus und den rein sensorischen R. superficialis zu teilen.

Der R. profundus zieht über das Caput radii nach ulnar in die Tiefe und durchbohrt den M. supinator (Supinator-Kanal, Supinator-Tunnel). An der Eintrittsstelle des Nervs in den Supinator-Tunnel bildet die Muskelfaszie des M. supinator eine sichelförmige Faszienverstärkung [FROHSE-FRÄNKEL-Arkade]. Durch den Supinator-Tunnel gelangt der R. profundus auf die Dorsalseite des Unterarms. Noch vor dem Durchtritt gibt er einen R. muscularis zur Innervation des M. supinators ab. Nach dem Verlassen des Supinator-Tunnels gibt der R. profundus weitere Rr. musculares zur Innervation der Mm. extensor digitorum, extensor digiti minimi und extensor carpi ulnaris ab. Der Nervenstamm des R. profundus setzt sich nun als motorischer N. interosseus antebrachii posterior fort, der bis zum proximalen Handgelenk verläuft. Der N. interosseus antebrachii posterior innerviert die Mm. abductor pollicis longus, extensor pollicis brevis, extensor pollicis longus und extensor indicis und läuft in einem sensorischen Endast aus, der die Handgelenke von dorsal innerviert.

Der rein sensorische R. superficialis verläuft gemeinsam mit der A. radialis unter dem ihm als Leitmuskel dienenden M. brachioradialis nach distal. Im distalen Drittel des Unterarms tritt er zwischen Radius und der Sehne des M. brachioradialis hindurch und gelangt so auf die Dorsalseite der Hand. Hier teilt er sich in fünf Nn. digitales dorsales auf, die dorsal an den lateralen Seiten der radialen zweieinhalb Finger (Daumen, Zeigefinger, Mittelfinger) verlaufen und die Rückseiten dieser Finger sowie das Spatium interosseum I (Handrücken zwischen dem Os metacarpi I und II; Autonomiegebiet!) sensorisch versorgen. Das Versorgungsgebiet reicht am zweiten und dritten Finger allerdings nur bis zum Mittelglied, die Endglieder werden hier auf der Dorsalseite vom N. medianus versorgt. Im Bereich der Mittelhand ist in der Regel eine Anastomose (R. communicans) mit dem N. ulnaris ausgeprägt.

In Kürze

motorisch: alle Extensoren des Oberarms und des Unterarms
sensorisch: Haut der Regio brachii posterior, der Regio brachii posterior, der radialen Hälfte des Dorsum manus sowie der Rückseiten der radialen dreieinhalb Finger bis zum Mittelglied

Aufgabe 3: Zeichnen Sie den Verlauf des N. radialis und seine Äste in ➤ Abb. 8.15 und ➤ Abb. 8.16 ein.

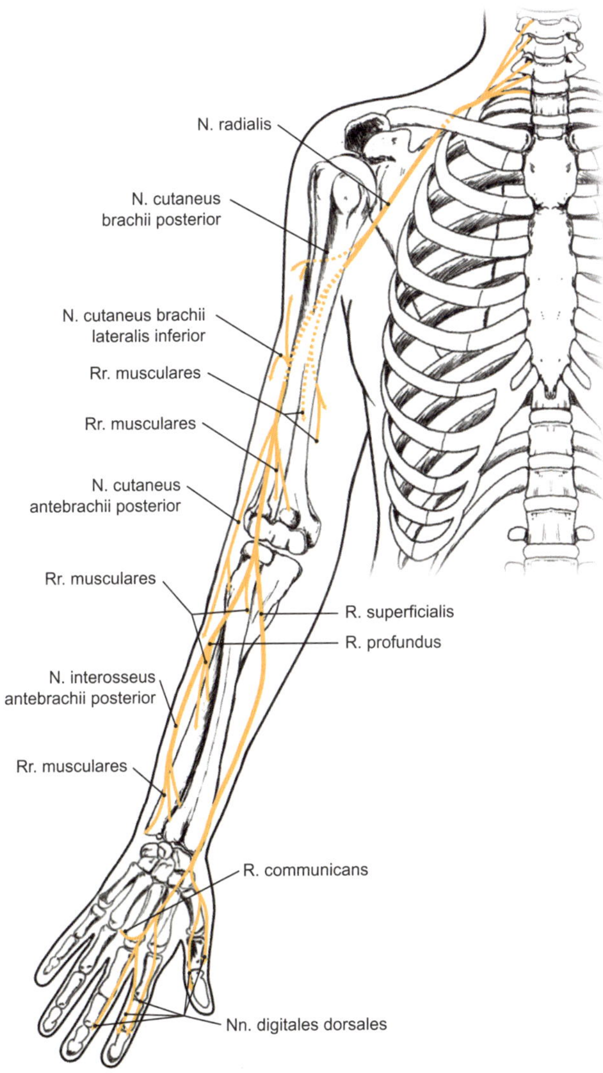

Abb. 8.15 Verlauf und Äste des N. radialis, obere Extremität (rechts), Ansicht von ventral, Arm in Pronationsstellung.

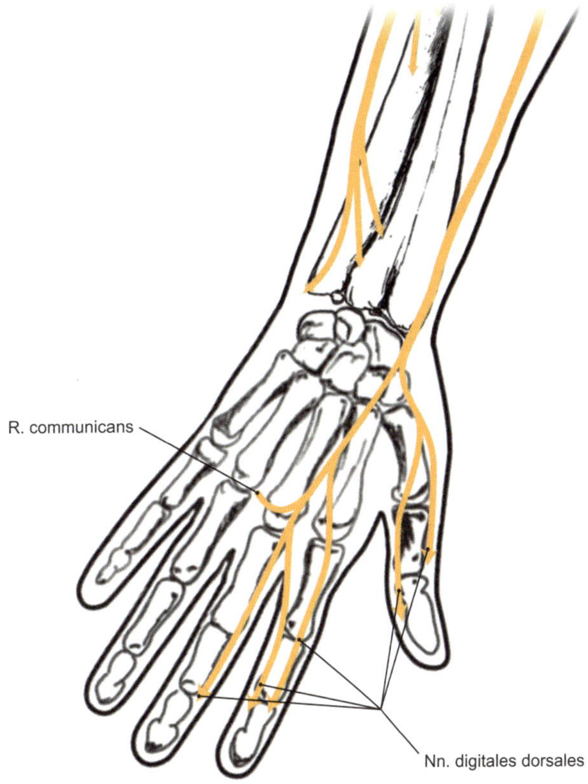

Abb. 8.16 Verlauf und Äste des N. radialis, Hand (rechts), Ansicht von dorsal.

Aufgabe 4: Zeichnen Sie das sensorische Innervationsgebiet des N. radialis in ➤ Abb. 8.17 ein.

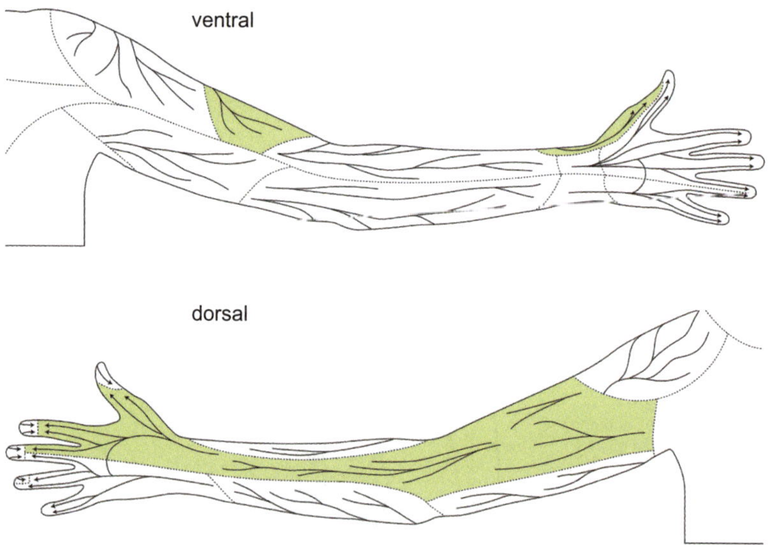

Abb. 8.17 Sensorisches Innervationsgebiet des N. radialis, obere Extremität (links), Ansicht von ventral und dorsal.

Aufgabe 5: Beschreiben Sie die Klinik bei Ausfall des N. radialis.

Klinik

Eine proximale Kompression des N. radialis im Bereich der Axilla (beispielsweise durch Krücken – Krückenlähmung), durch unsachgemäße Lagerung während einer Operation oder durch Auflegen des Arms auf eine harte Unterlage (z. B. Parkbank – Parkbanklähmung) kann zu einer Parese aller vom N. radialis innervierten Muskeln führen, u. a. ist dann die Extension des Unterarms nicht mehr möglich und der Trizepssehnenreflex (normalerweise induzierbar durch einen Schlag auf die Ansatzsehne oberhalb des Olecranons) nicht mehr auslösbar.
Bei Läsionen im Bereich des Humerusschafts (mittlere Läsion) bleibt der Trizepssehnenreflex erhalten, wie auch bei der proximalen Läsion zeigen sich Einschränkungen der Supination bei gestrecktem Ellenbogen durch Ausfall des M. supinator, Einschränkungen der Ulnar- und Radialabduktion durch Ausfall der Mm. extensor carpi ulnaris und extensor carpi radialis longus et brevis. Ein zusätzliches wichtiges Symptom für eine proximale oder mittlere Läsion des N. radialis ist die Fallhand (➤ Abb. 8.18), d. h. die Unfähigkeit zur Dorsalflexion der Hand sowie zur Streckung in den Grund- und Interphalangealgelenken durch Ausfall der Mm. extensor digitorum, extensor digiti minimi, extensor pollicis longus et brevis und M. extensor indicis.
Die Sensorik fällt im Versorgungsgebiet des R. superficialis aus.
Der R. profundus des N. radialis kann bei seinem Eintritt in den Supinatorkanal durch die sehnige Beschaffenheit der FROHSE-FRÄNKEL-Arkade geschädigt werden. Dies resultiert in einer Beeinträchtigung der Streckung der Fingergelenke durch den Ausfall der oberflächlichen und tiefen Extensoren des Unterarms. Die Streckung der Mittel- und Endgelenke der Finger ist durch die Funktion der Mm. lumbricales und der Mm. interossei aber noch in gewissem Maß möglich. Die Extension des Daumens ist nicht mehr möglich. Die Sensorik der Hand bleibt weitgehend intakt, da der R. superficialis nicht geschädigt ist. Es kommt auch nicht zum klinischen Symptom der Fallhand, da die Nervenäste zur Innervation der Mm. extensores carpi radialis bereits vor dem M. supinator abgegeben werden. Die Kraft dieser beiden Muskeln reicht aus, um ein Absinken der Hand gegen die Schwerkraft zu verhindern.
Beachte: Nur wenn die Mm. extensores carpi radialis zusätzlich zu den oberflächlichen und tiefen Extensoren des Unterarms bei einer proximalen Läsion des N. radialis ausfallen, kommt es zum klinischen Bild der Fallhand.
Eine distale Läsion oder Kompression des R. superficialis (WARTENBERG-Syndrom) kann durch eine distale Radiusfraktur entstehen, die im sensorischen Ausfall im ersten Zwischenfingerraum und an der Dorsalseite der radialen zweieinhalb Finger resultiert.

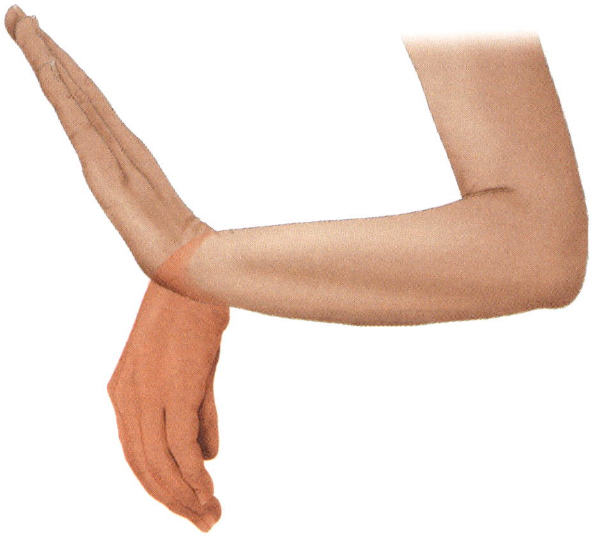

Abb. 8.18 Klinik bei Läsion des N. radialis („Fallhand").

8.11 N. musculocutaneus

Aufgabe 1: Nennen Sie die Rückenmarkssegmente, aus deren Nervenfasern sich der N. musculocutaneus zusammensetzt, und zeichnen Sie diese in ➤ Abb. 8.19 ein.

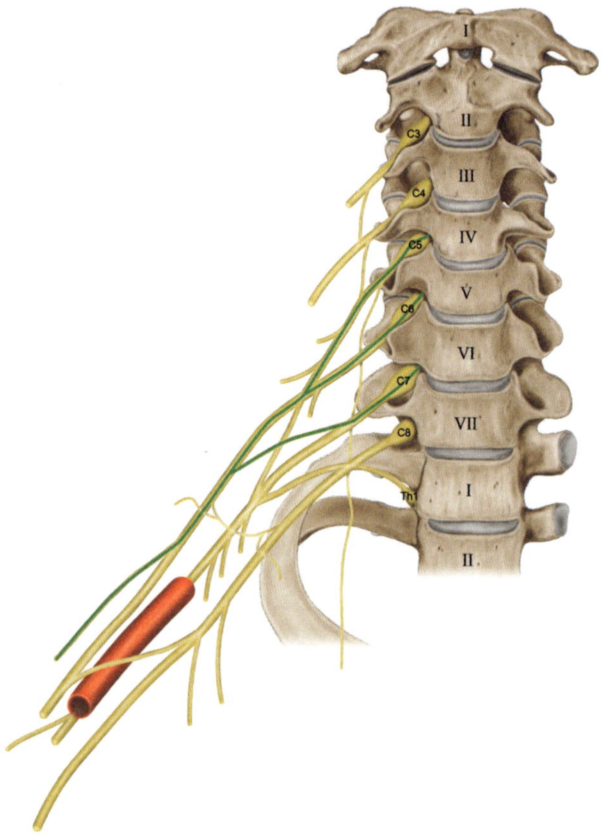

Abb. 8.19 Plexus brachialis mit N. musculocutaneus aus C5 bis C7 (rechts), Ansicht von ventral.

Aufgabe 2: Beschreiben Sie die Äste des N. musculocutaneus, deren Verläufe sowie sensorische und motorische Innervationsgebiete.

N. musculocutaneus (C5–C7)

Der N. musculocutaneus enthält Nervenfasern der Rückenmarkssegmente C5 bis C7 und stellt die direkte Fortsetzung des Fasciculus lateralis des Plexus brachialis dar. Er lässt sich präparatorisch im Gefäß-Nerven-Bündel der Achselhöhle am weitesten lateral auffinden.

Er durchbohrt den M. coracobrachialis (Leitmuskel!) mittig und verläuft am Oberarm zwischen M. biceps brachii und M. brachialis distalwärts. Er gibt in seinem Verlauf motorische Äste zu den drei Flexoren des Oberarms ab: Rr. musculares zur Innervation des M. coracobrachialis (proximaler Ast), des M. biceps brachii und des M. brachialis (distale Äste). Zudem gibt er Rr. articulares zur sensorischen Innervation der Gelenkkapsel des Ellenbogengelenks sowie sensorische Äste zur Versorgung des Periosts der Vorderseite des Humerus ab.

Der N. musculocutaneus setzt sich radial der Sehne des M. biceps brachii in der Fossa cubitalis als rein sensorischer N. cutaneus antebrachii lateralis fort. Er durchbricht die Fascia brachii medial der V. cephalica und verläuft parallel zu dieser am radialen Unterarm bis zur Handwurzel. Seine sensorischen Äste innervieren die radialen Seiten der Fossa cubitalis und des Unterarms bis zum Handgelenk.

In Kürze

motorisch: alle Flexoren des Oberarms (M. coracobrachialis, M. biceps brachii, M. brachialis)
sensorisch: radiale Hälfte der Haut der Regio cubitalis anterior und des radialen Unterarms, Periost der Vorderseite des Humerus, Gelenkkapsel des Ellenbogengelenks

Aufgabe 3: Zeichnen Sie den Verlauf des N. musculocutaneus und seine Äste in ➤ Abb. 8.20 ein.

Aufgabe 4: Zeichnen Sie das Areal der sensorischen Innervation des N. musculocutaneus in ➤ Abb. 8.21 ein.

Aufgabe 5: Beschreiben Sie die Klinik bei Ausfall des N. musculocutaneus.

Klinik

Eine isolierte Läsion des N. musculocutaneus ist selten, er kann jedoch bei Luxationen der Schulter geschädigt werden. Eine Schädigung resultiert in einer (starken) Einschränkung der Beugung im Ellenbogengelenk. Diese kann noch in geringem Maße durch die beugende Wirkung des M. brachioradialis (innerviert vom N. radialis) und der oberflächlichen Beuger des Unterarms (Mm. pronator teres, flexor carpi radialis, flexor carpi ulnaris, flexor digitorum superficialis [innerviert vom N. medianus]) kompensiert werden. Allerdings lässt sich die Beugung am Ellenbogengelenk nur bei gleichzeitiger Pronation des Unterarms ausführen, da die Supinationswirkung des M. biceps brachii fehlt. Der Bizepsreflex ist durch die Lähmung des M. biceps brachii abgeschwächt. Die sensorische Beeinträchtigung kann gering ausfallen, da am Unterarm die sensorischen Innervationsgebiete von N. musculocutaneus, N. medianus und N. radialis überlappen.

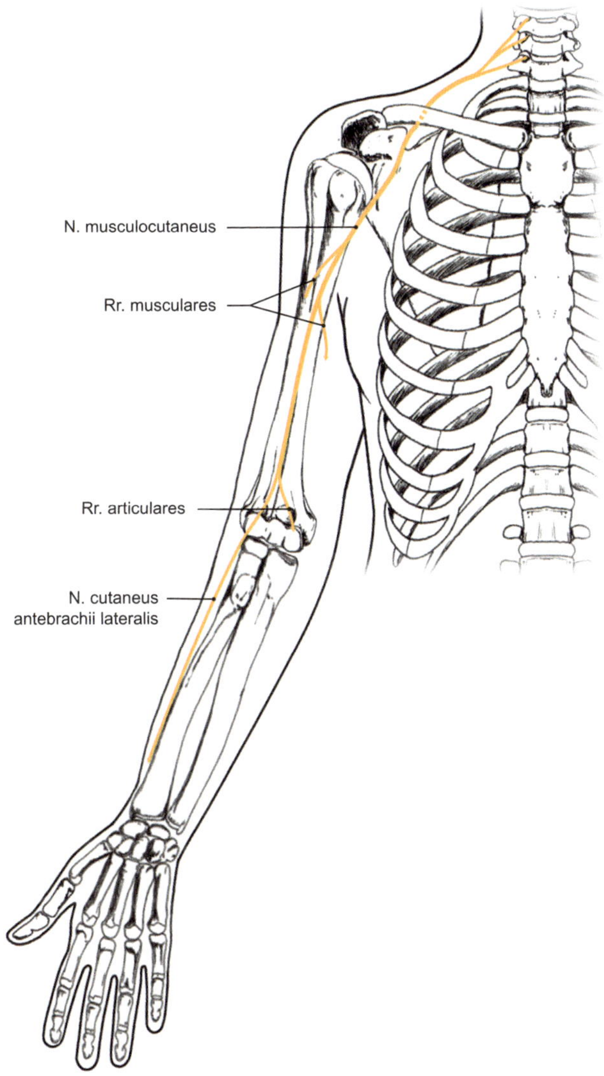

Abb. 8.20 Verlauf und Äste des N. musculocutaneus, obere Extremität (rechts), Ansicht von ventral.

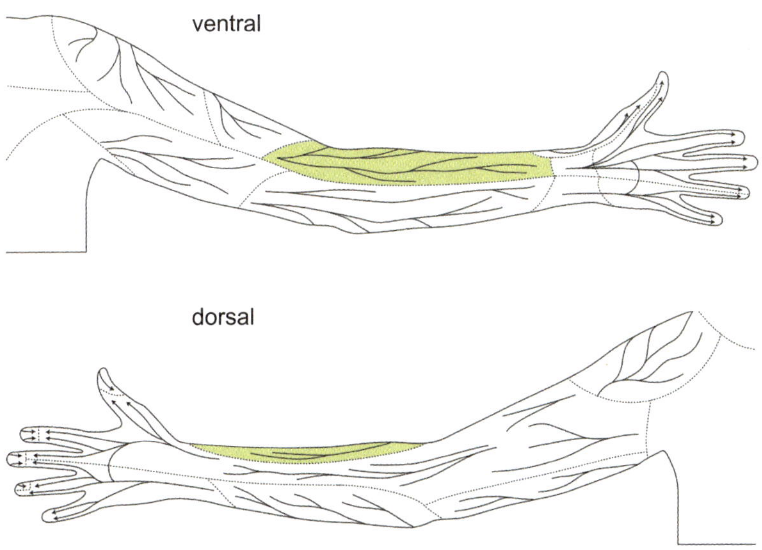

Abb. 8.21 Sensorisches Innervationsgebiet des N. musculocutaneus, obere Extremität (links), Ansicht von ventral und dorsal.

8.12 Nn. pectorales

Aufgabe 1: Nennen Sie die Rückenmarkssegmente, aus deren Nervenfasern sich die Nn. pectorales zusammensetzen, und zeichnen Sie diese in ➤ Abb. 8.22 ein.

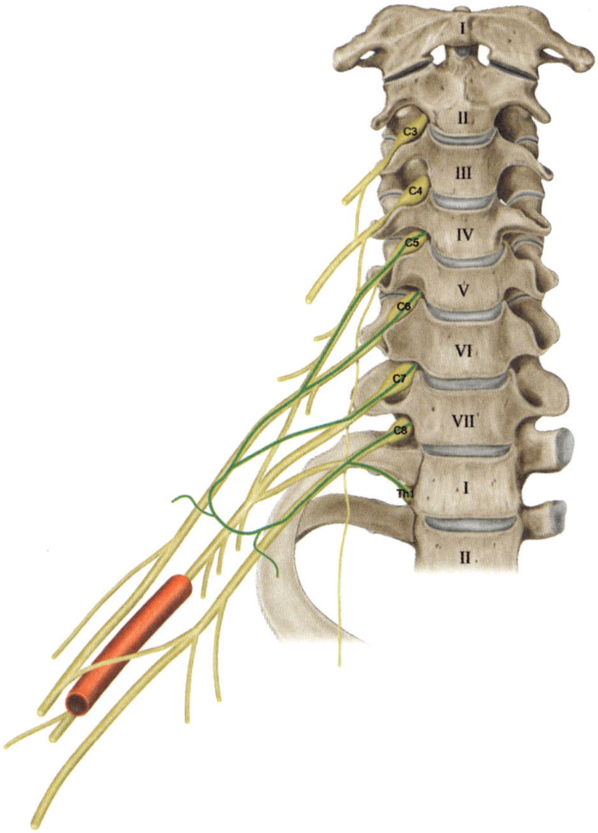

Abb. 8.22 Plexus brachialis mit Nn. pectorales aus C5 bis Th1 (rechts), Ansicht von ventral.

Aufgabe 2: Beschreiben Sie den Verlauf der Nn. pectorales sowie ihre motorischen Innervationsgebiete.

N. pectoralis lateralis (C5–C7) und N. pectoralis medialis (C8–Th1)

Der N. pectoralis lateralis enthält Nervenfasern der Rückenmarkssegmente C5 bis C7 und entspringt dem Fasciculus lateralis der Pars infraclavicularis des Plexus brachialis.

Der N. pectoralis medialis enthält Nervenfasern der Rückenmarkssegmente C8 bis Th1 und entspringt dem Fasciculus medialis der Pars infraclavicularis des Plexus brachialis.

Die Nn. pectorales ziehen meistens vor der A. axillaris nach ventrokaudal zur Vorderwand der Axilla. Sie durchbohren im Bereich des Trigonum deltoideopectorale (Mohrenheim-Grube, Fossa infraclavicularis) die Fascia clavipectoralis und verlaufen dann im Bindegewebe zwischen den Mm. pectoralis major und minor, um diese über Rr. musculares zu innervieren.

In Kürze

motorisch: M. pectoralis major, M. pectoralis minor

Aufgabe 3: Zeichnen Sie den Verlauf der Nn. pectorales in ➤ Abb. 8.23 ein.

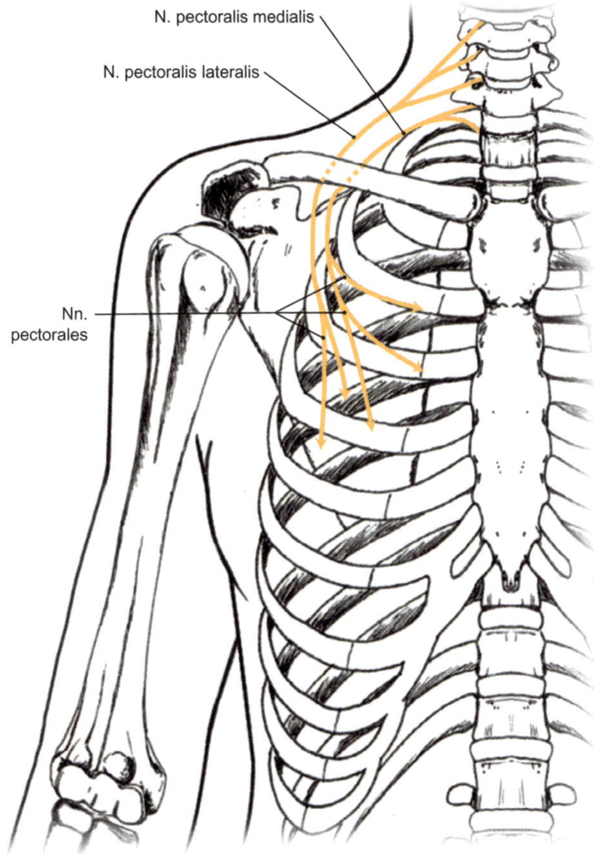

Abb. 8.23 Verlauf der Nn. pectorales, obere Extremität (rechts), Ansicht von ventral.

Aufgabe 4: Beschreiben Sie die Klinik bei Ausfall der Nn. pectorales.

Klinik

Eine Läsion der Nn. pectorales kann infolge von Operationen im Brust- oder Axillarbereich auftreten. Die Läsion resultiert im Funktionsverlust und Atrophie der Mm. pectorales major und minor. Aufgrund der starken Beeinträchtigung der Adduktion und Anteversion im Schultergelenk können die Arme nicht mehr vor dem Rumpf überkreuzt werden. Durch die Atrophie des M. pectoralis major kann die vordere Achselfalte verstreichen.

8.13 N. medianus

Aufgabe 1: Nennen Sie die Rückenmarkssegmente, aus deren Nervenfasern sich der N. medianus zusammensetzt, und zeichnen Sie diese in ➤ Abb. 8.24 ein.

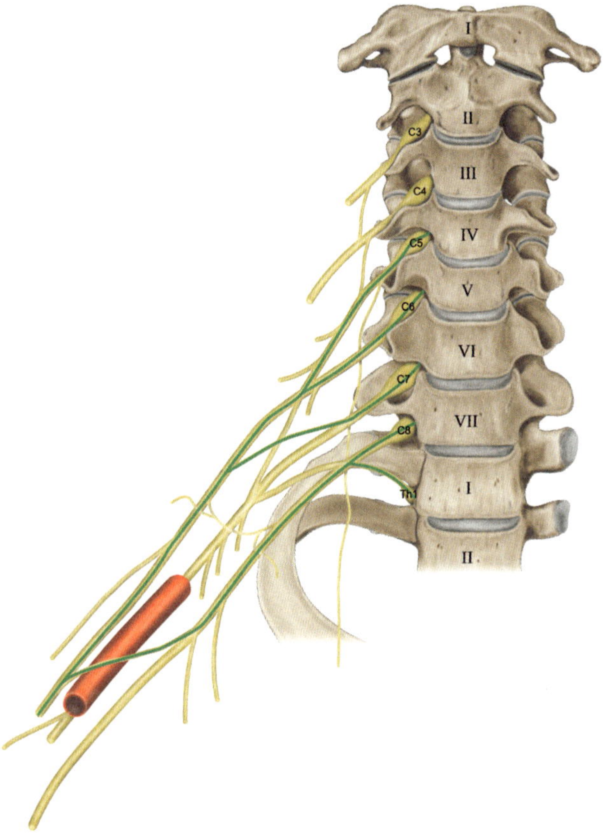

Abb. 8.24 Plexus brachialis mit N. medianus aus C6 bis Th1 (rechts), Ansicht von ventral.

Aufgabe 2: Beschreiben Sie die Äste des N. medianus, deren Verläufe sowie die sensorischen und motorischen Innervationsgebiete.

N. medianus (C6–Th1)

Der N. medianus enthält Nervenfasern der Rückenmarkssegmente C6 bis Th1. Er bildet sich aus der Vereinigung der Radix medialis des Fasciculus medialis und der Radix lateralis des Fasciculus lateralis. Diese umschlingen ventralseitig als sogenannte Medianusgabel die A. axillaris. Der N. medianus verläuft am Oberarm ohne Abgabe von Ästen im Sulcus bicipitalis medialis mit der A. brachialis nach distal. Er überkreuzt die A. brachialis von lateral nach medial. Er zieht unter der Aponeurosis musculi bicipitis brachii (Lacertus fibrosus) hindurch in die Ellenbeuge, tritt zwischen den beiden Köpfen des M. pronator teres (Caput humerale, Caput ulnare) hindurch und verläuft dann am Unterarm zwischen den Mm. flexores digitorum superficialis und profundus hindurch zum Handgelenk. In seinem Verlauf gibt er folgende Äste ab:

- Rr. musculares zur Innervation des M. pronator teres, M. flexor carpi radialis, M. flexor digitorum superficialis und des M. palmaris longus
- N. interosseus antebrachii anterior: Er begleitet die A. interossea anterior auf der Membrana interossea antebrachii zwischen dem M. flexor pollicis longus und dem M. flexor digitorum profundus bis zum M. pronator quadratus. Er innerviert diese drei Muskeln mit Ausnahme der beiden ulnaren Bäuche des M. flexor digitorum profundus.
- R. palmaris; dieser sensorische Ast innerviert den Daumenballen und die Radialseite der Hohlhand.

Der N. medianus zieht dann weiter durch den Karpaltunnel (Canalis carpi, gebildet durch die Ossa carpi und das Retinaculum musculorum flexorum) in die Hohlhand (Palma manus). Nach seinem Austritt spaltet sich der N. medianus in einen radialen und einen ulnaren Ast. Der radiale Ast gibt die Rr. musculares zur motorischen Innervation des M. abductor pollicis brevis, M. opponens pollicis und des Caput superficiale des M. flexor pollicis brevis des Thenars und der Mm. lumbricales I und II ab. Der radiale Ast bildet den N. digitalis palmaris communis I. Der ulnare Ast bildet die Nn. digitales palmares communes II und III.

Die Nn. digitales palmares communes teilen sich in ihrem weiteren Verlauf in die Nn. digitales palmares proprii. Der kurze N. digitalis palmaris communis I gibt Äste für den Daumen und die Radialseite des Zeigefingers ab. Auf Höhe des Arcus palmaris superficialis teilen sich die Nn. digitales communes II und III in zwei jeweils gegenüberliegende Nerven der benachbarten Finger. Diese verlaufen palmar zu den Aa. digitales palmares proprii im Fettgewebe der Fingeraußenseiten.

Die Nn. digitales palmares communes innervieren sensorisch die Palmarseite des Daumens, des Zeige- und des Mittelfingers sowie die radiale Hälfte des Ringfingers (palmare Anteile der 3½ Finger). Auf der dorsalen Seite der Hand innervieren sie sensorisch die distalen Abschnitte der Finger I–III sowie die radiale Hälfte des Ringfingers. Motorisch innervieren die Nn. digitales palmares communes den M. abductor pollicis brevis, M. opponens pollicis und das Caput superficiale des M. flexor pollicis brevis des Thenars und die Mm. lumbricales I und II.

Das Autonomiegebiet des N. medianus umfasst die distalen Phalangen (Endglieder) von Zeige- und Mittelfinger.

In Kürze

motorisch: die meisten Flexoren des Unterarms einschließlich des M. pronator teres, M. flexor carpi radialis, M. flexor digitorum superficialis und des M. palmaris longus. Als N. interosseus antebrachii anterior innerviert er den M. flexor pollicis longus, M. pronator quadratus und die beiden radialen Bäuche des M. flexor digitorum profundus. Die Nn. digitales palmares communes innervieren den M. abductor pollicis brevis, M. opponens pollicis und das Caput superficiale des M. flexor pollicis brevis des Thenars und die Mm. lumbricales I und II.

sensorisch: Palmarseite der Hand: Daumen, Zeige- und Mittelfinger, radiale Hälfte des Ringfingers (palmare Anteile der 3½ Finger). Dorsalseite der Hand: distale Abschnitte der Finger I–III, radiale Hälfte des Ringfingers

Aufgabe 3: Zeichnen Sie den Verlauf des N. medianus und seine Äste in ➤ Abb. 8.25 und ➤ Abb. 8.26 ein.

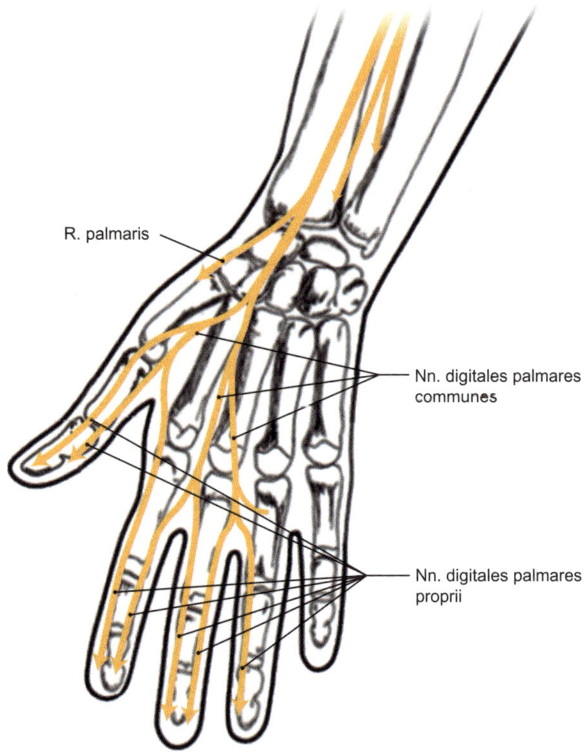

Abb. 8.26 Verlauf und Äste des N. medianus, Hand (rechts), Ansicht von palmar.

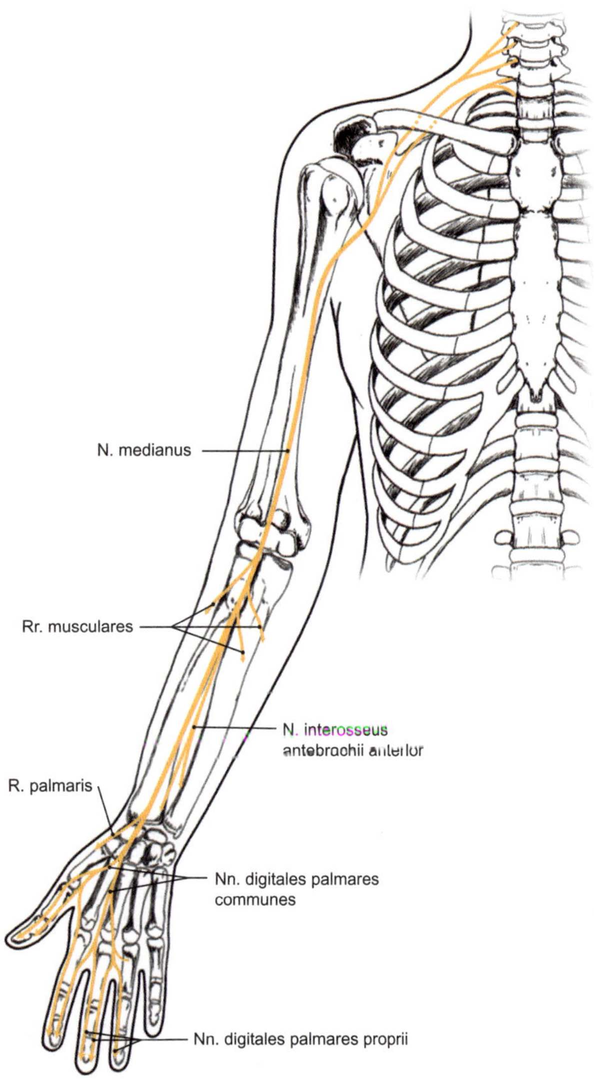

Abb. 8.25 Verlauf und Äste des N. medianus, obere Extremität (rechts), Ansicht von ventral.

Aufgabe 4: Zeichnen Sie das Areal der sensorischen Innervation des N. medianus in ➤ Abb. 8.27 ein.

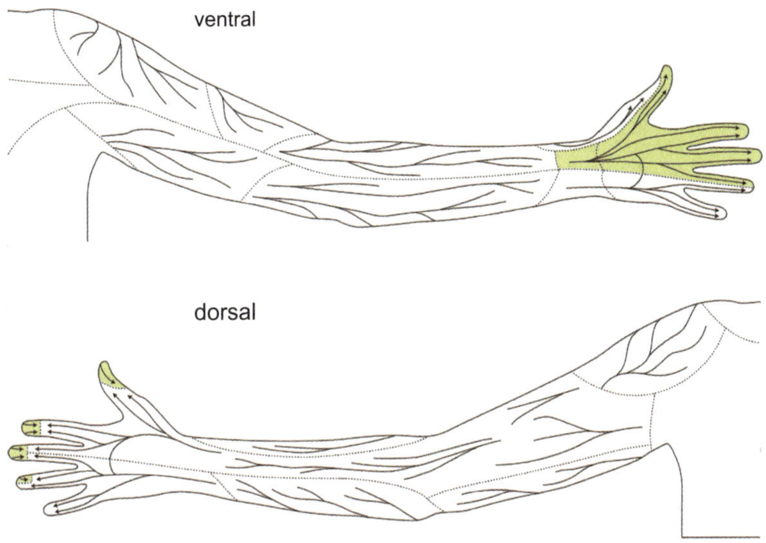

Abb. 8.27 Sensorisches Innervationsgebiet des N. medianus, obere Extremität (links), Ansicht von ventral und dorsal.

Aufgabe 5: Beschreiben Sie die Klinik bei Ausfall des N. medianus unter Beachtung der Lokalisation der Läsion.

Klinik

Beim N. medianus wird klinisch eine *proximale* von einer *distalen* Läsion unterschieden.

Proximale Läsion

Bei einer proximalen Läsion liegt eine Schädigung des N. medianus im Bereich des Oberarms (häufig durch Frakturen sowie Schnittverletzungen) oder in der Ellenbeuge vor (distale Humerusfrakturen, Kompression).

Bei dem Versuch, die Hand zur Faust zu schließen, kommt es zum Bild der **Schwurhand** durch den Ausfall des M. flexor digitorum superficialis und der radialen Anteile des M. flexor digitorum profundus (➤ Abb. 8.28). Die Finger IV und V können noch partiell gebeugt werden, da die ulnaren Anteile des M. flexor digitorum profundus vom N. ulnaris innerviert werden.

Negative Daumen-Kleinfinger-Probe: Daumen- und Kleinfingerkuppe können nicht mehr aktiv zusammengeführt werden durch den Ausfall des M. opponens pollicis (➤ Abb. 8.31).

Der Daumen steht durch das Überwiegen des vom N. ulnaris innervierten M. adductor pollicis in Adduktionsstellung (**Affenhand,** ➤ Abb. 8.29).

Durch den Ausfall des M. abductor pollicis brevis kann der Hals einer Flasche nicht mehr vollständig umfasst werden (**Flaschenzeichen,** ➤ Abb. 8.30).

Atrophie der Unterarmflexoren und der Thenarmuskulatur im weiteren Verlauf der Läsion.

Sensorische Störungen auf der Palmarseite der radialen 3½ Finger, insbesondere an den Endgliedern von Zeige- und Mittelfinger (Autonomiegebiet!).

Distale Läsion

Bei einer distalen Läsion liegt eine Schädigung des N. medianus distal der Ellenbeuge vor. Am häufigsten tritt eine Kompression des N. medianus im Karpaltunnel (Canalis carpi) auf, die als Karpaltunnelsyndrom bezeichnet wird. Die Kompression geht mit Parästhesien im Bereich des sensorischen Versorgungsgebietes einher und kann bei längerem Persistieren eine Atrophie der vom N. medianus innervierten Muskeln des Thenars zur Folge haben. Zudem zeigen sich wie bei der proximalen Läsion das positive Flaschenzeichen, die Affenhand und die negative Daumen-Kleinfinger-Probe. Es tritt KEINE Schwurhand auf, da die Rr. musculares zur Innervation der langen Flexoren bereits vor dem Karpaltunnel abgegeben werden.

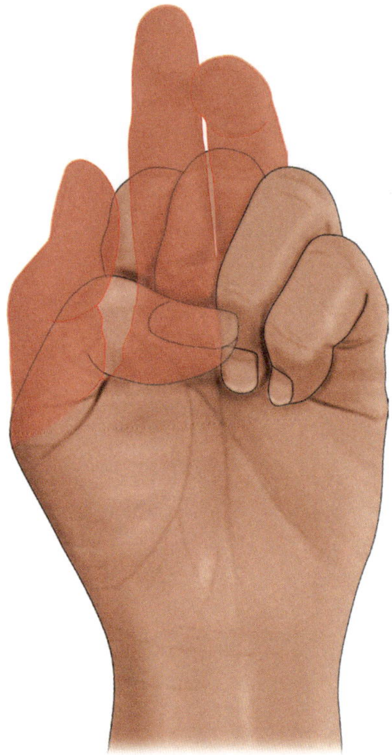

Abb. 8.28 Klinik bei proximaler Läsion des N. medianus: „Schwurhand".

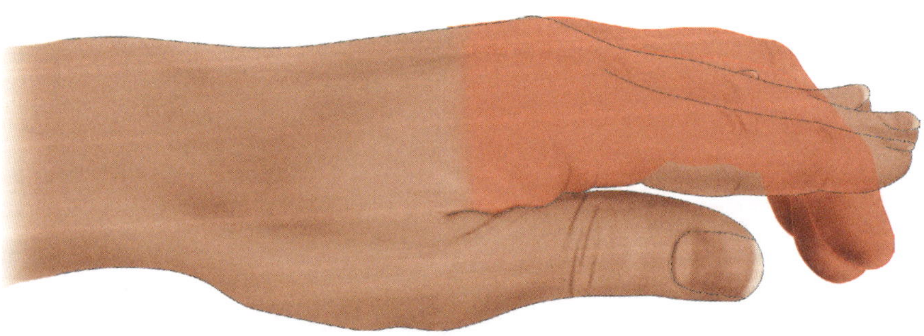

Abb. 8.29 Klinik bei proximaler Läsion des N. medianus: „Affenhand".

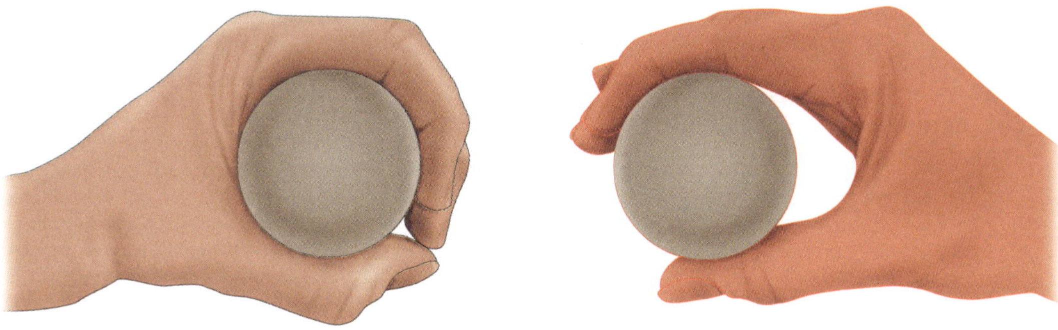

Abb. 8.30 Klinik bei proximaler Läsion des N. medianus: „Flaschenzeichen".

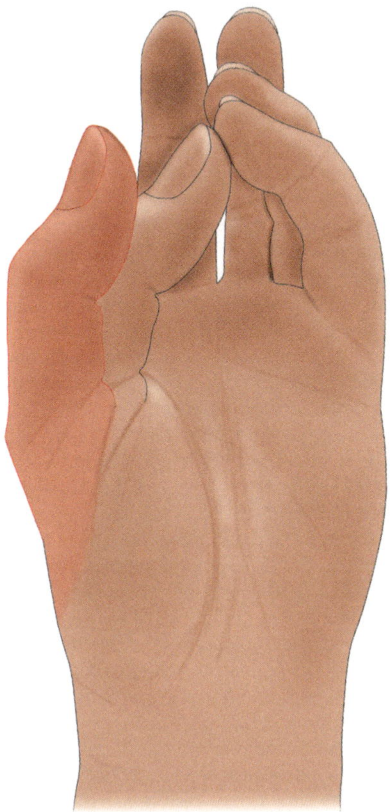

Abb. 8.31 Klinik bei proximaler Läsion des N. medianus: „Negative Daumen-Kleinfinger-Probe".

8.14 N. ulnaris

Aufgabe 1: Nennen Sie die Rückenmarkssegmente, aus deren Nervenfasern sich der N. ulnaris zusammensetzt, und zeichnen Sie diese in ➤ Abb. 8.32 ein.

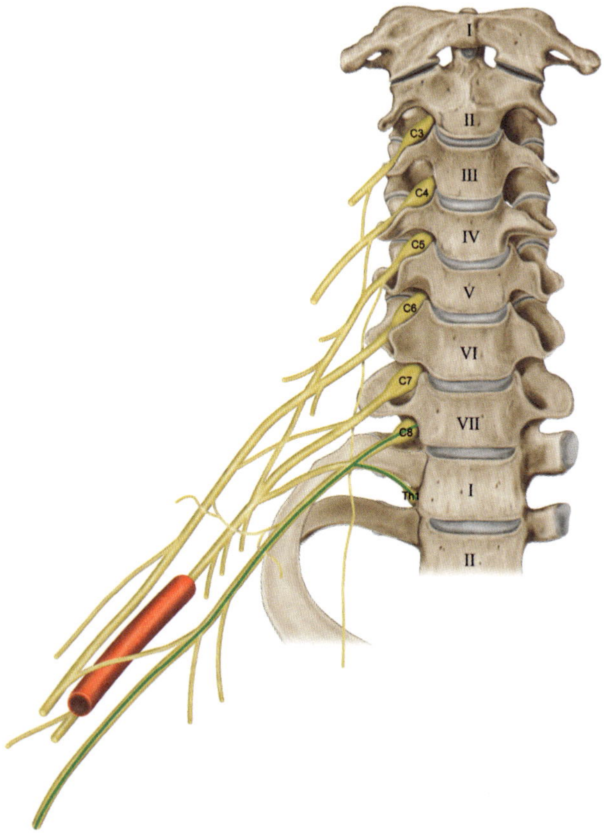

Abb. 8.32 Plexus brachialis mit N. ulnaris aus C8 bis Th1 (rechts), Ansicht von ventral.

Aufgabe 2: Beschreiben Sie die Äste des N. ulnaris, deren Verläufe sowie sensorische und motorische Innervationsgebiete.

N. ulnaris (C8–Th1)

Der N. ulnaris enthält Nervenfasern der Rückenmarkssegmente C8 und Th1 und stammt somit aus dem Fasciculus medialis. Er verläuft medial der A. axillaris in der Achselhöhle und zieht dann am Oberarm im Sulcus bicipitalis medialis gemeinsam mit der A. brachialis, den Vv. brachiales, dem N. medianus und dem N. cutaneus antebrachii medialis nach distal. Proximal der Mitte des Oberarms verlässt er in Begleitung der A. collateralis ulnaris superior das Gefäß-Nerven-Bündel und zieht nach dorsal. Er durchbricht das Septum intermusculare brachii mediale und gelangt so in die Loge der Extensoren. Hier verläuft er in einer Rinne des Caput mediale des M. triceps brachii und zieht zur Regio cubitalis posterior. Hier zieht er, dem Knochen unmittelbar aufliegend und nur von der Fascia brachii bedeckt (Druckpunkt des N. ulnaris!), zwischen Olecranon und Epicondylus medialis humeri im Sulcus nervi ulnaris des Humerus. Er tritt aus dem Sulcus nervi ulnaris unter dem Sehnenbogen zwischen dem humeralen und ulnaren Kopf des M. flexor carpi ulnaris durch und zieht so wieder in die Loge der Flexoren. Hier gibt er zunächst einen R. articularis cubiti zum Ellenbogengelenk und zum Periost des Epicondylus medialis ab. Anschließend verläuft er unterhalb des M. flexor carpi ulnaris (Leitmuskel!) nach distal zur Handwurzel und gibt hier die Rr. musculares zur Innervation des M. flexor carpi ulnaris und der ulnaren Hälfte des M. flexor digitorum profundus ab. Ab der Mitte des Unterarms wird er dabei in seinem Verlauf von der A. ulnaris begleitet. Im distalen Drittel des Unterarms entsendet der N. ulnaris den sensorischen R. dorsalis nervi ulnaris, der sich unter dem M. flexor carpi ulnaris um die Ulna windet und dann zum Handrücken zieht. Hier innerviert er über fünf Nn. digitales dorsales die Rückseite der 2½ ulnaren Finger (Beachte: Die Endglieder werden vom N. medianus innerviert). Der Hauptstamm des N. ulnaris zieht mit der A. ulnaris zur Handwurzel. Proximal der Handwurzel gibt er den sensorischen R. palmaris nervi ulnaris zur Innervation der Haut über dem Ballen des Hypothenars ab. Anschließend verlaufen N. ulnaris und A. ulnaris durch die GUYON-Loge. Diese wird ulnar durch das Os pisiforme, radial durch den Hamulus ossis hamati, dorsal vom ulnaren Rand des Retinaculum flexorum und dem Lig. pisohamatum sowie palmar vom tiefen Blatt des Lig. carpi palmare und dem M. palmaris brevis begrenzt.

In der GUYON-Loge teilt sich der N. ulnaris in den gemischten R. superficialis und den überwiegend motorischen R. profundus. Der R. superficialis verläuft in der Hohlhand entlang der ulnaren Seite des Arcus palmaris superficialis über die Basis des Hypothenars und entsendet einen R. muscularis zur Innervation des M. palmaris brevis. Anschließend teilt sich der nun rein sensorische R. superficialis in einen N. digitalis palmaris proprius (Innervation der ulnaren Seite des Hypothenars der Hohlhand) sowie einen N. digitalis palmaris communis, aus dem zwei Nn. digitales palmares proprii (Innervation der radialen Seite des Hypothenars und der ulnaren Seite des Ringfingers der Hohlhand) hervorgehen. Somit innerviert er die Palmarseite der ulnaren 1½ Finger sensorisch.

Der R. profundus entsendet sensorische Äste zum Handgelenk und den Karpometakarpalgelenken. Danach tritt der nun rein motorische R. profundus durch die Basis des Hypothenars in die Tiefe der Hohlhand und verläuft dort bogenförmig mit dem Arcus palmaris profundus auf den Mittelhandknochen und den Mm. interossei. Er entsendet Rr. musculares zur Innervation der gesamten Muskulatur des Hypothenars, aller Mm. interossei und der beiden ulnaren Mm. lumbricales. Der R. profundus zieht zwischen Caput obliquum und Caput transversum des M. adductor pollicis und entsendet Rr. musulares zur Innervation des M. adductor pollicis und des Caput profundum des M. flexor pollicis brevis.

Das Autonomiegebiet des N. ulnaris umfasst das Endglied des Kleinfingers.

In Kürze

motorisch: ulnare Flexoren des Unterarms, M. palmaris brevis, ulnare Hälfte des M. flexor digitorum profundus, M. adductor pollicis, Caput profundum des M. flexor pollicis brevis, Muskulatur des Hypothenars, sämtliche Mm. interossei, ulnare Mm. lumbricales
sensorisch: Haut der Streckseite der 4. und 5. Finger sowie der ulnaren Hälfte des 3. Fingers, dabei reichen die Hautareale des 3. und 4. Fingers nur bis zum Mittelgelenk, dorsale Seite der Hand bis zur ulnaren Hälfte des Mittelfingers (Nn. digitales dorsales); Haut des Kleinfingerballens und der ulnaren Fläche der Hohlhand (R. palmaris n. ulnaris); Haut der Beugeseite des restlichen Kleinfingerballen und der ulnaren Seite des Ringfingers (Nn. digitales palmares proprii)

Aufgabe 3: Zeichnen Sie den Verlauf des N. ulnaris und dessen Äste in ➤ Abb. 8.33 und ➤ Abb. 8.34 ein.

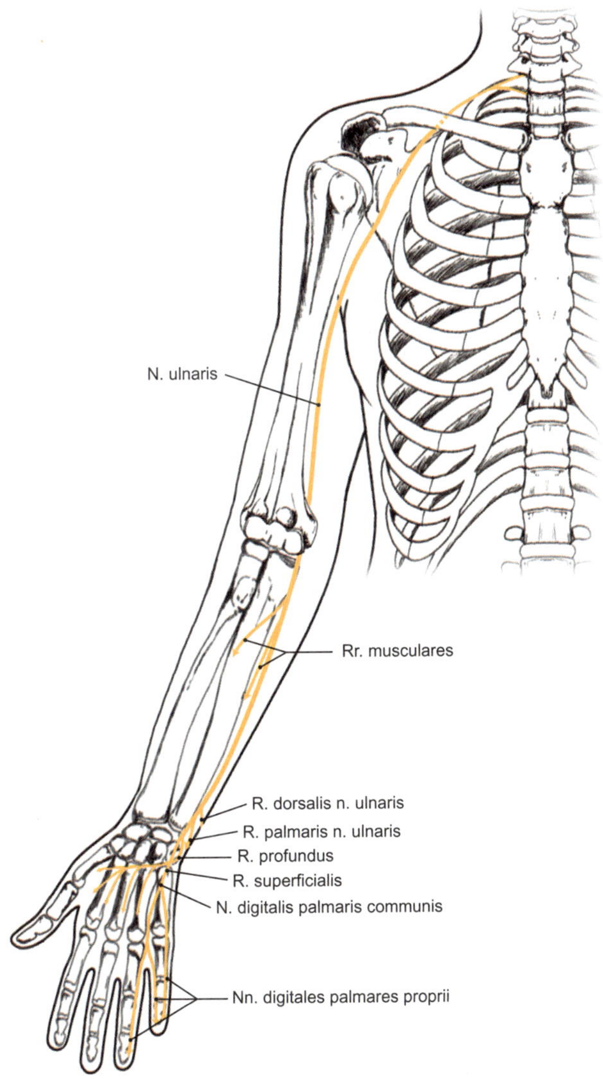

Abb. 8.33 Verlauf und Äste des N. ulnaris, obere Extremität (rechts), Ansicht von ventral.

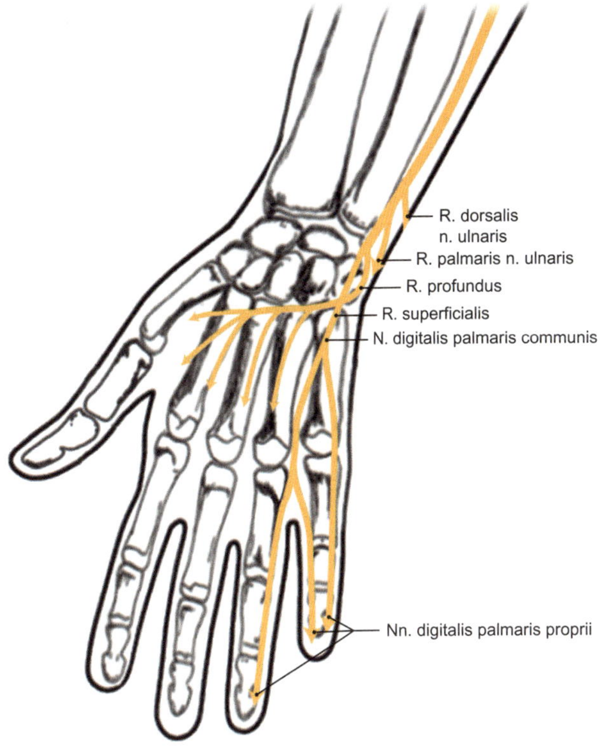

Abb. 8.34 Verlauf und Äste des N. ulnaris, Hand (rechts), Ansicht von palmar.

Aufgabe 4: Zeichnen Sie das Areal der sensorischen Innervation des N. ulnaris in ➤ Abb. 8.35 ein.

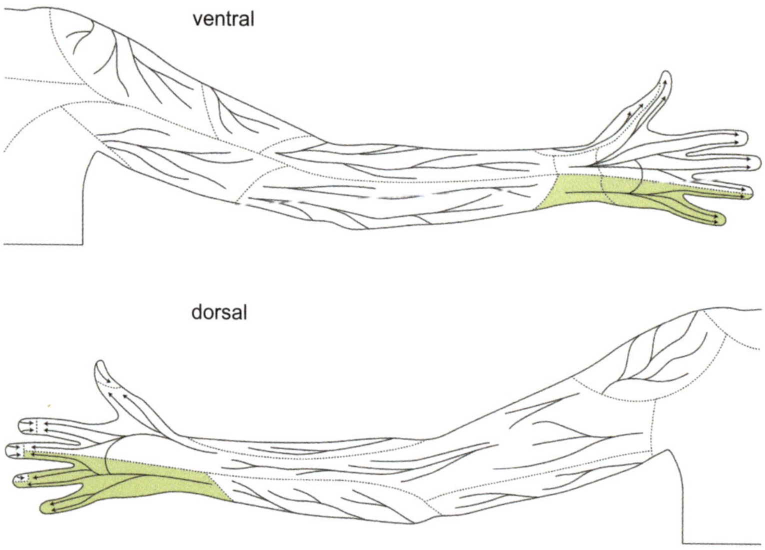

Abb. 8.35 Sensorisches Innervationsgebiet des N. ulnaris, obere Extremität (links), Ansicht von ventral und dorsal.

Aufgabe 5: Beschreiben Sie die Klinik bei Ausfall des N. ulnaris.

Klinik

Der N. ulnaris kann im Sulcus nervi ulnaris zwischen Olecranon und Epicondylus medialis humeri (umgangssprachlich als „Musikantenknochen" oder „Elektrisierknochen" bezeichnet) aufgrund seiner sehr oberflächlichen Lage leicht durch einen Schlag oder Druck gereizt werden. Dadurch kann ein kurzfristiger, gegen den ulnaren Handrand ausstrahlender, elektrisierender Schmerz ausgelöst werden. Im Bereich des Sulcus nervi ulnaris kann der Nerv durch Fraktur des Epicondylus medialis traumatisch auch dauerhaft geschädigt werden (proximale Läsion). Chronische Druckbelastungen im Bereich der GUYON-Loge führen zur distalen Läsion. Charakteristisch für beide Läsionen ist das Erscheinungsbild der Krallenhand (➤ Abb. 8.36), die durch die Überstreckung der Finger in den Grundgelenken und die gleichzeitige Flexion der Mittel- und Endgelenke gekennzeichnet ist (durch den Ausfall der Mm. interossei und der ulnaren Köpfe der Mm. lumbricales). Bei fortgeschrittener Parese kommt es zur Atrophie der Hypothenarmuskulatur und der Mm. interossei. Die Daumen-Kleinfinger-Probe ist durch den Ausfall des M. opponens digiti minimi und des M. adductor pollicis negativ (➤ Abb. 8.37). Beim Faustsschluss zeigt sich eine Beugeschwäche des Ring- und des Kleinfingers (➤ Abb. 8.38). Durch den Ausfall des M. adductor pollicis ist es nicht mehr möglich, ein Blatt Papier zwischen Daumen und Zeigefinger zu halten, dies wird durch starke Flexion des Daumenendglieds kompensiert (FROMENT-Zeichen). Die sensorischen Ausfälle sind an der palmaren ulnaren Seite des Ringfingers und des Hypothenars zu verzeichnen.

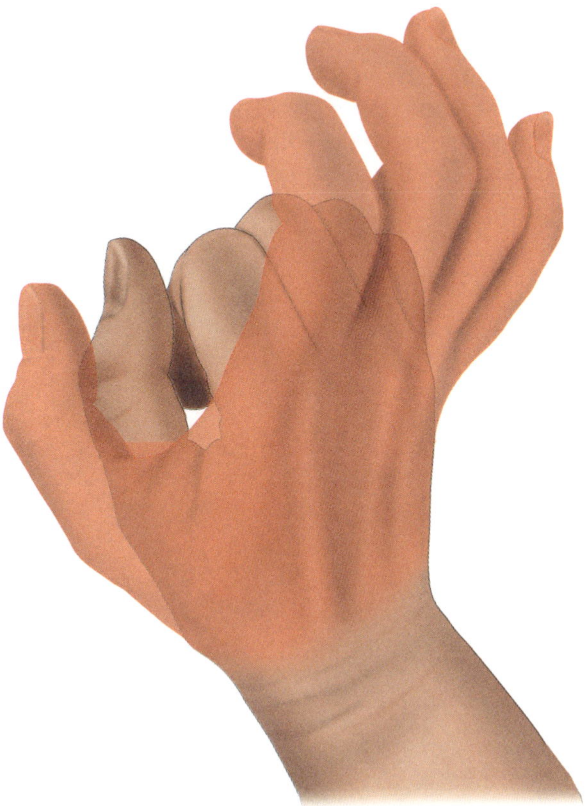

Abb. 8.36 Klinik bei Läsion des N. ulnaris: „Krallenhand".

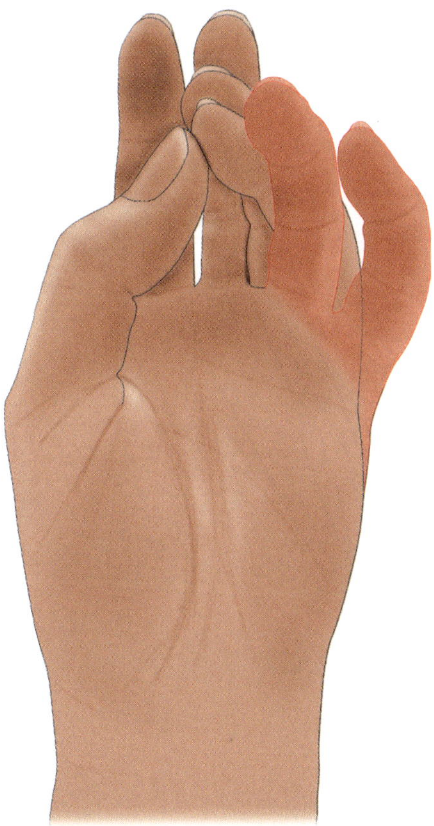

Abb. 8.37 Klinik bei Läsion des N. ulnaris: „Negative Daumen-Kleinfinger-Probe".

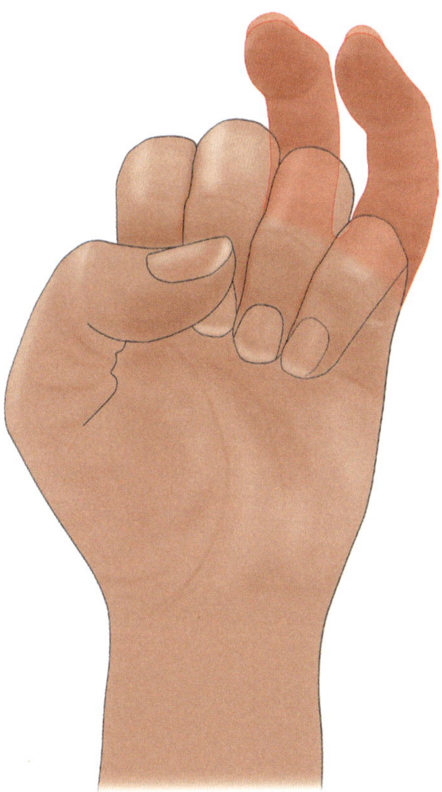

Abb. 8.38 Klinik bei Läsion des N. ulnaris: geschwächter ellenseitiger Faustschluss.

8.15 N. cutaneus brachii medialis

Aufgabe 1: Nennen Sie die Rückenmarkssegmente, aus deren Nervenfasern sich der N. cutaneus brachii medialis zusammensetzt, und zeichnen Sie diese in ➤ Abb. 8.39 ein.

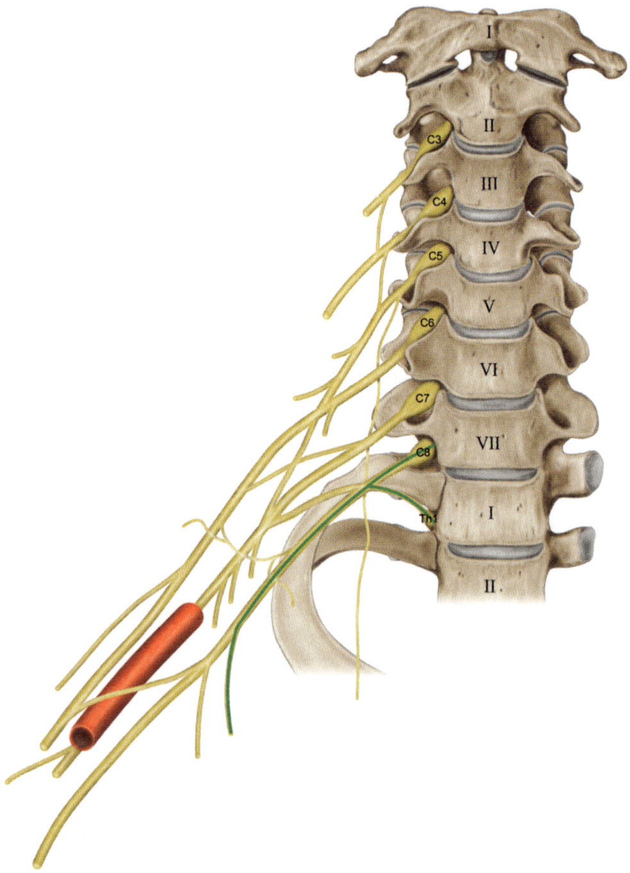

Abb. 8.39 Plexus brachialis mit N. cutaneus brachii medialis aus C8 bis Th1 (rechts), Ansicht von ventral.

Aufgabe 2: Beschreiben Sie den Verlauf des N. cutaneus brachii medialis sowie sein sensorisches Innervationsgebiet.

N. cutaneus brachii medialis (C8–Th1)
Der rein sensorische N. cutaneus brachii medialis enthält Nervenfasern der Rückenmarkssegmente C8 und Th1 und stammt somit vom Fasciculus medialis. Er verläuft subkutan im Bereich der Fascia axillaris und der Fascia brachii und innerviert sensorisch über kleinere Äste die Haut des gesamten medialen Oberarms. Er vereinigt sich oft mit dem N. intercostobrachialis (entstammt den Rr. cutanei laterales des ersten oder dritten N. intercostalis).

In Kürze

sensorisch: Haut des gesamten medialen Oberarms

Aufgabe 3: Zeichnen Sie den Verlauf des N. cutaneus brachii medialis und seine Äste in ➤ Abb. 8.40 ein.

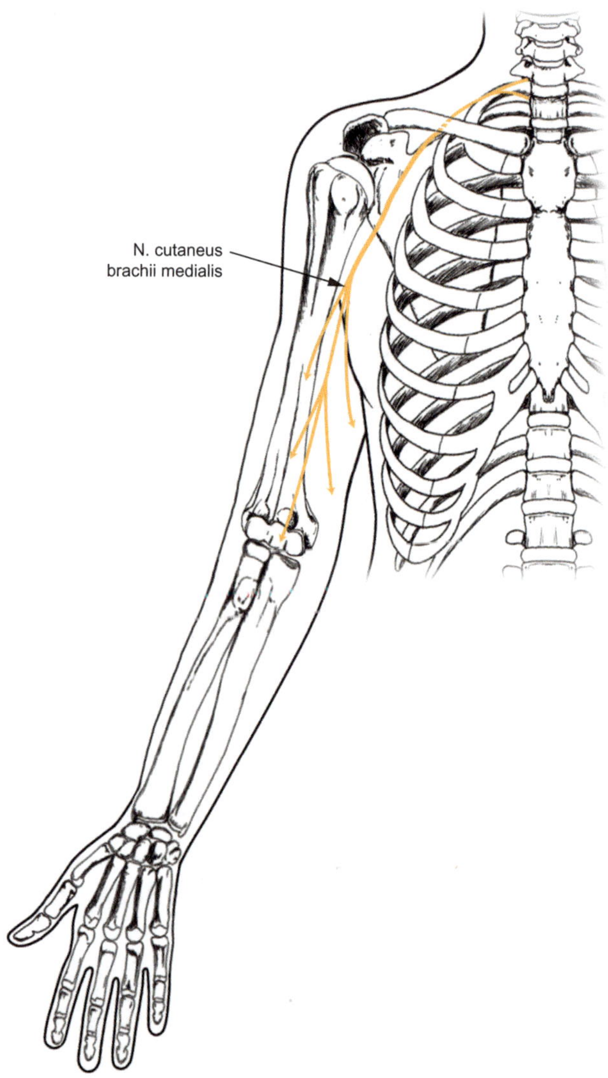

Abb. 8.40 Verlauf und Äste des N. cutaneus brachii medialis, obere Extremität (rechts), Ansicht von ventral.

Aufgabe 4: Zeichnen Sie das Areal der sensorischen Innervation des N. cutaneus brachii medialis in ➤ Abb. 8.41 ein.

Aufgabe 5: Beschreiben Sie die Klinik bei Ausfall des N. cutaneus brachii medialis.

Klinik

Eine isolierte Läsion des N. cutaneus brachii medialis ist selten. Sie kann allerdings im Rahmen einer axillären Lymphknotendissektion entstehen. Die sensorische Beeinträchtigung zeigt sich im Bereich des medialen Oberarms, sie fällt meist jedoch aufgrund der Anastomose mit dem N. intercostobrachialis nicht ganz aus.

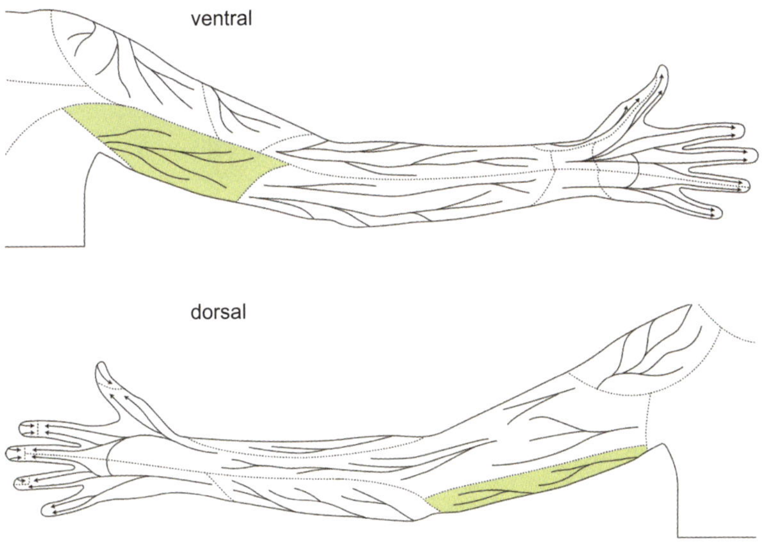

Abb. 8.41 Sensorisches Innervationsgebiet des N. cutaneus brachii medialis, obere Extremität (links), Ansicht von ventral und dorsal.

8.16 N. cutaneus antebrachii medialis

Aufgabe 1: Nennen Sie die Rückenmarkssegmente, aus deren Nervenfasern sich der N. cutaneus antebrachii medialis zusammensetzt, und zeichnen Sie diese in ➤ Abb. 8.42 ein.

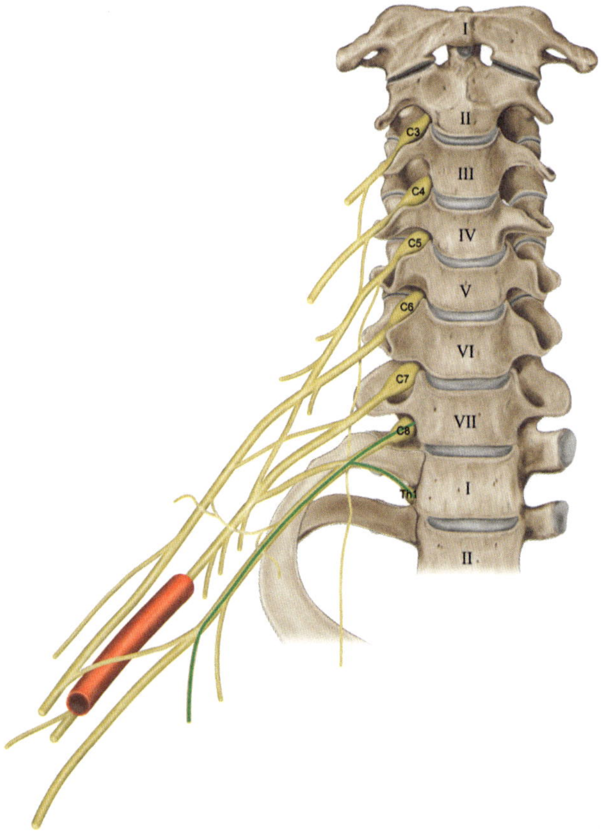

Abb. 8.42 Plexus brachialis mit N. cutaneus antebrachii medialis aus C8 bis Th1 (rechts), Ansicht von ventral.

Aufgabe 2: Beschreiben Sie den Verlauf des N. cutaneus antebrachii medialis sowie sein sensorisches Innervationsgebiet.

N. cutaneus antebrachii medialis (C8–Th1)

Der rein sensorische N. cutaneus antebrachii medialis enthält Nervenfasern der Rückenmarkssegmente C8 und Th1 und stammt somit vom Fasciculus medialis. Er verläuft zunächst subfaszial im Gefäß-Nerven-Bündel im Sulcus bicipitalis medialis. Er tritt 3–5 cm proximal der Ellenbeuge mit der A. basilica durch die Fascia antebrachii und innerviert über einen R. anterior die mediale Flexorenseite des Unterarms und über einen R. posterior die proximalen zwei Drittel der medialen Extensorenseite des Unterarms.

In Kürze

sensorisch: Haut des gesamten medialen Unterarms

Aufgabe 3: Zeichnen Sie den Verlauf des N. cutaneus antebrachii medialis und seine Äste in ➤ Abb. 8.43 ein.

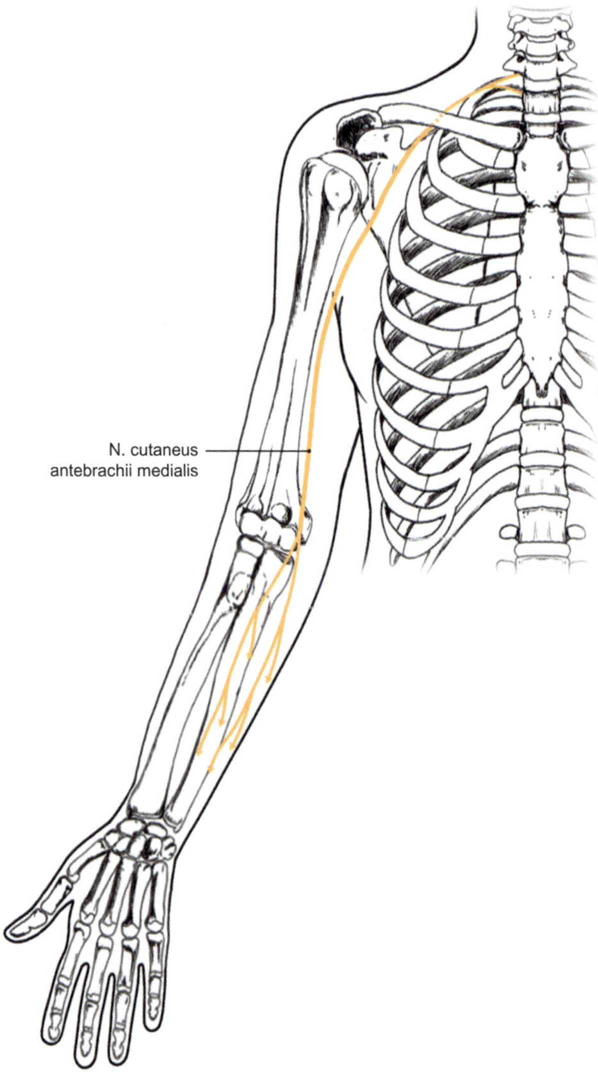

Abb. 8.43 Verlauf und Äste des N. cutaneus antebrachii medialis, obere Extremität (rechts), Ansicht von ventral.

Aufgabe 4: Zeichnen Sie das Areal der sensorischen Innervation des N. cutaneus antebrachii medialis in ➤ Abb. 8.44 ein.

Aufgabe 5: Beschreiben Sie die Klinik bei Ausfall des N. cutaneus antebrachii medialis.

Klinik

Eine isolierte Läsion des N. cutaneus antebrachii medialis ist selten, kann jedoch aufgrund von operativen Eingriffen am Arm entstehen. Die sensorische Beeinträchtigung zeigt sich im Bereich des medialen Unterarms, sie kann jedoch gering ausfallen, da am Unterarm die sensorischen Innervationsgebiete von N. musculocutaneus, N. medianus, N. radialis und N. cutaneus antebrachii medialis überlappen.

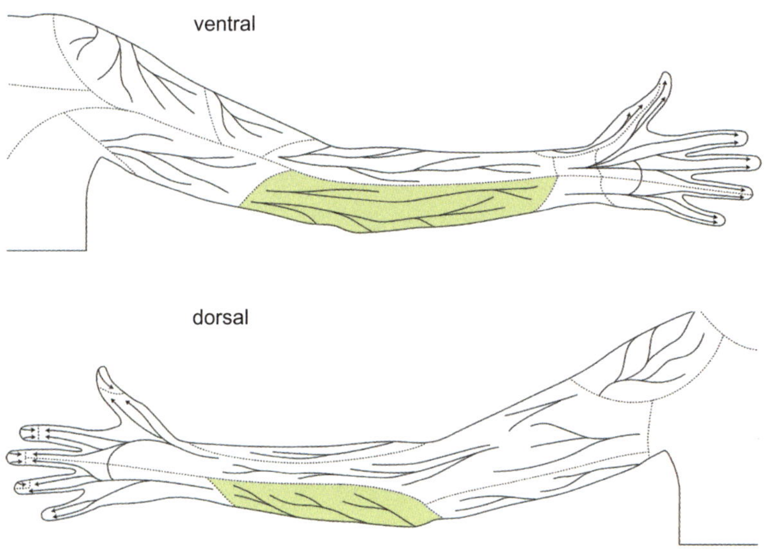

Abb. 8.44 Sensorisches Innervationsgebiet des N. cutaneus antebrachii medialis, obere Extremität (links), Ansicht von ventral und dorsal.

Brustnerven (Nn. thoracici)

9

Die Brustnerven (Nn. thoracici) stellen zwölf Paare von segmental austretenden Spinalnerven der Rückenmarkssegmente Th1–Th12 dar. Wie alle Spinalnerven teilen sie sich nach ihrem Austritt im jeweiligen Foramen intervertebrale der Brustwirbelsäule in einen R. anterior (R. ventralis) und einen R. posterior (R. dorsalis).

Die Rr. anteriores bilden keine Nervenplexus, sondern versorgen wie die Rr. posteriores die von ihnen innervierte Muskulatur und die Haut in einem segmentalen Muster.

9.1 Rr. posteriores (Rr. dorsales)

Die Rr. posteriores sind gemischte Nerven, die über einen R. muscularis medialis und einen R. muscularis lateralis die autochthone Muskulatur des Rückens innervieren. Die Rr. musculares mediales innervieren die Muskeln des medialen Traktes, während die Rr. musculares laterales die Muskeln des lateralen Traktes versorgen. Die Rr. posteriores innervieren über Rr. cutanei posteriores – streng segmental gegliedert – die Haut des Rückens sensorisch. Ihr segmentales Innervationsmuster spiegelt sich in den Dermatomen (Th1–Th12) der dorsalen Leibeswand (Acromion – Crista iliaca) wider.

> **In Kürze**
>
> **motorisch:** Autochthone Rückenmuskulatur
> **sensorisch:** Haut des Rückens

9.2 Rr. anteriores (Rr. ventrales)

Die Rr. anteriores der Thorakalnerven bilden keine Nervenplexus, daher innervieren sie die ventrolaterale Leibeswand in (mono) segmentaler Weise. Die ursprüngliche Metamerie des Körpers ist hier noch anhand der Dermatome sichtbar. Die Rr. anteriores sind gemischte Nerven, die sich in 11 Nn. intercostales (Th1–Th11) und einen N. subcostalis (Th12) gliedern.

Der R. anterior aus Th1 führt seine Nervenfasern zum größten Teil dem Plexus brachialis zu, nur ein kleiner Anteil der Nervenfasern bildet den N. intercostalis 1.

In ähnlicher Weise führt der R. anterior aus Th12 einen großen Teil seiner Nervenfasern dem N. iliohypogastricus des Plexus lumbalis zu, nur ein kleiner Anteil der Nervenfasern bildet den N. subcostalis.

Die Nn. intercostales verlaufen mit den Vasa intercostales in den Interkostalräumen (Spatia intercostalia) an den Unterseiten der Rippen. Zunächst verlaufen sie jeweils zwischen dem M. intercostalis externus und der Fascia endothoracica, anschließend im Interkostaltunnel zwischen dem M. intercostalis intimus und dem M. intercostalis internus. Der N. subcostalis verläuft unterhalb der 12. Rippe. Die Nn. intercostales et subcostalis innervieren motorisch die autochthone Muskulatur der Brust- und der Bauchwand (Mm. intercostales, M. obliquus externus abdominis, M. obliquus internus abdominis, M. transversus abdominis, M. rectus abdominis, M. quadratus lumborum, Mm. serrati posteriores).

Zur segmentalen Innervation der Haut gehen die Rr. cutanei laterales sowie Rr. cuntanei anteriores ab. Die Rr. cutanei laterales treten entlang der Linea axillaris media durch die Körperfaszie und teilen sich daraufhin in jeweils einen nach medial und einen nach lateral verlaufenden Ast auf. Die nach medial ziehenden Äste der 4.–6. Interkostalnerven werden als Rr. mammarii laterales bezeichnet, die mit den Rr. mammarii mediales (aus den medialen Ästen der Rr. cutanei anteriores) sensorisch die Haut der Regio mammaria versorgen.

Der R. cutaneus lateralis des 2. (oder auch 1. oder 3.) Interkostalnervs gibt regelmäßig den N. intercostobrachialis, einen Ast zur Innervation der Haut der medialen Seite des Oberarms, ab. Dieser anastomosiert häufig mit dem N. cutaneus brachii medialis des Plexus brachialis.

Die Rr. cutanei anteriores treten als Endäste der Interkostalnerven parasternal sowie neben der Linea alba durch die Körperfaszie. Sie teilen sich ebenfalls wie die Rr. cutanei laterales jeweils in einen medialen und einen lateralen Ast. Die nach lateral ziehenden Äste der 2.–4. Interkostalnerven werden als Rr. mammarii mediales bezeichnet, die mit den Rr. mammarii laterales (aus den medialen Ästen der Rr. cutanei laterales) sensorisch die Haut der Regio mammaria versorgen.

Die segmental angeordneten, sich überlappenden, gürtelförmigen sensorischen Versorgungsgebiete der Interkostalnerven bilden die Grundlage der ventrolateralen Dermatome.

Der N. subcostalis verläuft kaudal der 12. Rippe ventral des M. quadratus lumborum und mit diesem gemeinsam unter dem Lig. arcuatum laterale des Zwerchfells hindurch (➤ Abb. 9.1). Er unterscheidet sich nicht von den Interkostalnerven hinsichtlich der motorischen und sensorischen Innervation.

> **In Kürze**
>
> **motorisch:** Mm. intercostales, M. obliquus externus abdominis, M. obliquus internus abdominis, M. transversus abdominis, M. rectus abdominis, M. quadratus lumborum, Mm. serrati posteriores
> **sensorisch:** Pleura parietalis, Peritoneum parietale, Haut der Brust- und Bauchregion, Beteiligung an der Innervation der Innenseite des Oberarms

> **Klinik**
>
> Die gürtelförmigen Dermatome im thorakalen Bereich zeigen sich durch das Infektionsareal der Varizella-Zoster Viren, die Auslöser des Herpes zoster (Gürtelrose). Die Viren siedeln in den Spinalganglien, bei einer Aktivierung breiten sie sich entlang des zugehörigen Dermatoms aus und sind Grundlage für die sich dort bildenden geröteten und schmerzhaften Bläschen.
> Da die Nn. intercostales gemeinsam mit den Vasa intercostales am kaudalen Rand der Rippen verlaufen, wird bei Pleurapunktionen darauf geachtet, stets oberhalb an der Rippenoberkante (zwischen Skapularlinie und hinterer Axillarlinie) zu punktieren.

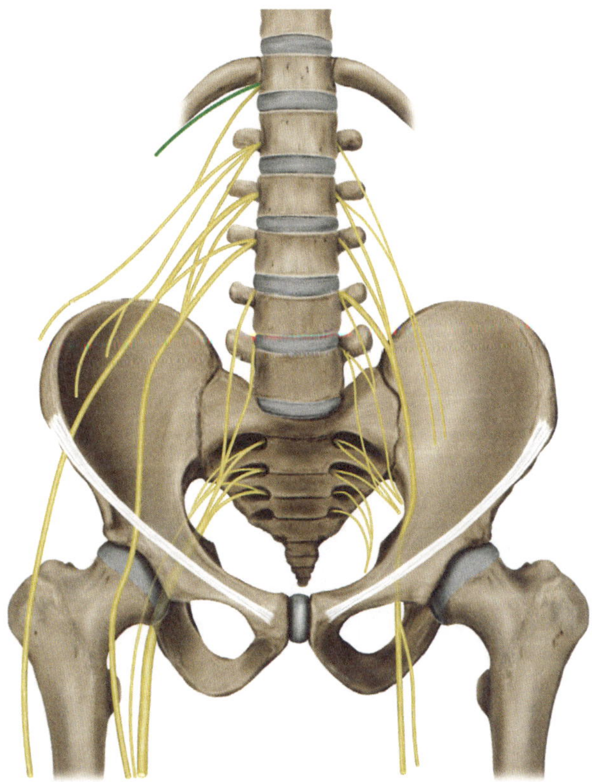

Abb. 9.1 N. subcostalis (grün hervorgehoben).

Nn. lumbales, Nn. sacrales und Plexus lumbosacralis

10

10.1 Rr. posteriores der Nn. lumbales (L1-L5)

Die **Rr. posteriores** von **L1–L5** innervieren die dorsale Leibeswand in der Lumbalregion sowohl motorisch als auch sensorisch. Die Rr. posteriores der Nn. lumbales ziehen in die Loge der lumbalen Region der autochthonen Rückenmuskulatur (M. erector spinae) wo sie sich in einen R. medialis und einen R. lateralis teilen. Die rein motorischen Rr. mediales innervieren die lumbalen Abschnitte der Muskulatur des medialen Traktes der autochthonen Rückenmuskulatur. Die gemischten Rr. laterales (L1–L3) und die rein motorischen Rr. laterales (L4–L5) innervieren die lumbalen Abschnitte der Muskulatur des lateralen Traktes der autochthonen Rückenmuskulatur. Die sensorischen Endäste der Rr. laterales (L1–L3) ziehen durch die Aponeurose des M. latissimus dorsi und innervieren die Haut im lumbalen Abschnitt des Rückens. Als Nn. clunium superiores innervieren sie den proximalen und lateralen Bereich der Haut über dem Gesäß (Regio glutealis).

Die untere Extremität wird durch den **Plexus lumbosacralis** innerviert, der sich aus den **Rr. anteriores** der Spinalnerven formiert, die den lumbalen, sakralen und kokzygealen Abschnitten des Rückenmarks entspringen. Die **Rr. anteriores** der Spinalnerven von **Th12 –L4** bilden den **Plexus lumbalis;** die **Rr. anteriores** der Spinalnerven von **L4–S5, Co1** bilden den **Plexus sacralis.** Ein Teil von L4 und der gesamte R. anterior von L5 bilden den **Truncus lumbosacralis,** der die Verbindung zwischen den beiden Nervengeflechten darstellt. Die Nerven treten aus den entsprechenden Foramina intervertebralia wesentlich weiter kaudal aus ihren Rückenmarkssegmenten. Ihre Wurzeln (Rr. anteriores et posteriores) beteiligen sich an der Bildung der Cauda equina.

10.2 Plexus lumbalis

Der Plexus lumbalis liegt vor den Processus costales der Lendenwirbel, zwischen den Ursprüngen des M. psoas major und vor dem M. quadratus lumborum. Ihm entspringen kurze Rr. musculares sowie sechs lange, meist gemischte Nerven, die in ihrem Verlauf alle zunächst nach laterokaudal ziehen.

Nerven des Plexus lumbalis:

- Rr. anteriores von L1–L4/Rr. musculares Th12–L4
- Truncus lumbosacralis
- N. iliohypogastricus
- N. ilioinguinalis
- N. genitofemoralis
- N. cutaneus femoris lateralis
- N. obturatorius
- N. femoralis

Rr. musculares (Th12–L4)

Die Rr. musculares des Plexus lumbalis innervieren als kurze direkte motorische Äste den M. quadratus lumborum, M. psoas major, M. psoas minor und die Mm. intertransversarii lumborum.

10.3 Sakralnerven (Nn. sacrales)

Die Nn. sacrales stellen 5 Paare von Spinalnerven dar, die aus dem sakralen Abschnitt des Rückenmarks abgehen. Ihre Wurzeln verlaufen in der Cauda equina, während sich die dazugehörigen Spinalganglien im Canalis sacralis zwischen Dura mater und Os sacrum befinden. Ihre Rr. anteriores et posteriores verlaufen zunächst innerhalb kurzer Knochenkanälchen und treten dann aus denen im Os sacrum liegenden Foramina sacralia anteriora auf der Facies pelvica bzw. Foramina sacralia posteriora auf der Facies dorsalis aus. Die Rr. anteriores aus S1–S4 bilden dann mit Anteilen der Rr. anteriores aus L4 und L5 den Plexus sacralis. Die Rr. anteriores aus S4–S5 beteiligen sich am Plexus coccygeus.

Rr. posteriores und Rr. anteriores der Nn. sacrales

Die **Rr. posteriores** von S1–S4 treten durch die Foramina sacralia posteriora auf der Facies dorsalis des Os sacrum aus, während die **Rr. anteriores** von S5 durch den Hiatus sacralis austreten. Die Rr. posteriores innervieren motorisch zu Anteilen die kaudale Muskulatur der autochthonen Rückenmuskulatur. Sie beteiligen sich über sensorische Rr. mediales an der Innervation der Haut der Regio sacralis und über sensorische und Rr. laterales (S1–S3) als Nn. clunium mediales an der Innervation der Haut der medialen Regio glutealis.

10.4 Plexus sacralis

Der mächtige Plexus sacralis wird von den Rr. anteriores aus S1–S4 mit Anteilen der Rr. anteriores aus L4 und L5 gebildet. Die lumbalen Anteile erreichen den Plexus sacalis über den Truncus lumbosacralis, der von der unteren Lendenwirbelsäule über die Linea terminalis des Os ilium zur Innenseite des kleinen Beckens verläuft. Er liegt zu großen Teilen als dreieckige Platte lateral der Foramina sacralia anteriora dem M. piriformis auf und ist von Peritoneum parietale (Fascia pelvis parietalis) und subserösem Fett bedeckt. Die sich aus den Rr. anteriores formierenden Nerven verlassen das Foramen ischiadicum majus oberhalb und unterhalb des M. piriformis durch das Foramen suprapiriforme (N. gluteus superior) bzw. Foramen infrapiriforme (alle weiteren Nerven) und ziehen zur Dorsalseite der unteren Extremität („Plexus ischiadicus") und zur Genitalregion („Plexus pudendalis").

Nerven des Plexus sacralis:

- Truncus lumbosacralis
- Rr. musculares L4–S2
- N. gluteus superior
- N. gluteus inferior
- N. cutaneus femoris posterior
- N. ischiadicus
- N. pudendus

Rr. musculares (L4–S2)

Die aus L4–S2 stammenden Rr. musculares innervieren die Mm. piriformis, obturatorius internus, gemellus superior, gemellus inferior und quadratus femoris.

10.5 N. iliohypogastricus

Aufgabe 1: Nennen Sie die Rückenmarkssegmente, aus deren Nervenfasern sich der N. iliohypogastricus zusammensetzt, und zeichnen Sie diese in ➤ Abb. 10.1 ein.

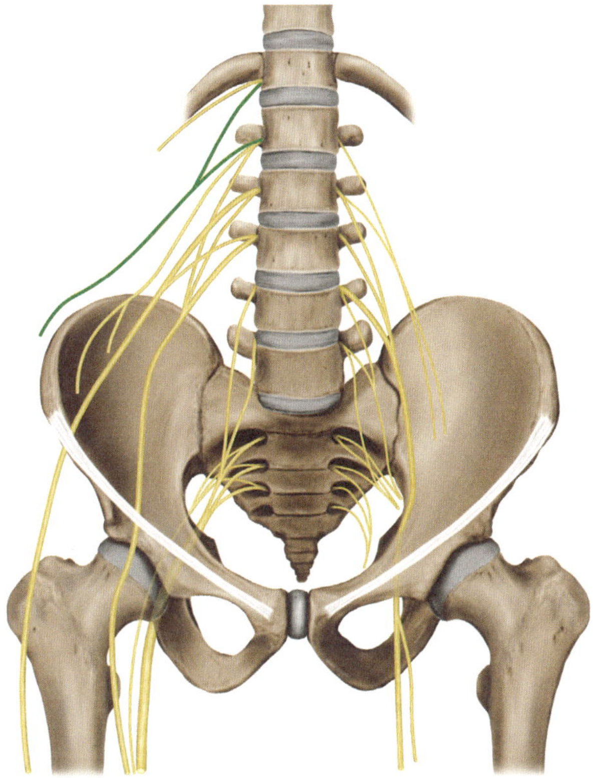

Abb. 10.1 Plexus lumbosacralis mit N. iliohypogastricus aus Th12–L1, Ansicht von ventral.

Aufgabe 2: Beschreiben Sie die Äste des N. iliohypogastricus, deren Verlauf sowie sensorische und motorische Innervationsgebiete.

N. iliohypogastricus (Th12–L1)

Der N. iliohypogastricus enthält Nervenfasern der Rückenmarkssegmente Th12 und L1 und stammt somit aus dem Plexus lumbalis. Der N. iliohypogastricus verläuft zunächst dorsal des M. psoas major parallel zum N. ilioinguinalis. Er tritt dann am lateralen Rand vom M. psosas major aus und verläuft bogenförmig auf dem M. quadratus lumborum hinter dem Nierenlager nach laterokaudal. Er durchbricht den M. transversus abdominis und zieht dann zwischen diesem und dem M. obliquus internus abdominis kranial der Crista iliaca parallel zum Lig. inguinale (aber außerhalb des Canalis inguinalis) nach medioventral. Während seines Verlaufes innerviert er über Rr. musculares die kaudalen Anteile des M. obliquus internus abdominis und des M. transversus abdominis. Zusätzlich entsendet er in der Mitte der Crista iliaca den sensorischen R. cutaneus lateralis zur Innervation der Haut über der lateralen Region des Beckenkamms. Nach dem Durchtritt durch den M. obliquus internus abdominis durchbricht er oberhalb des Anulus inguinalis superficialis die Aponeurose des M. obliquus externus abdominis und innerviert mit seinem Endast, dem R. cutaneus anterior, das mediale Hautareal oberhalb des Leistenbandes.

In Kürze

motorisch: Kaudale Anteile des M. obliquus internus abdominis und des M. transversus abdominis
sensorisch: Laterale Hüftregion, Leistengegend, Regio pubica

Aufgabe 3: Zeichnen Sie den Verlauf des N. iliohypogastricus und seine Äste in ➤ Abb. 10.2 ein.

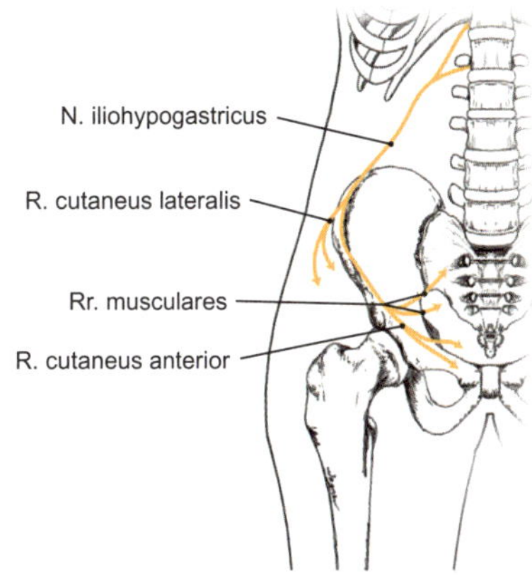

Abb. 10.2 Verlauf und Äste des N. iliohypogastricus, untere Extremität – Becken (rechts), Ansicht von ventral.

Aufgabe 4: Zeichnen Sie das Areal der sensorischen Innervation des N. iliohypogastricus in ➤ Abb. 10.3 ein.

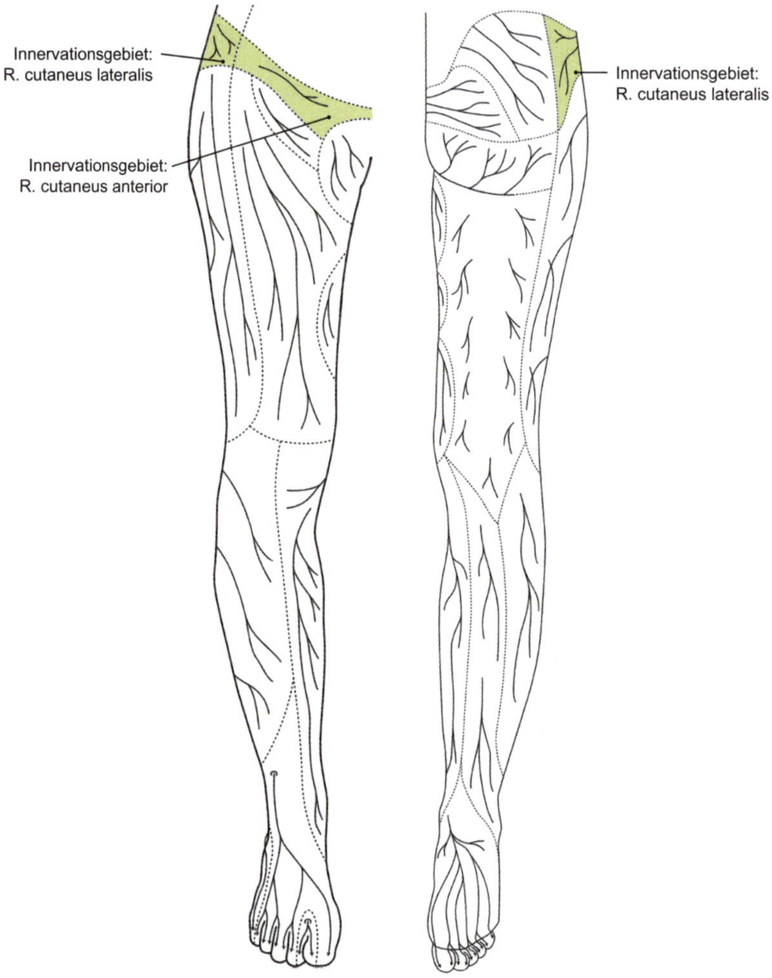

Abb. 10.3 Sensorisches Innervationsgebiet des N. iliohypogastricus, untere Extremität (rechts), Ansicht von ventral und dorsal.

Aufgabe 5: Beschreiben Sie die Klinik bei Ausfall des N. iliohypogastricus.

Klinik

Der N. iliohypogastricus kann durch seinen Verlauf dorsal der Niere durch operative Eingriffe in dieser Region geschädigt werden. Retroperitoneale Raumforderungen durch Tumore oder Abszesse können den Nerv komprimieren, was Schmerzen in der Leistenregion und der Darmbeinschaufel zur Folge hat (Iliohypogastricus-Syndrom). Nach Herniotomien können Schmerzen im Bereich der Leistenregion persistieren. Da in diesem Fall eine Zuordnung der Symptomatik zu einem der drei Nerven der Leistengegend (N. ilioinguinalis, N. iliohypogastricus, R. genitalis des N. genitofemoralis) aufgrund der Variabilität und Überlappung der sensorischen Innervationsgebiete erschwert ist, kann versucht werden, die persistierenden Schmerzen durch eine Triple-Neurektomie der drei Nerven (N. iliohypogastricus, N. ilioinguinalis und R. genitalis des N. genitofemoralis) zu behandeln.

10.6 N. ilioinguinalis

Aufgabe 1: Nennen Sie die Rückenmarkssegmente, aus deren Nervenfasern sich der N. ilioinguinalis zusammensetzt, und zeichnen Sie diese in ➤ Abb. 10.4 ein.

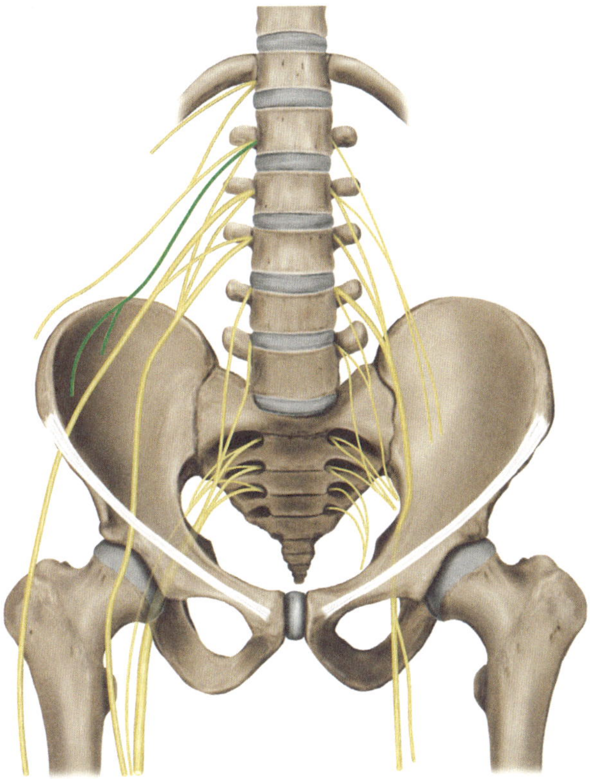

Abb. 10.4 Plexus lumbosacralis mit N. ilioinguinalis aus L1, Ansicht von ventral.

Aufgabe 2: Beschreiben Sie die Äste des N. ilioinguinalis, deren Verlauf sowie sensorische und motorische Innervationsgebiete.

N. ilioinguinalis (Th12–L1)

Der N. ilioinguinalis enthält Nervenfasern des Rückenmarkssegmentes L1 und stammt somit aus dem Plexus lumbalis. Er verläuft parallel zum N. iliohypogastricus zunächst dorsal des M. psoas major. Er tritt dann am lateralen Rand vom M. psoas major aus und verläuft bogenförmig auf dem M. quadratus lumborum hinter dem Nierenlager nach laterokaudal. Wie der N. iliohypogastricus durchbricht er den M. transversus abdominis und zieht dann zwischen diesem und dem M. obliquus internus abdominis unmittelbar an der Crista iliaca parallel nach medial zum Leistenkanal (Canalis inguinalis).

Während seines Verlaufes innerviert er über Rr. musculares die kaudalen Anteile des M. obliquus internus abdominis und des M. transversus abdominis. Seine sensorischen Endäste treten beim Mann gemeinsam mit dem Samenstrang (Funiculus spermaticus) durch den Leistenkanal und treten durch den Anulus inguinalis superficialis aus, um als Nn. scrotales anteriores sensorisch die Haut der Peniswurzel und der kranialen Anteile des Skrotums zu innervieren. Bei der Frau ziehen die sensorischen Endäste gemeinsam mit dem Lig. teres uteri durch den Leistenkanal und treten durch den Anulus inguinalis superficialis aus, um als Nn. labiales anteriores sensorisch die großen Schamlippen und die Haut über dem Mons pubis zu innervieren. Zu einem geringen Anteil innervieren diese sensorischen Nerven die an das Genitale angrenzende ventromediale Haut des Oberschenkels.

In Kürze

motorisch: Kaudale Anteile des M. obliquus internus abdominis und des M. transversus abdominis
sensorisch: Skrotum/Radix penis bzw. Labia majora/Mons pubis und angrenzende Haut des proximalen medialen Oberschenkels

Aufgabe 3: Zeichnen Sie den Verlauf des N. ilioinguinalis und seine Äste in ➤ Abb. 10.5 ein.

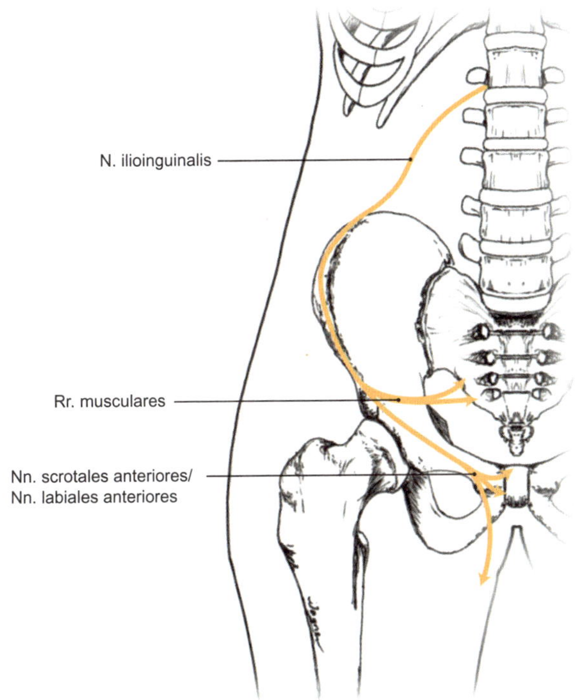

Abb. 10.5 Verlauf und Äste des N. ilioinguinalis, untere Extremität – Becken (rechts), Ansicht von ventral.

Aufgabe 4: Zeichnen Sie das Areal der sensorischen Innervation des N. ilioinguinalis in ➤ Abb. 10.6 ein.

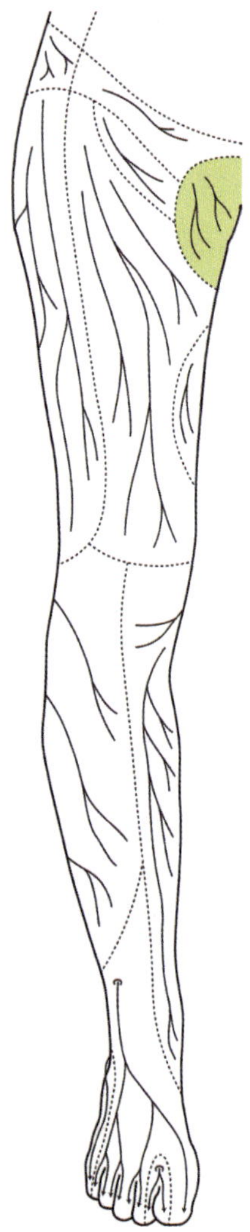

Abb. 10.6 Sensorisches Innervationsgebiet des N. ilioinguinalis, untere Extremität (rechts) Ansicht von ventral.

Aufgabe 5: Beschreiben Sie die Klinik bei Ausfall des N. ilioinguinalis.

Klinik

Der N. ilioinguinalis kann durch Vernarbungen nach operativen Eingriffen im Rahmen von Herniotomien, Appendektomien oder gynäkologischen Operationen geschädigt werden. Dies kann Schmerzen in der Leisten- und Symphysenregion zur Folge haben, die bis in die Nierengegend ausstrahlen können. Nach Herniotomien können Schmerzen im Bereich der Leistenregion persistieren. Da in diesem Fall eine Zuordnung der Symptomatik zu einem der drei Nerven der Leistengegend (N. ilioinguinalis, N. iliohypogastricus, R. genitalis des N. genitofemoralis) aufgrund der Variabilität und Überlappung der sensorischen Innervationsgebiete erschwert ist, kann versucht werden, die persistierenden Schmerzen durch eine Triple-Neurektomie der drei Nerven (N. iliohypogastricus, N. ilioinguinalis und R. genitalis des N. genitofemoralis) zu behandeln.

10.7 N. genitofemoralis

Aufgabe 1: Nennen Sie die Rückenmarkssegmente, aus deren Nervenfasern sich der N. genitofemoralis zusammensetzt, und zeichnen Sie diese in ➤ Abb. 10.7 ein.

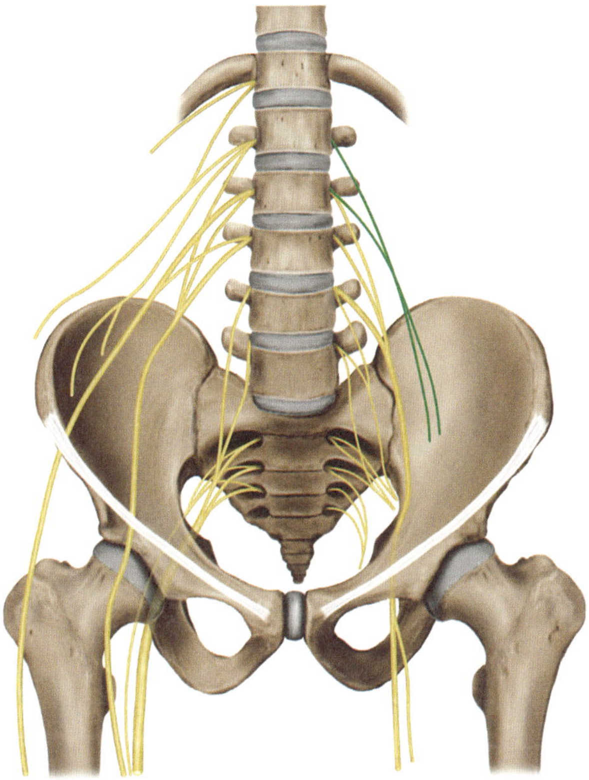

Abb. 10.7 Plexus lumbosacralis mit N. genitofemoralis aus L1 bis L2, Ansicht von ventral.

Aufgabe 2: Beschreiben Sie die Äste des N. genitofemoralis, deren Verlauf sowie sensorische und motorische Innervationsgebiete.

N. genitofemoralis (L1–L2)

Der N. genitofemoralis enthält Nervenfasern der Rückenmarkssegmente L1 und L2 und stammt somit aus dem Plexus lumbalis. Er tritt (komplett oder bereits in seine beiden Endäste geteilt) auf Höhe LWK3 durch den M. iliopsoas und verläuft dann auf diesem, den Ureter unterkreuzend, nach kaudal zum Lig. inguinale. Der medial verlaufende R. genitalis tritt durch die Fossa inguinalis lateralis beim Mann mit dem Funiculus spermaticus, dem M. cremaster anliegend, in den Leistenkanal ein. Die motorischen Fasern ziehen mit dem M. cremaster, den er innerviert, in das Skrotom. Die sensorischen Fasern verlassen den Leistenkanal durch den Anulus inguinalis superficialis und innervieren gemeinsam mit dem N. ilioinguinalis die vorderen Anteile der Genitale sensorisch. Bei der Frau zieht der R. genitalis mit dem Lig. teres uteri durch den Leistenkanal und innerviert nach Verlassen des Leistenkanals anteilig die Labia majora. Der lateral verlaufende R. femoralis zieht lateral der Vasa femoralia durch die Lacuna vasorum zum Hiatus saphenus. Bei beiden Geschlechtern gelangt der R. femoralis durch den Hiatus saphenus an die Oberfläche und innerviert die Haut unterhalb des Lig. inguinale im Bereich des Hiatus saphenus und der proximalen Oberschenkelinnenflächen. Das Bestreichen der Haut an der proximalen Oberschenkelinnenseite löst beim Mann den Kremasterreflex aus, bei dem durch Kontraktion des M. cremaster der Hoden angehoben wird.

In Kürze

motorisch: M. cremaster (manchmal kaudaler Rand des M. obliquus internus abdominis und des M. transversus abdominis)

sensorisch: Haut im Bereich des Hiatus saphenus und der proximalen Oberschenkelinnenflächen, Scrotum, Labia majora

Aufgabe 3: Zeichnen Sie den Verlauf des N. genitofemoralis und seine Äste in ➤ Abb. 10.8 ein.

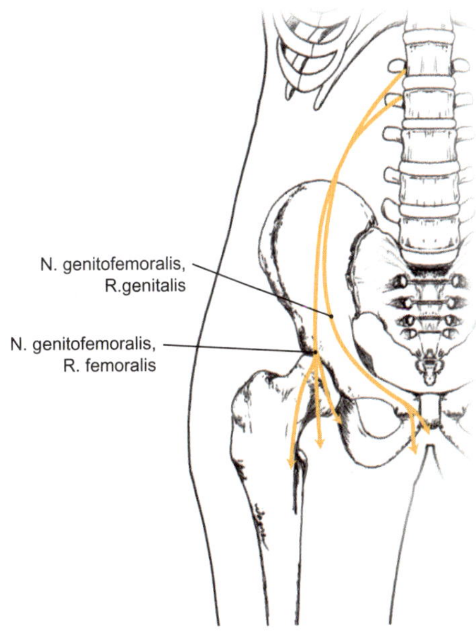

Abb. 10.8 Verlauf und Äste des N. genitofemoralis, untere Extremität, Beckengürtel (rechts), Ansicht von ventral.

Aufgabe 4: Zeichnen Sie das Areal der sensorischen Innervation des N. genitofemoralis in ➤ Abb. 10.9 ein.

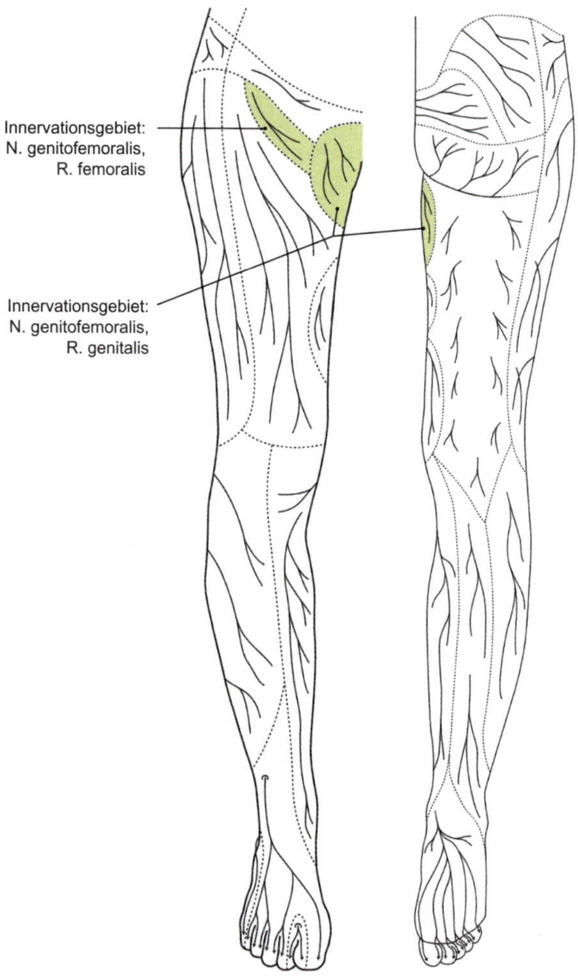

Abb. 10.9 Sensorisches Innervationsgebiet des N. genitofemoralis, untere Extremität (rechts), Ansicht von ventral und dorsal.

Aufgabe 5: Beschreiben Sie die Klinik bei Ausfall des N. genitofemoralis.

Klinik

Der Kremasterreflex als Fremdreflex dient zur diagnostischen Überprüfung des Reflexbogens im Rückenmarksegment L1–L2 (afferenter Schenkel: R. femoralis, efferenter Schenkel: R. genitalis).

Eine Läsion des N. genitofemoralis (beispielsweise nach Operation in der Leistenregion oder im Beckenbereich) führt zu sensorischen Störungen in den Hautarealen unterhalb des Leistenbandes, im Bereich des Skrotums bzw. der großen Schamlippen sowie an der proximalen Oberschenkelinnenseite, des Weiteren beim Mann zur Einschränkung oder dem Fehlen des Kremasterreflexes.

10.8 N. cutaneus femoris lateralis

Aufgabe 1: Nennen Sie die Rückenmarkssegmente, aus deren Nervenfasern sich der N. cutaneus femoris lateralis zusammensetzt, und zeichnen Sie diese in ➤ Abb. 10.10 ein.

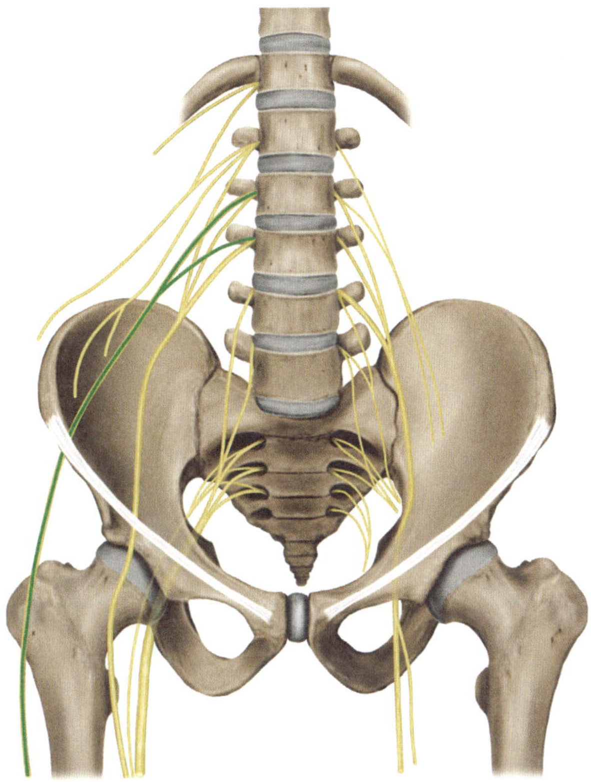

Abb. 10.10 Plexus lumbosacralis mit N. cutaneus femoris lateralis aus L2–L3, Ansicht von ventral.

Aufgabe 2: Beschreiben Sie den Verlauf des N. cutaneus femoris lateralis sowie sein sensorisches Innervationsgebiet.

N. cutaneus femoris lateralis (L2–L3)

Der N. cutaneus femoris lateralis enthält Nervenfasern der Rückenmarkssegmente L2 und L3 und stammt somit aus dem Plexus lumbalis. Der rein sensorische Nerv tritt im Bereich der Crista iliaca unter dem lateralen Rand des M. psoas major hervor. Er verläuft auf dem M. iliacus bogenförmig auf die Spina iliaca anterior superior zu und zieht lateral unter dem Lig. inguinale durch die Lacuna musculorum hindurch. Distal des Lig. inguinale tritt er durch die Fascia lata und verläuft dann epifaszial nach kaudal, um die Haut des lateralen Oberschenkels zu innervieren.

In Kürze

sensorisch: Haut des lateralen Oberschenkels zwischen Lig. inguinale und Knie

Aufgabe 3: Zeichnen Sie den Verlauf des N. cutaneus femoris lateralis und seine Äste in ➤ Abb. 10.11 ein.

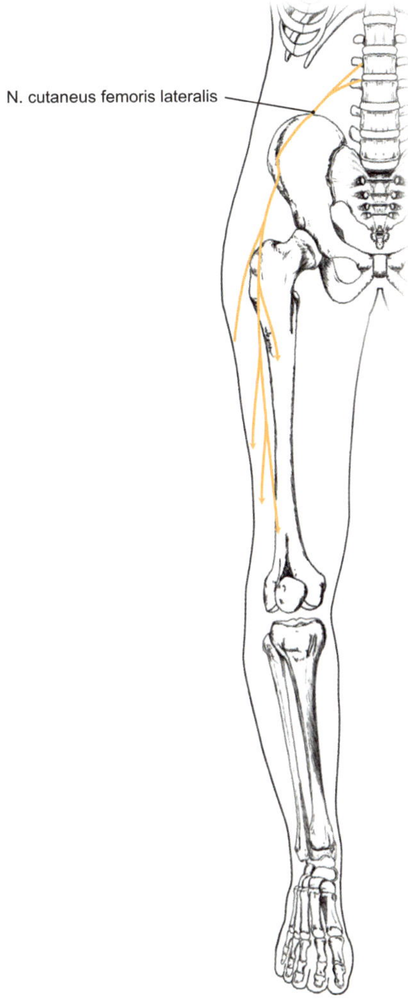

Abb. 10.11 Verlauf und Äste des N. cutaneus femoris lateralis, untere Extremität (rechts), Ansicht von ventral.

Aufgabe 4: Zeichnen Sie das Areal der sensorischen Innervation des N. cutaneus femoris lateralis in ➤ Abb. 10.12 ein.

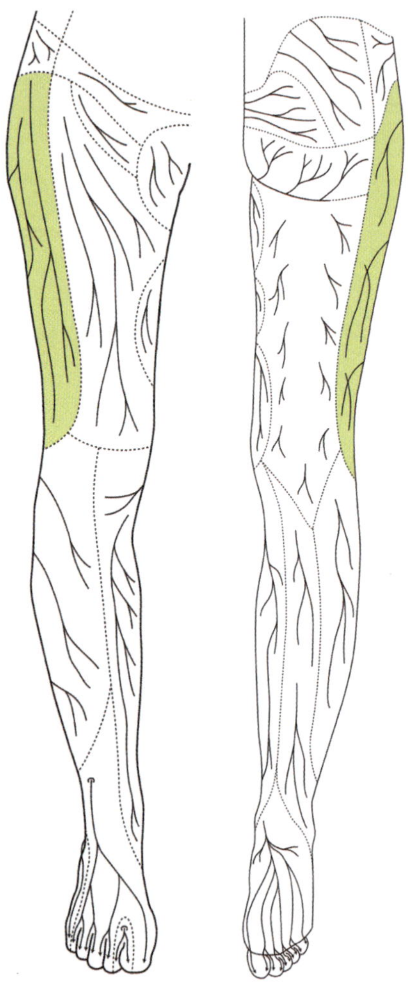

Abb. 10.12 Sensorisches Innervationsgebiet des N. cutaneus femoris lateralis, untere Extremität (rechts), Ansicht von ventral und dorsal.

Aufgabe 5: Beschreiben Sie die Klinik bei Ausfall des N. cutaneus femoris lateralis.

Klinik

Der N. cutaneus femoris lateralis knickt beim Durchtritt durch die Lacuna musculorum fast rechtwinklig ab. Dadurch kann er bei der Extension im Hüftgelenk leicht gedehnt werden. Da an dieser Stelle das polsternde Fettgewebe meist nur sehr dünn ausgeprägt ist, kann eine Dehnung im Hüftgelenk sensorische Störungen oder Schmerzen im Bereich des lateralen Oberschenkels zur Folge haben. Vermehrte Druckeinwirkung in diesem Bereich (z. B. durch das Tragen zu enger Hosen oder enger Gürtel, Schwangerschaften, Adipositas) kann zu einer Läsion des Nervs führen. Dies wird als Inguinaltunnelsyndrom oder Meralgia paraesthetica bezeichnet und zeichnet sich durch brennende Schmerzen und sensorische Störungen am lateralen Oberschenkel aus.

10.9 N. femoralis

Aufgabe 1: Nennen Sie die Rückenmarkssegmente, aus deren Nervenfasern sich der N. femoralis zusammensetzt, und zeichnen Sie diese in ➤ Abb. 10.13 ein.

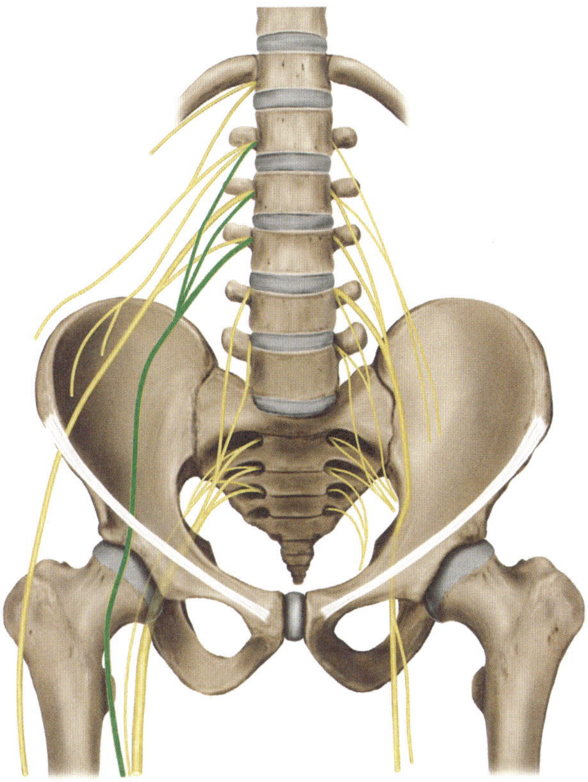

Abb. 10.13 Plexus lumbosacralis mit N. femoralis aus L2–L4, Ansicht von ventral.

Aufgabe 2: Beschreiben Sie die Äste des N. femoralis, deren Verlauf sowie sensorische und motorische Innervationsgebiete.

N. femoralis (L1) (L2–L4)

Der N. femoralis enthält überwiegend Nervenfasern der Rückenmarkssegmente L2 bis L4 und stammt somit aus dem Plexus lumbalis. Er ist der stärkste Nerv des Plexus lumbalis. Er tritt zwischen M. iliacus und M. psoas major hervor und verläuft dann auf dem M. iliacus hinter Zäkum (rechts) oder Colon ascendens (links) innerhalb der Muskelfaszie des M. iliopsoas und gelangt so mit diesem durch die Lacuna musculorum lateral des Arcus iliopectineus in das Trigonum femorale. Distal des Lig. inguinale fächert er sich in seine Endäste auf:

- Rr. musculares zur Innervation des M. iliopsoas und des M. pectineus.
- Rr. musculares zur Innervation des M. sartorius und des M. quadriceps femoris.
- Drei bis vier sensorische Rr. cutanei anteriores, welche die Psoasfaszie und die Fascia lata im Trigonum femorale (auch Scarpa-Dreieck genannt) durchbrechen und zur Vorderseite des Oberschenkels ziehen, um dieses Areal sensorisch zu innervieren.
- Der sensorische Endast des N. femoralis, der N. saphenus, entspringt bereits weit proximal im Trigonum femorale und verläuft gemeinsam mit der A. und V. femoralis in den Adduktorenkanal (Canalis adductorius). Er durchbricht gemeinsam mit der A. descendens genus die Vorderwand des Adduktorenkanals (Septum intermusculare vastoadductorium) und verläuft dann am medialen Rand des M. sartorius hinter dem Epicondylus medialis des Femurs. Er durchbricht die Fascia cruris auf Höhe der Tuberositas tibiae und verläuft anschließend epifaszial, die V. saphena magna begleitend, bis zum medialen Fußrand. Unterhalb der Patella entsendet er den R. infrapatellaris zur Innervation der Haut unterhalb der Kniescheibe. Die Haut der medialen Seite des Unterschenkels bis zum medialen Fußrand versorgt er über die Rr. cutanei cruris mediales.

In Kürze

motorisch: M. iliacus, M. iliopsoas, M. pectineus (anteilig), M. sartorius, M. quadriceps femoris
sensorisch: Haut der Vorderseite des Oberschenkels bis zum Knie, Innenfläche des Unterschenkels bis zum medialen Fußrand

Aufgabe 3: Zeichnen Sie den Verlauf des N. femoralis und seine Äste in ➤ Abb. 10.14 ein.

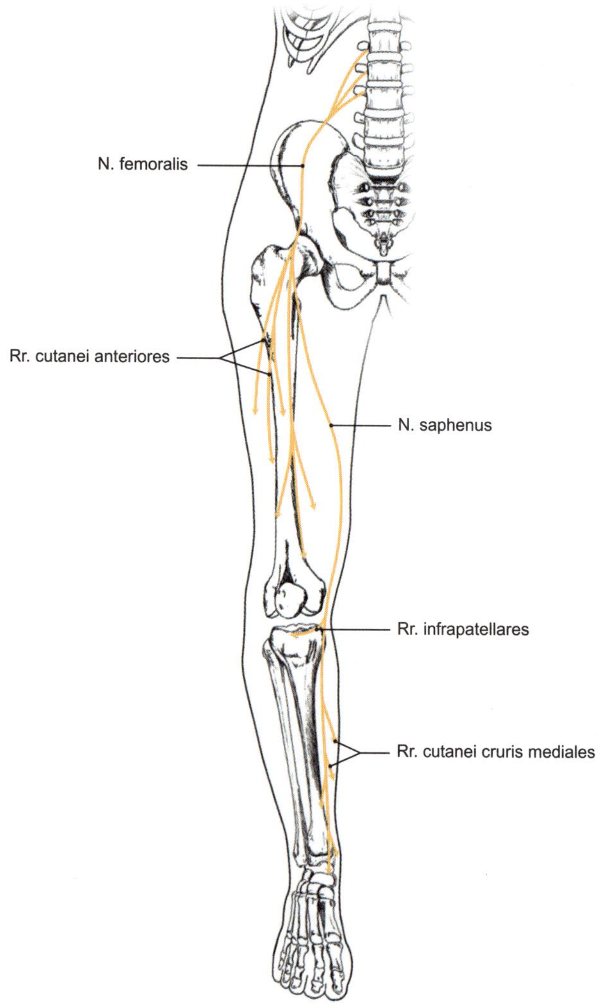

Abb. 10.14 Verlauf und Äste des N. femoralis, untere Extremität (rechts), Ansicht von ventral.

Aufgabe 4: Zeichnen Sie das Areal der sensorischen Innervation des N. femoralis in ➤ Abb. 10.15 ein.

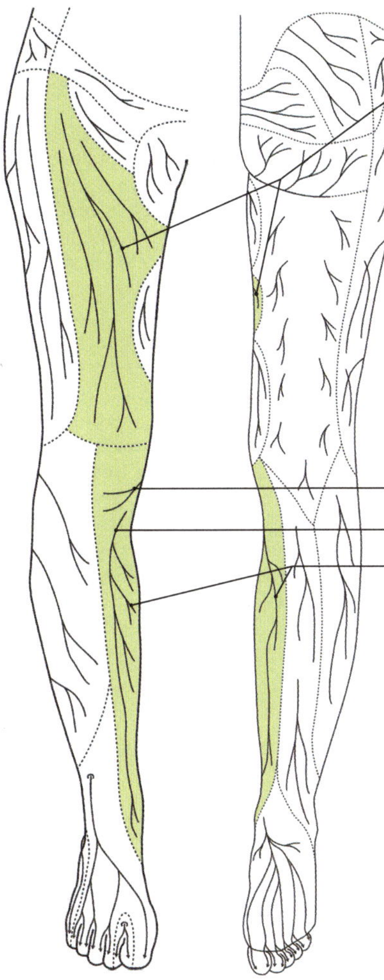

Abb. 10.15 Sensorisches Innervationsgebiet des N. femoralis, untere Extremität (rechts), Ansicht von ventral und dorsal.

Aufgabe 5: Beschreiben Sie die Klinik bei Ausfall des N. femoralis.

Klinik

Da der N. femoralis unterhalb der Muskelfaszie des M. iliopsoas verläuft, kann er durch raumfordernde Prozesse in diesem Bereich (Hämatome, Abszesse, Entzündungen) oder auch durch retroperitoneale Hämatome in Folge von Beckenfrakturen sowie operativen Eingriffen im Bereich der Hüfte oder der Leistenregion beeinträchtigt werden. Auch in seinem weiteren Verlauf unterhalb des Leistenbandes kann er durch seine hier sehr oberflächliche Lage komprimiert oder geschädigt werden. Eine Schädigung des N. femoralis wird als Femoralisschädigung oder Femoralisparese bezeichnet und geht mit schweren Bewegungsstörungen einher: Die Beugung im Hüftgelenk ist durch den Ausfall des M. iliopsoas eingeschränkt, das Aufrichten aus der liegenden Position ist dadurch erschwert. Durch den Ausfall des M. quadriceps femoris ist die Streckung im Kniegelenk nicht mehr möglich, der Patellarsehnenreflex ist aufgehoben oder stark abgeschwächt. Im Bereich der Vorderseite des Oberschenkels und der medialen Seite des Unterschenkels kommt es zu sensorischen Störungen. Ist die Läsion weiter unterhalb des Lig. inguinale und sind die Rr. musculares zur Innervation des M. iliopsoas bereits abgegangen, kann die Beugung im Hüftgelenk erhalten bleiben.

10.10 N. obturatorius

Aufgabe 1: Nennen Sie die Rückenmarkssegmente, aus deren Nervenfasern sich der N. obturatorius zusammensetzt, und zeichnen Sie diese in ➤ Abb. 10.16 ein.

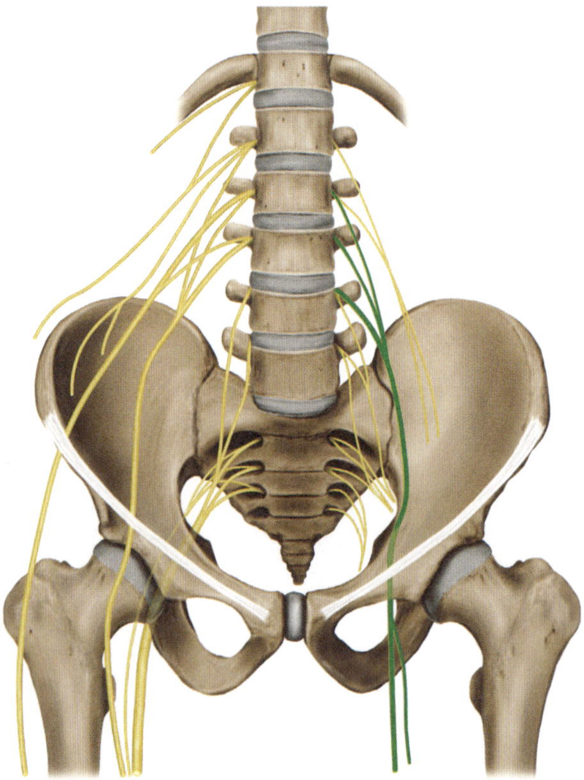

Abb. 10.16 Plexus lumbosacralis mit N. obturatorius aus L2–L4, Ansicht von ventral.

Aufgabe 2: Beschreiben Sie die Äste des N. obturatorius, deren Verlauf sowie sensorische und motorische Innervationsgebiete.

N. obturatorius (L2–L4)

Der N. obturatorius enthält überwiegend Nervenfasern der Rückenmarkssegmente L2–L4 und stammt somit aus dem Plexus lumbalis. Er bildet sich innerhalb des M. psoas major und tritt dann am medialen Rand dieses Muskels hervor, um dann dicht unter der Linea arcuata im kleinen Becken die Vasa iliaca unterkreuzend auf der Faszie des M. obturatorius internus zum Canalis obturatorius zu ziehen.

Kurz vor oder nach seinem Eintritt in den Canalis obturatorius gibt er einen R. muscularis zur Innervation des M. obturatorius externus ab (Beachte: Der M. obturatorius internus wird vom Plexus sacralis innerviert!). Im Canalis obturatorius verläuft er gemeinsam mit den Vasa obturatoria. Nach dem Austritt aus dem Canalis obturatorius teilt sich der N. obturatorius in einen R. anterior und einen R. posterior, die jeweils vor und hinter dem M. adductor brevis verlaufen.

Der R. posterior innerviert motorisch die Mm. adductor magnus et minimus. Zudem versorgt er mit sensorischen Rr. articulares das Hüft- und teilweise das Kniegelenk.

Der R. anterior verläuft zwischen dem M. adductor brevis und M. adductor longus. Er innerviert diese beiden Muskeln sowie den M. pectineus und den M. gracilis motorisch. Sein sensorischer Ast, der R. cutaneus, zieht am Vorderrand des M. gracilis durch die Fascia lata und versorgt ein kleines Hautareal im distalen Drittel der medialen Seite des Oberschenkels.

Es existiert häufig ein N. obturatorius accessorius, der am medialen Rand des M. psoas major nach kaudal verläuft und sich in der Tiefe mit dem N. obturatorius vereint. Seine Äste innervieren den M. pectineus und die Gelenkkapsel des Hüftgelenks.

In Kürze

motorisch: M. adductor brevis, M. adductor longus, M. gracilis, M. pectineus (gemeinsam mit N. femoralis), M. adductor magnus (gemeinsam mit N. tibialis), M. obturatorius externus

sensorisch: Distales Drittel des medialen Oberschenkels, Gelenkkapsel des Hüftgelenks und teilweise auch des Kniegelenks

Aufgabe 3: Zeichnen Sie den Verlauf des N. obturatorius und seine Äste in ➤ Abb. 10.17 ein.

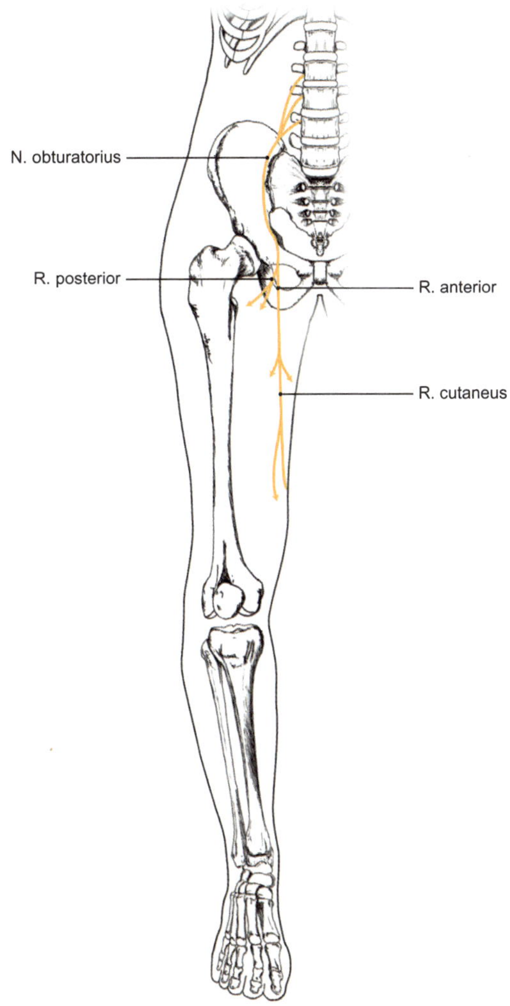

Abb. 10.17 Verlauf und Äste des N. obturatorius, untere Extremität (rechts), Ansicht von ventral.

Aufgabe 4: Zeichnen Sie das Areal der sensorischen Innervation des N. obturatorius in ➤ Abb. 10.18 ein.

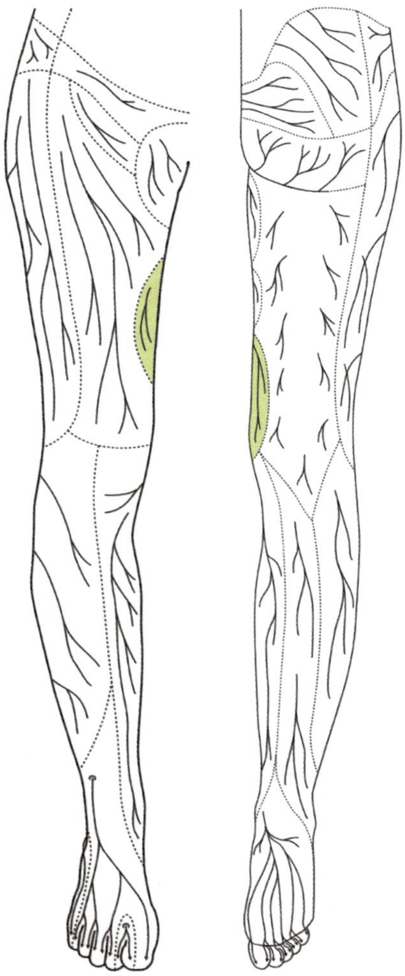

Abb. 10.18 Sensorisches Innervationsgebiet des N. obturatorius, untere Extremität (rechts), Ansicht von ventral und dorsal.

Aufgabe 5: Beschreiben Sie die Klinik bei Ausfall des N. obturatorius.

Klinik

Da der N. obturatorius knochennah entlang der Linea arcuata im kleinen Becken verläuft, kann er infolge einer Beckenfraktur, durch übergreifende entzündliche Prozesse im Becken (Ovaritis, Ovarialkarzinom) oder eine seltene Obturatorhernie geschädigt werden. Eine Schädigung resultiert in einer Parese der Adduktoren, der Adduktorenreflex (auslösbar durch einen Schlag auf den Condylus medialis) ist abgeschwächt, was sich in einem unsicheren Stand und Gang äußert, der Schenkelschluss ist nicht mehr möglich. Es treten sensorische Störungen am medialen Unterschenkel auf. Wenn diese sich durch Schmerzen äußern, wird dies als ROMBERG-Phänomen bezeichnet.

10.11 Nn. clunium superiores und Nn. clunium medii

Aufgabe 1: Nennen Sie die Rückenmarkssegmente, aus deren Nervenfasern sich die Nn. clunium superiores sowie die Nn. clunium medii zusammensetzen, beschreiben Sie deren Verlauf sowie die sensorischen Innervationsgebiete.

Die Nn. clunium sind Äste der Rückenmarksnerven, die für die sensorische Innervation der Gesäßregion (Regio glutealis) verantwortlich sind.

Die Haut der Gesäßregion wird über die Nn. clunium sensorisch innerviert, die sich aus verschiedenen Rückenmarksnerven formieren.

- Nn. clunium superiores (Rr. posteriores, L1–L3)
- Nn. clunium medii (Rr. posteriores, S1–S3)
- Nn. clunium inferiores (Rr. anteriores, S1–S3)

Die **Nn. clunium superiores** sind sensorische Äste der Rr. posteriores der Nn. lumbales. Sie ziehen über den Darmbeinkamm (Crista iliaca) zum oberen Teil des Gesäßes und innervieren den proximalen und lateralen Bereich der Haut über dem Gesäß (Regio glutealis).

Die **Nn. clunium medii** sind sensorische Äste der Rr. posteriores der Nn. sacrales. Sie treten durch die Foramina sacralia dorsalia in die oberflächliche Gesäßregion und innervieren die Haut der medialen Regio glutealis.

Die **Nn. clunium inferiores** entstammen dem N. cutaneus femoris posterior und somit dem Plexus sacralis. Er gibt am Unterrand des M. gluteus maximus drei bis vier rückläufige Rr. clunium inferiores zur Versorgung der kaudalen Glutealregion ab.

Aufgabe 2: Zeichnen Sie die Areale der sensorischen Innervation der Nn. clunium superiores und Nn. clunium medii in ➤ Abb. 10.19 ein.

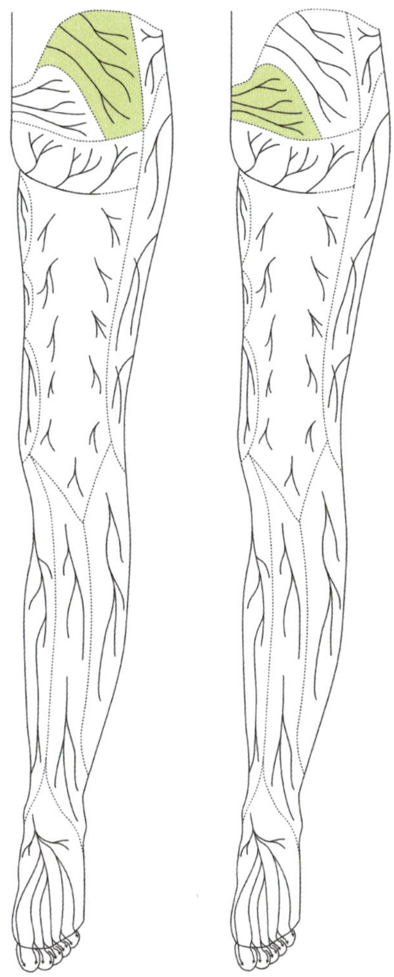

Abb. 10.19 Sensorisches Innervationsgebiet der Nn. clunium superiores und Nn. clunium medii, untere Extremität (rechts), Ansicht von dorsal.

10.12 N. gluteus superior

Aufgabe 1: Nennen Sie die Rückenmarkssegmente, aus deren Nervenfasern sich der N. gluteus superior zusammensetzt, und zeichnen Sie diese in ➤ Abb. 10.20 ein.

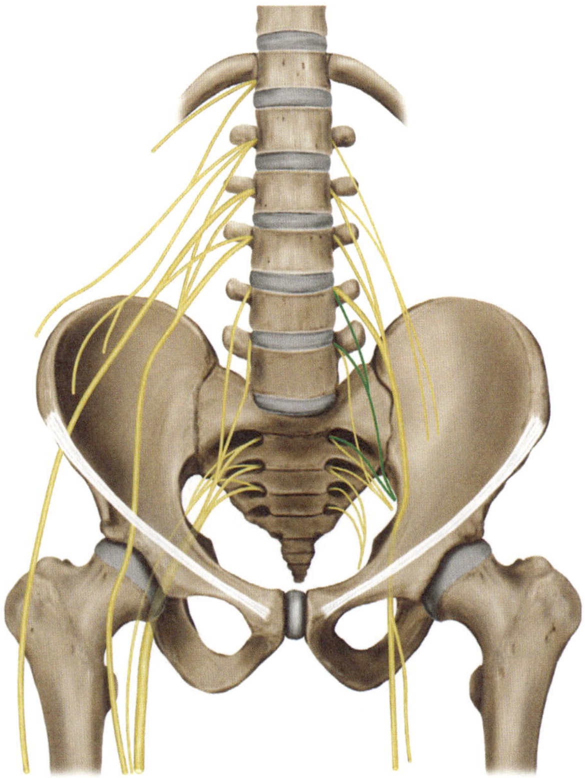

Abb. 10.20 Plexus lumbosacralis mit N. gluteus superior aus L4–S1, Ansicht von ventral.

Aufgabe 2: Beschreiben Sie die Äste des N. gluteus superior, deren Verlauf sowie motorische Innervationsgebiete.

N. gluteus superior (L4–S1)
Der N. gluteus superior verläuft mit der A. glutea superior durch das Foramen suprapiriforme und verzweigt sich dann zwischen den kleinen Glutäen in einen oberen Ast zur Innervation des M. gluteus medius und einen stärkeren, unteren Ast zur Innervation des M. gluteus minimus und des M. tensor fasciae latae.

In Kürze

motorisch: M. gluteus medius, M. gluteus minimus, M. tensor fasciae latae

Aufgabe 3: Zeichnen Sie den Verlauf des N. gluteus superior und seine Äste in ➤ Abb. 10.21 ein.

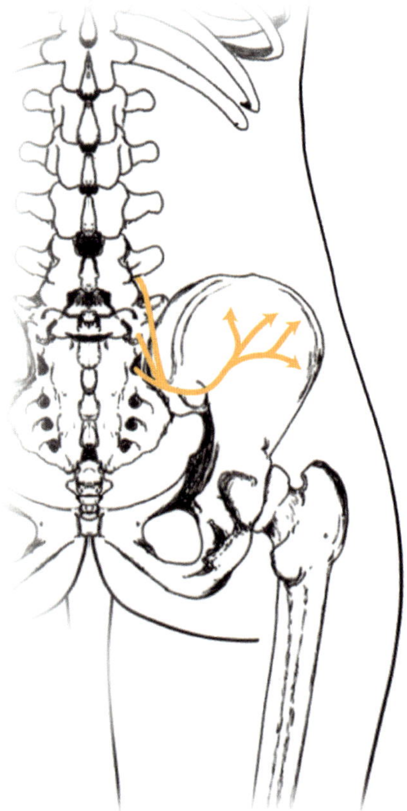

Abb. 10.21 Verlauf und Äste des N. gluteus superior, untere Extremität – Beckengürtel (rechts), Ansicht von dorsal.

Aufgabe 4: Beschreiben Sie die Klinik bei Ausfall des N. gluteus superior.

Klinik

Der N. gluteus superior versorgt mit den kleinen Glutäen die wichtigsten Abduktoren und Innenrotatoren des Hüftgelenks. Zudem sind sie essenziell für die Äquilibration des Beckens und des Rumpfes (Stabilisierung des Beckens) in der Frontalebene. Die Kontraktion der kleinen Glutäen ist essenziell für den aufrechten Gang, da sie durch Kontraktion auf der Standbeinseite das Abkippen des Beckens zur Spielbeinseite verhindern und so das Becken waagerecht halten. Infolge einer Fraktur des Beckens oder einer fehlerhaften intraglutäaren Injektion kommt es beim Einbeinstand auf der Seite der Läsion zum Absinken des Beckens zur gegenseitigen gesunden Beckenhälfte/Spielbeinseite (TRENDELENBURG-Zeichen). Das Becken wird beim Gang durch die Verlagerung des Oberkörpers auf die Seite der Läsion angehoben, was in einem watschelnden Gangbild (DUCHENNE-Hinken) resultiert.

10.13 N. gluteus inferior

Aufgabe 1: Nennen Sie die Rückenmarkssegmente, aus deren Nervenfasern sich der N. gluteus inferior zusammensetzt, und zeichnen Sie diese in ➤ Abb. 10.22 ein.

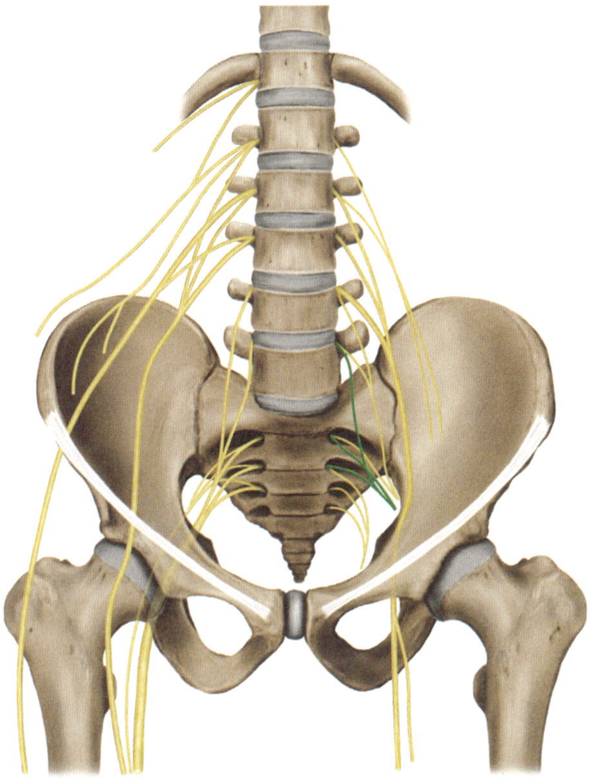

Abb. 10.22 Plexus lumbosacralis mit N. gluteus inferior aus L5–S2, Ansicht von ventral.

Aufgabe 2: Beschreiben Sie die Äste des N. gluteus inferior, deren Verlauf sowie sensorische und motorische Innervationsgebiete.

N. gluteus inferior (L5–S2)
Der N. gluteus inferior verläuft mit der A. glutea inferior durch das Foramen infrapiriforme und verzweigt sich dann in zahlreiche Äste zur Innervation des M. gluteus maximus.

In Kürze

motorisch: M. gluteus maximus
sensorisch: Kapsel des Hüftgelenks

Aufgabe 3: Zeichnen Sie den Verlauf des N. gluteus inferior und seine Äste in ➤ Abb. 10.23 ein.

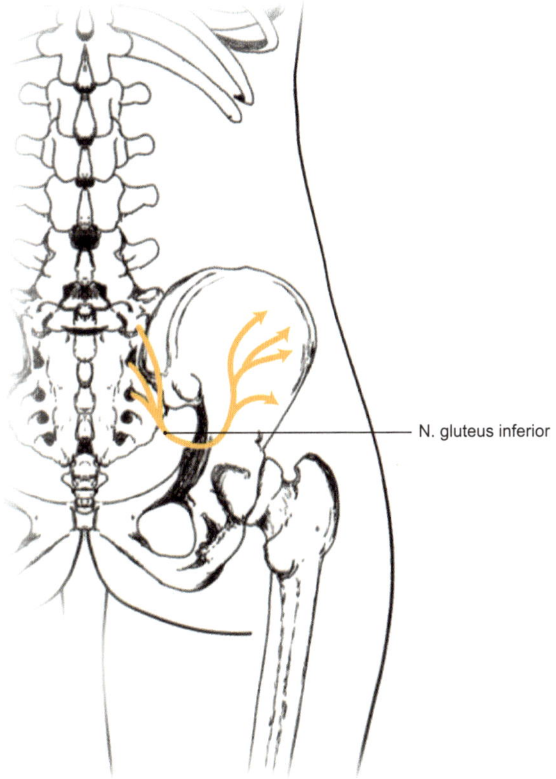

Abb. 10.23 Verlauf und Äste des N. gluteus inferior, untere Extremität – Beckengürtel (rechts), Ansicht von dorsal.

Aufgabe 4: Beschreiben Sie die Klinik bei Ausfall des N. gluteus inferior.

Klinik

Der N. gluteus inferior innerviert den M. gluteus maximus, den wichtigsten Muskel für die Extension und Außenrotation im Hüftgelenk. Bei einer Fraktur des Beckens sind daher die Extension und Außenrotation im Hüftgelenk (benötigt beispielsweise beim Treppensteigen) stark beeinträchtigt.

10.14 N. cutaneus femoris posterior

Aufgabe 1: Nennen Sie die Rückenmarkssegmente, aus deren Nervenfasern sich der N. cutaneus femoris posterior zusammensetzt, und zeichnen Sie diese in ➤ Abb. 10.24 ein.

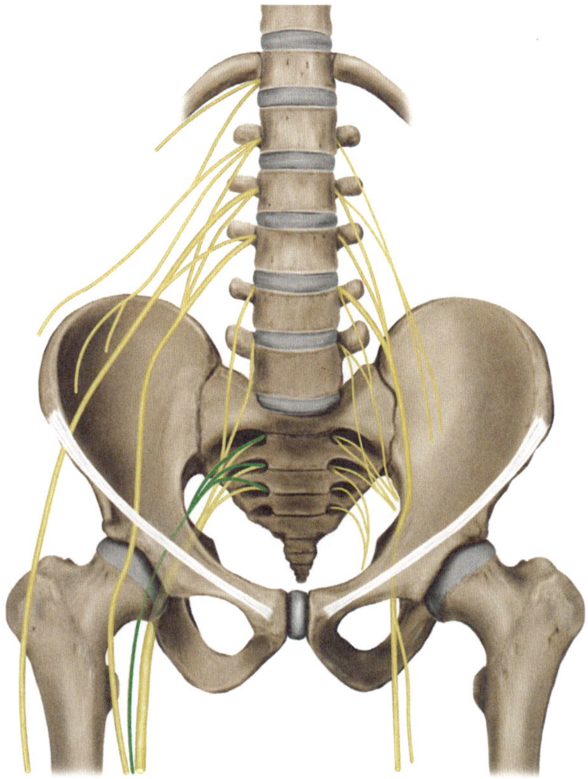

Abb. 10.24 Plexus lumbosacralis mit N. cutaneus femoris posterior aus S1–S3, Ansicht von ventral.

Aufgabe 2: Beschreiben Sie die Äste des N. cutaneus femoris posterior, deren Verläufe sowie sensorischen Innervationsgebiete.

N. cutaneus femoris posterior (S1–S3)

Der rein sensorische N. cutaneus femoris posterior tritt medial des N. ischiadicus durch das Foramen infrapiriforme und zieht vor dem M. gluteus maximus auf der dorsalen Seite des Oberschenkels im subfaszialen Bindegewebe nach kaudal. Erst in der Fossa poplitea verläuft der Nerv nach Durchbrechen der Faszie subkutan. Am Unterrand des M. gluteus maximus gibt er drei bis vier rückläufige Rr. clunium inferiores zur Versorgung der kaudalen Glutealregion ab. Hier zweigen ebenfalls Rr. perineales nach medial ab, diese umfassen das Tuber ischiadicum und innervieren die Haut des Skrotums bzw. der Labia majora. Der Hauptstamm des N. cutaneus femoris posterior gibt in seinem Verlauf nach kaudal immer wieder mediale und laterale Äste ab, welche die Fasica lata durchbrechen und die Haut der Oberschenkelrückseite und der Regio poplitea innervieren.

In Kürze

sensorisch: Anteile der Regio glutealis, Regio femoris posterior, Fossa poplitea, Scrotum, Labia majora, proximaler Anteil der Regio suralis

Aufgabe 3: Zeichnen Sie den Verlauf des N. cutaneus femoris posterior und seine Äste in ➤ Abb. 10.25 ein.

Aufgabe 4: Zeichnen Sie das Areal der sensorischen Innervation des N. cutaneus femoris posterior in ➤ Abb. 10.26 ein.

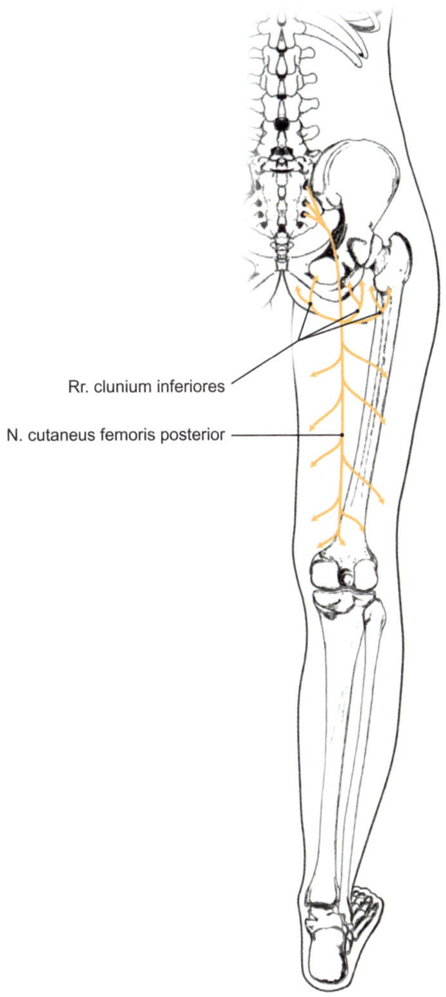

Abb. 10.25 Verlauf und Äste des N. cutaneus femoris posterior, untere Extremität (rechts), Ansicht von dorsal.

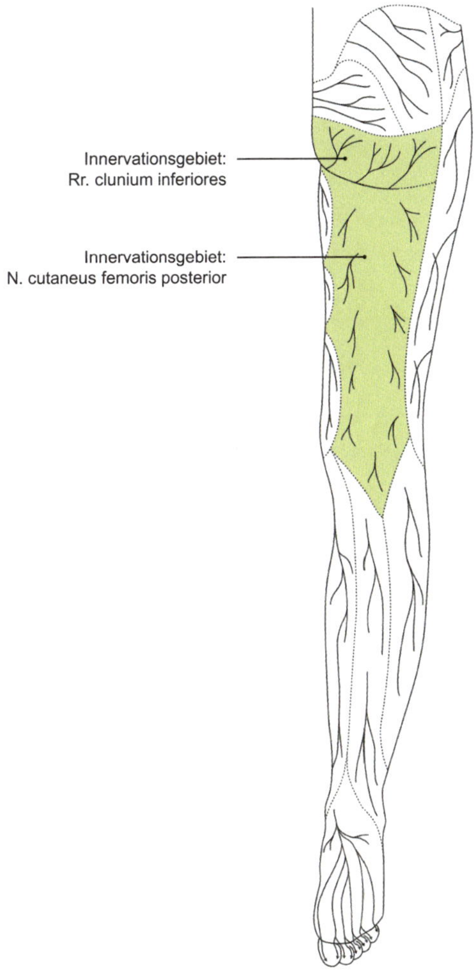

Abb. 10.26 Sensorisches Innervationsgebiet des N. cutaneus femoris posterior, untere Extremität (rechts), Ansicht von dorsal. Die Innervationsgebiete des N. cutaneus femoris posterior und seiner Äste, die Nn. clunium inferiores, sind separat eingezeichnet.

Aufgabe 5: Beschreiben Sie die Klinik bei Ausfall des N. cutaneus femoris posterior.

Klinik

Infolge einer Fraktur des Beckens kann der N. cutaneus femoris posterior geschädigt werden, dies resultiert in einer Hypästhesie im Bereich seines sensorischen Versorgungsgebietes.

10.15 N. ischiadicus

Aufgabe 1: Nennen Sie die Rückenmarkssegmente, aus deren Nervenfasern sich der N. ischiadicus zusammensetzt, und zeichnen Sie diese in ➤ Abb. 10.27 ein.

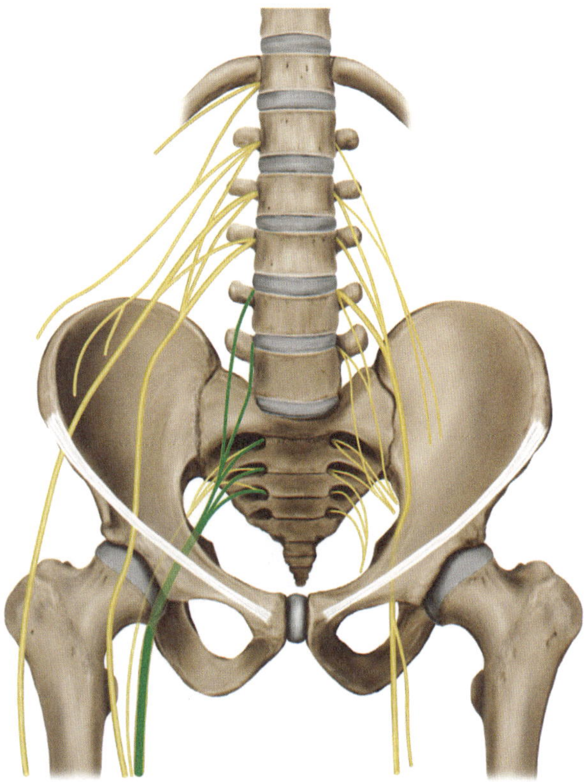

Abb. 10.27 Plexus lumbosacralis mit N. ischiadicus aus L4–S3, Ansicht von ventral.

Aufgabe 2: Beschreiben Sie die Äste des N. ischiadicus, deren Verläufe sowie sensorische und motorische Innervationsgebiete.

N. ischiadicus (L4–S3)

Der N. ischiadicus stellt den dicksten und längsten Nerv des menschlichen Körpers dar und besitzt zugleich das ausgedehnteste motorische und sensorische Versorgungsgebiet.

Er ist von seinen Wurzeln an geteilt in den N. tibialis und den N. fibularis communis, beide sind nur vorübergehend durch die Bindegewebshülle des Epineuriums für eine variable Strecke zu einem einheitlich erscheinenden Nerv verbunden. Die morphologische Trennung erfolgt meistens im distalen Drittel des Oberschenkels.

Der N. ischiadicus verlässt das Becken am weitesten lateral und zieht zwischen M. gluteus maximus und den Mm. obturatorius internus und quadratus femoris auf der Dorsalfläche der Mm. adductor minimus und magnus nach kaudal.

Gelegentlich tritt nur der N. tibialis durch das Foramen infrapiriforme, der N. fibularis communis tritt in diesem Fall durch den M. piriformis.

Am proximalen Winkel der Kniekehlenraute hat er sich meistens schon in den N. tibialis und den N. fibularis communis getrennt, die zunächst nebeneinander verlaufen. Im Bindegewebe der Kniekehle trennen sich die beiden Anteile des N. ischiadicus: Während der N. tibialis dann nach medial entlang des lateralen Randes des M. semimembranosus zieht, verläuft der N. fibularis communis am medialen Rand des M. biceps femoris.

N. fibularis (peroneus) communis (L4–S2) (einschließlich des Fibularisteils des N. ischiadicus)

Der N. fibularis communis verläuft in der Fossa poplitea am medialen Rand des M. biceps femoris nach distal-lateral. In der Fossa poplitea entsendet der N. fibularis communis sensorische Äste zur Versorgung des Kniegelenks und der Art. tibiofibularis und den N. cutaneus surae lateralis. Dieser verläuft auf dem Caput laterale des M. gastrocnemius nach distal und innerviert nach Durchbrechen der Fascia cruris die Haut des dorsolateralen Unterschenkels bis zum Malleolus lateralis. Über einen R. communicans fibularis verbindet er sich mit dem aus dem N. tibialis stammenden N. cutaneus surae medialis zum N. suralis.

Der Hauptstamm des N. fibularis communis zieht spiralig um Fibulakopf und Fibulahals. Hier teilt er sich auf dem Weg in die Fibularisloge vor oder nach Durchbruch des Septum intermusculare cruris posterior in seine beiden Äste N. fibularis profundus und N. fibularis superficialis.

In Kürze

N. fibularis communis
motorisch: Caput breve des M. biceps femoris
sensorisch: Äste zur Versorgung des Kniegelenks und der Art. tibiofibularis
N. cutaneus surae lateralis
sensorisch: Haut des dorsolateralen Unterschenkels bis zum Malleolus lateralis

N. fibularis superficialis

Der N. fibularis superficialis gibt proximal in der Fibularisloge die Rr. musculares zur Innervation der M. fibularis longus et brevis ab. Sein sensorischer Endast verläuft dann zunächst zwischen diesen beiden Muskeln, dann auf dem N. fibularis brevis nach distal und tritt im distalen Drittel des Unterschenkels durch die Fasica cruris, wo er sich in die beiden den Fußrücken innervierenden N. cutaneus dorsalis medialis und N. cutaneus dorsalis intermedius aufteilt. Beide Nerven geben kleine Äste zur Innervation der Haut von Unterschenkel und Fußrücken ab. Während sich der N. cutaneus dorsalis medialis in zwei Äste zur Versorgung des medialen Fußrandes sowie der medialen Seite des Hallux und der einander zugewandten Hälften der Dorsalflächen der 2. und 3. Zehe (Nn. digitales dorsales pedis) teilt, verzweigt sich der N. cutaneus dorsalis intermedius in vier einander zugewandte Hälften der Dorsalflächen der 3., 4. und 5. Zehe auf (Nn. digitales dorsales pedis).

In Kürze

N. fibularis superficialis
motorisch: Mm. fibulares longus et brevis
sensorisch: N. cutaneus dorsalis medialis und N. cutaneus dorsalis intermedius zur Innervation der Ventralseite von Unterschenkel und Fußrücken

N. fibularis profundus
Der N. fibularis profundus verläuft zunächst durch die Fibularisloge und durchbricht dann das Septum intermusculare cruris anterius, um in die Extensorenloge zu gelangen. Er durchbohrt den M. extensor digitorum und verläuft gemeinsam mit der A. tibialis anterior auf der Membrana interossea cruris nach distal. In seinem Verlauf gibt er Rr. musculares zur Innervation der Extensoren des Unterschenkels (M. tibialis anterior, M. extensor digitorum longus, M. extensor hallucis longus) ab und zieht dann dem M. tibialis anterior folgend (Leitmuskel!), die Retinacula musculorum extensorum unterquerend, zum Fußrücken. Die A. dorsalis pedis begleitend zieht er unter Abgabe der Rr. musculares zur Innervation der Extensoren des Fußes (M. extensor digitorum brevis, M. extensor hallucis brevis) zum ersten Spatium interosseum. Hier tritt er durch die Faszie und versorgt sensorisch die einander zugewandten Gebiete des Hallux und der zweiten Zehe (Nn. digitalis dorsalis hallucis lateralis et digitalis dorsalis secundi medialis).

In Kürze

N. fibularis profundus
motorisch: alle Extensoren des Unterschenkels (M. tibialis anterior, M. extensor digitorum longus, M. extensor hallucis longus), alle Extensoren des Fußes (M. extensor digitorum brevis, M. extensor hallucis brevis)
sensorisch: erstes Spatium interosseum

N. tibialis (L4–S3)
Der N. tibialis setzt durch die Kniekehle (Fossa poplitea) hindurch den Verlauf des N. ischiadicus fort.

- Die Rr. musculares für die Innervation der Flexoren des dorsalen Oberschenkels (M. biceps femoris – Caput longum, M. semimembranosus, M. semitendinosus) sowie des M. adductor magnus (Doppelinnervation mit N. obturatorius) werden schon im Bereich des dorsalen Oberschenkels abgegeben. In der Fossa poplitea gibt der N. tibialis kurze Rr. musculares zur Innervation des zweiköpfigen M. gastrocnemius, des M. soleus sowie des M. popliteus ab.
- In der Fossa poplitea gibt er zudem den sensorischen N. cutaneus surae medialis ab. Dieser verläuft gemeinsam mit der V. saphena parva zwischen den Mm. gastrocnemii und durchbricht dann in ihrem sehnigen Anteil die Fascia cruris, um danach subkutan nach distal zu ziehen. In seinem Verlauf vereinigt er sich mit dem R. communicans fibularis aus dem N. cutaneus lateralis (Ast des N. fibularis communis) zum N. suralis. Der N. suralis zieht weiter mit der V. saphena parva nach distal und innerviert einen keilförmigen Bereich der Haut des dorsolateralen Unterschenkels. Er verläuft hinter dem Malleolus lateralis und gibt Rr. calcanei laterales für die Innervation der Haut des Außenknöchels ab sowie den R. cutaneus dorsalis lateralis für die Innervation der Haut des lateralen Fußrandes.
- Der N. tibialis gibt ebenfalls in der Fossa poplitea den sensorischen N. interosseus cruris ab, der auf der Membrana interossea nach distal zum oberen Sprunggelenk verläuft, um über die Rr. calcanei mediales die Haut über dem Malleolus medialis und der Ferse zu innervieren.
- Der Hauptteil des N. tibialis setzt von der Fossa poplitea aus seine Verlaufsrichtung nach distal fort und zieht dann gemeinsam mit den Vasa tibialia posteriora zwischen den beiden Köpfen des M. gastrocnemius unter der Soleusarkade (Sehnenbogen des M. soleus) nach distal in die Loge der Flexoren des Unterschenkels. Mit den Vasa tibialia posteriora zieht nach distal und gibt in seinem Verlauf Rr. musculares für die Innervation der tiefen Flexoren (M. tibialis posterior, M. flexor digitorum longus, M. flexor hallucis longus) ab.
- Der N. tibialis zieht, von den Vasa tibialia posteriora begleitet, in den Malleolenkanal (Canalis malleolaris) und teilt sich in diesem in seine beiden gemischten Endäste, die Nn. plantares medialis et lateralis, die zur Fußsohle (Planta pedis) verlaufen.
- Der N. plantaris medialis verläuft zwischen M. abductor hallucis und M. digitorum brevis nach distal und innerviert über kurze Rr. musculares in seinem Verlauf den M. abductor hallucis, das Caput mediale des M. flexor hallucis brevis und den M. flexor digitorum brevis. Er gibt ebenfalls Rr. cutanei für die mediale Fußsohle ab. Der N. plantaris medialis teilt sich im weiteren Verlauf in drei Nn. digitales plantares communes mit je zwei Nn. digitales plantares proprii auf. Diese innervieren sensorisch die Haut der plantaren Seite der medialen 3½ Zehen sowie die Haut über ihren Endgliedern. Die Nn. digitales plantares communes senden auch Rr. musculares für die Mm. lumbricales I und II.
- Der N. plantaris lateralis verläuft zwischen M. flexor digitorum brevis und M. quadratus plantae zum lateralen Fußrand und gibt in diesem Verlauf Rr. musculares für den M. quadratus plantae und den M. abductor digiti minimi sowie Rr. cutanei für die laterale Fußsohle ab. An der lateralen Seite der Fußsohle teilt sich der N. plantaris lateralis in einen R. superficialis und R. profundus. Aus dem R. superficialis gehen ein N. digitalis plantaris proprius für die Versorgung der Haut der lateralen Hälfte des Kleinzehs und der motorischen Innervation des M. flexor brevis digiti minimi und der Mm. lumbricales III und IV und ein N. digitalis plantaris communis mit zwei Nn. digitales plantares proprii für die sensorische Innervation der zueinander zugewandten Seiten der vierten und fünften Zehe hervor. Der überwiegend motorische R. profundus verläuft mit dem Arcus plantaris nach mediodistal und innerviert den M. adductor hallucis, das Caput laterale des M. flexor hallucis brevis und alle Mm. interossei.

In Kürze N. tibialis

motorisch: Flexoren des Oberschenkels (Ausnahme: Caput breve des M. biceps femoris), Flexoren des Unterschenkels und des Fußes
sensorisch: Kniegelenk, distaler Unterschenkel, Articulatio talocruralis, Zehengelenke, Haut der Ferse und der Planta pedis

Aufgabe 3: Zeichnen Sie den Verlauf des N. ischiadicus und seine Äste in ➤ Abb. 10.28 ein.

Aufgabe 4: Zeichnen Sie den Verlauf des N. ischiadicus und seine Äste in ➤ Abb. 10.29 ein.

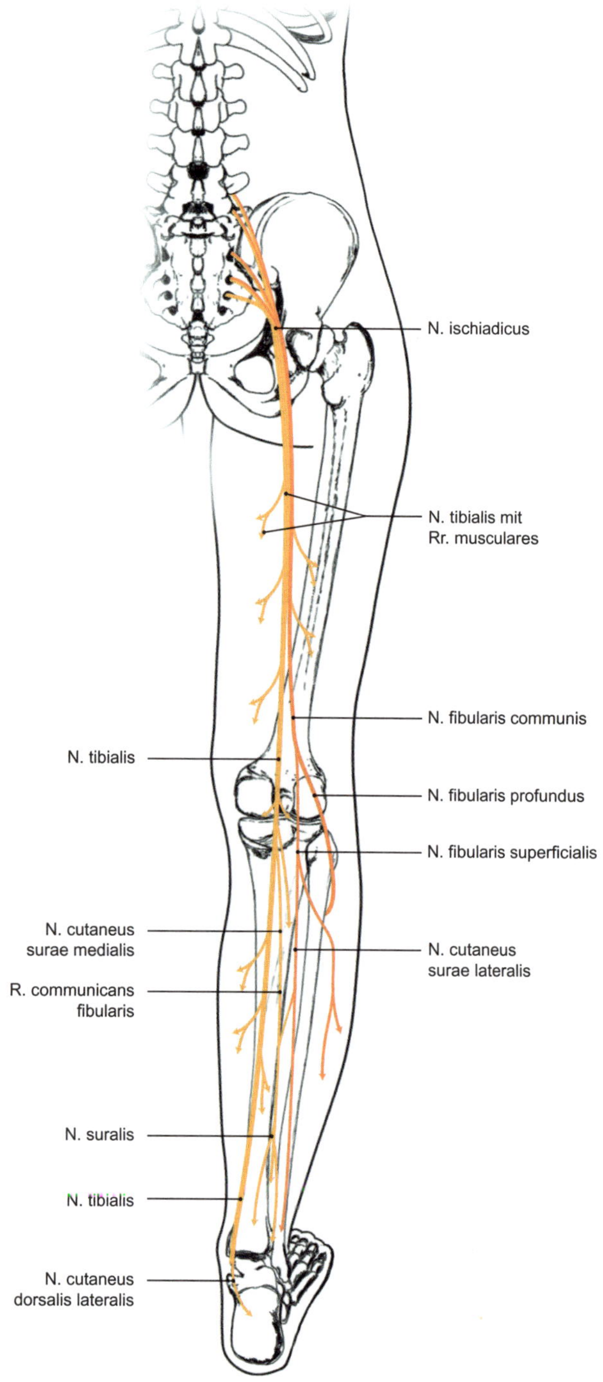

Abb. 10.28 Verlauf und Äste des N. ischiadicus, untere Extremität (rechts), Ansicht von dorsal.

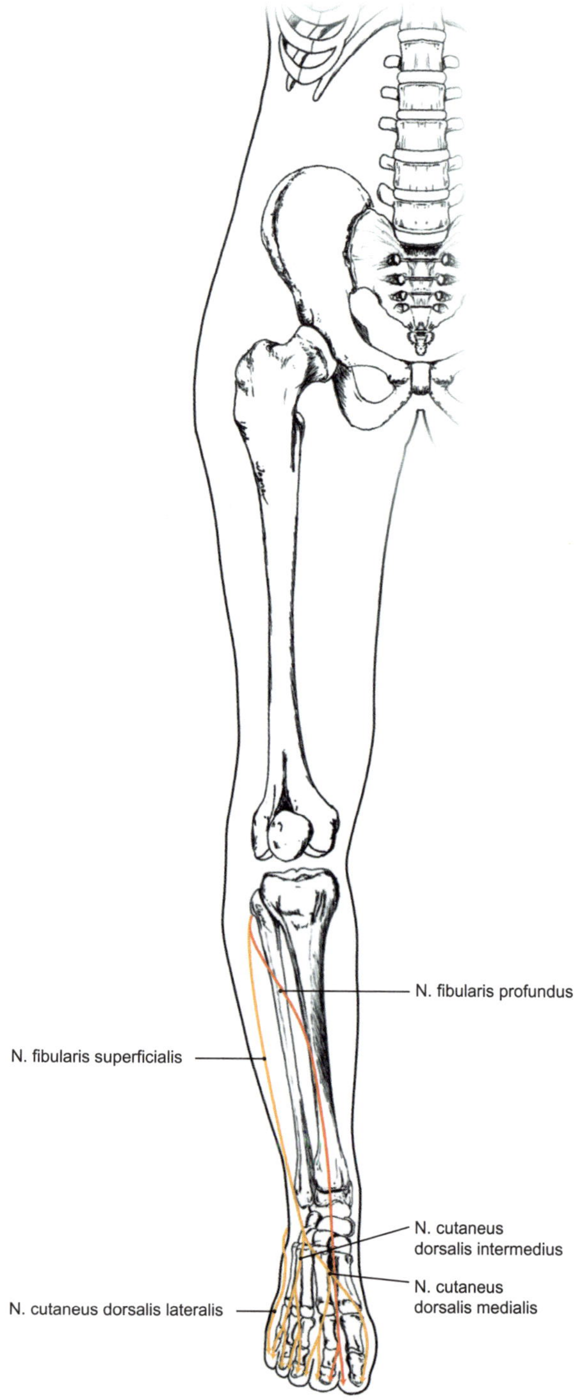

Abb. 10.29 Verlauf und Äste des N. ischiadicus, untere Extremität (rechts), Ansicht von ventral.

Aufgabe 5: Zeichnen Sie das Areal der sensorischen Innervation des N. fibularis communis in ➤ Abb. 10.30 ein.

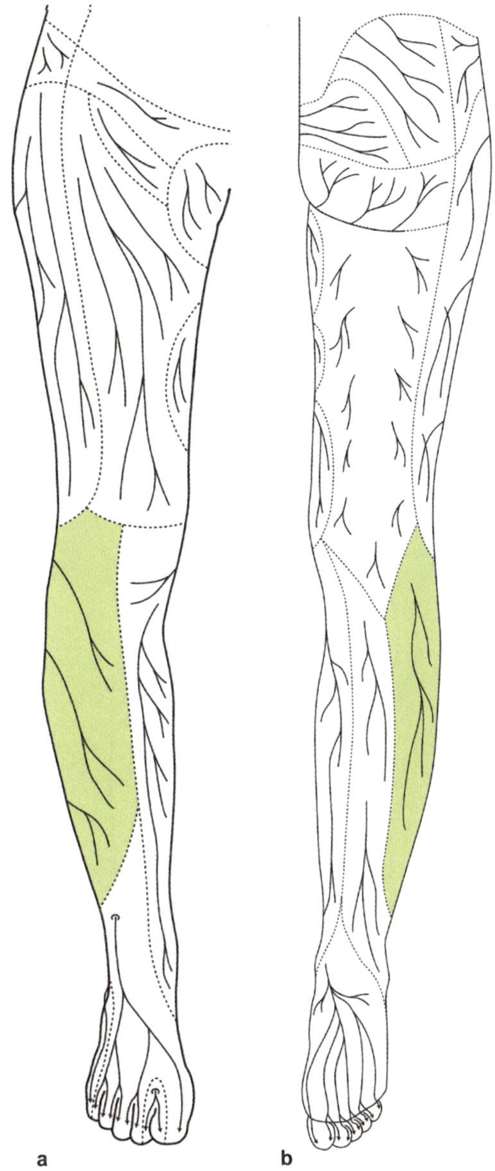

Abb. 10.30 Sensorisches Innervationsgebiet – N. fibularis communis mit N. cutaneus surae lateralis, untere Extremität (rechts), Ansicht von ventral und dorsal.

Aufgabe 6: Zeichnen Sie das Areal der sensorischen Innervation des N. fibularis superficialis und des N. fibularis profundus in ➤ Abb. 10.31 ein.

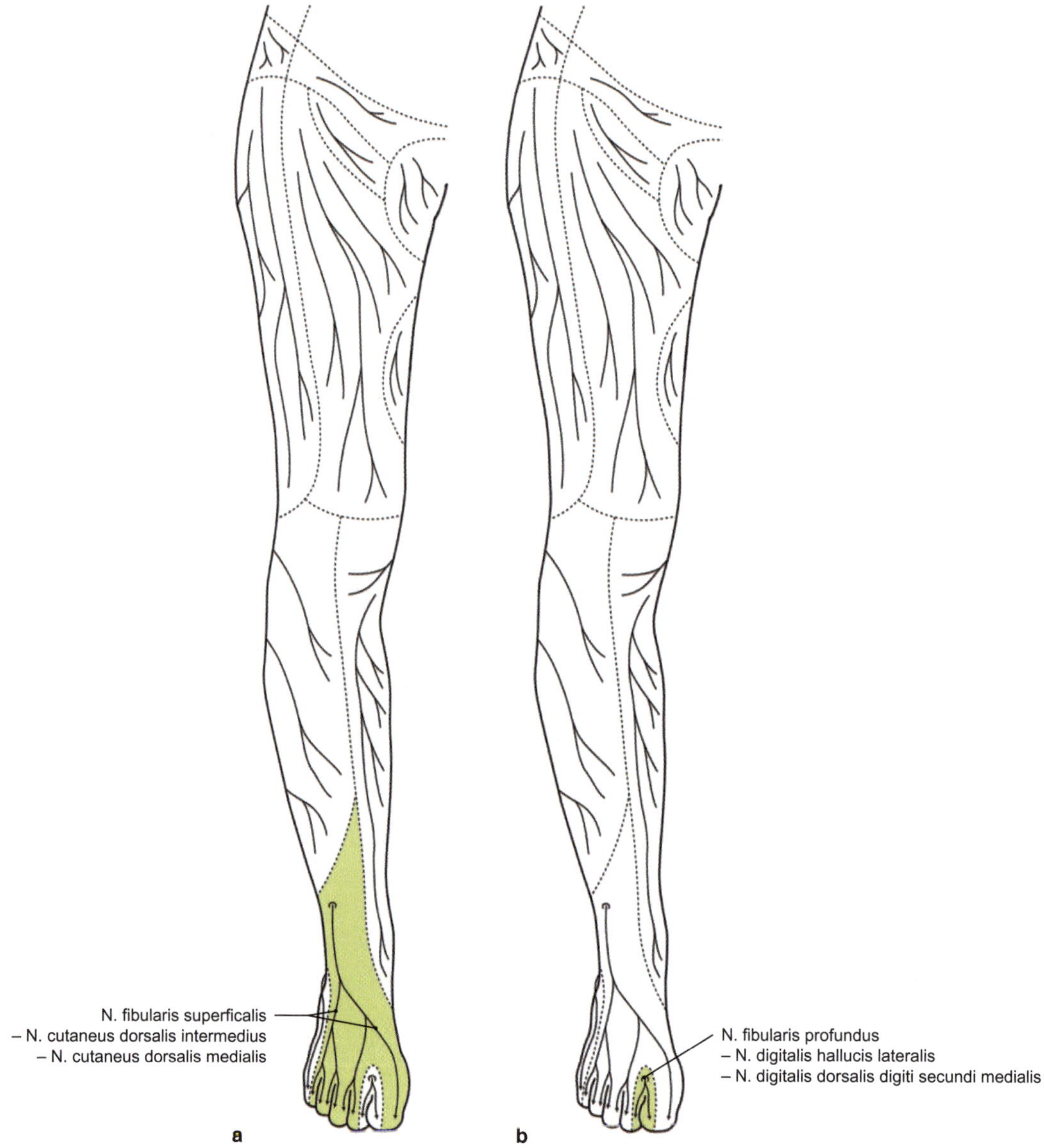

Abb. 10.31 Sensorisches Innervationsgebiet – (a) N. fibularis superficialis mit N. cutaneus dorsalis intermedius und N. cutaneus dorsalis medialis, (b) N. fibularis profundus mit N. digitalis hallucis lateralis und N. digitalis dorsalis digiti secundi medialis, untere Extremität (rechts), Ansicht von ventral.

Aufgabe 7: Zeichnen Sie das Areal der sensorischen Innervation des N. suralis in ➤ Abb. 10.32 ein.

Aufgabe 8: Zeichnen Sie das Areal der sensorischen Innervation des N. tibialis in ➤ Abb. 10.33 ein.

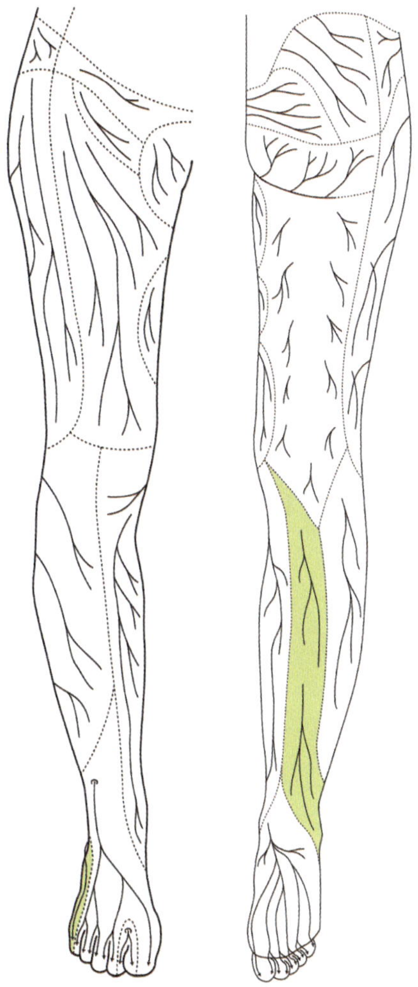

Abb. 10.32 Sensorisches Innervationsgebiet – N. suralis mit N. cutaneus dorsalis lateralis, untere Extremität (rechts), Ansicht von ventral und dorsal.

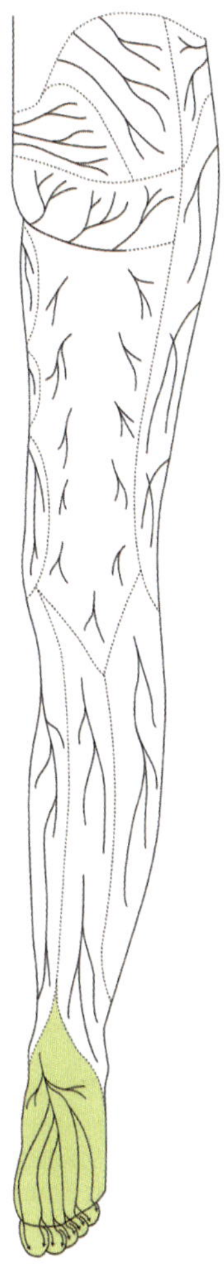

Abb. 10.33 Sensorisches Innervationsgebiet – N. tibialis mit Nn. plantaris medialis et lateralis, untere Extremität (rechts), Ansicht von dorsal.

Aufgabe 9: Beschreiben Sie die Klinik bei Ausfall des N. ischiadicus unter Beachtung der Höhe der Läsionen bezüglich der verschiedenen Äste des N. ischiadicus.

Klinik

Ausfall des N. ischiadicus

Eine Läsion des Hauptstammes des N. ischiadicus (infolge von Beckenfrakturen, Hüftgelenksfrakturen, operativen Eingriffen am Hüftgelenk, Totalendoprothese der Hüfte) durch Kompression des Nervs resultiert in einem Ausfall der ischiokruralen Muskulatur, die Kniebeugung ist stark eingeschränkt (➤ Abb. 10.34) sowie in einem kompletten Ausfall der Unterschenkel- und Fußmuskulatur. Die Sensorik in den vom N. ischiadicus innervierten Hautarealen ist gestört. Eine solche komplette Läsion ist jedoch selten. Weitaus häufiger treten Schmerzen im sensorischen Versorgungsbiet des N. ischiadicus auf (Ischialgie). Diese ziehen meist aus der Lendenregion über das Gesäß in den dorsalen Ober- und Unterschenkel bis in den Fuß. Einer Ischialgie liegt meist eine Reizung der Nervenwurzeln des Nervs durch fehlerhafte Belastung/Überbelastung, degenerative Prozesse der Wirbelsäule oder durch einen lumbalen Bandscheibenvorfall zugrunde.

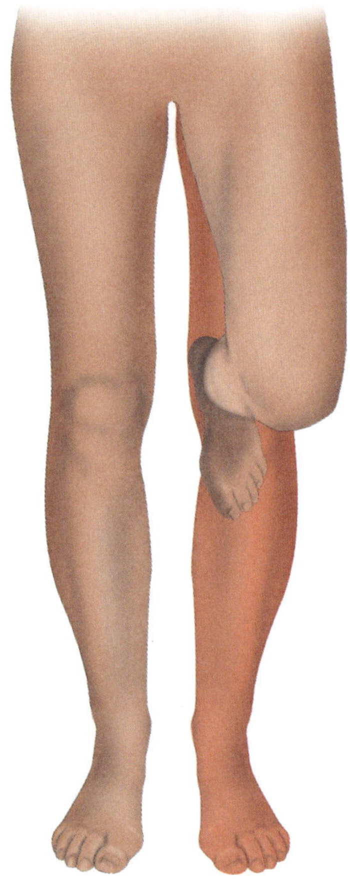

Abb. 10.34 Klinik bei Läsion des N. ischiadicus.

Klinik

Ausfall des N. fibularis communis

Infolge einer Fraktur der proximalen Fibula kann der N. fibularis communis geschädigt werden (häufigste Nervenläsion der unteren Extremität). Die Schädigung resultiert durch den Ausfall der Extensoren in dem Unvermögen der Dorsalflexion des Fußes, die Zehenspitzen hängen herab (Spitzfußstellung, ➤ Abb. 10.35). Beim Gehen wird zum Ausgleich der Unterschenkel durch eine verstärkte Beugung im Knie angehoben (Steppergang). Zudem hat eine Schädigung des N. fibularis communis den Ausfall der Mm. fibulares zur Folge, welche die stärksten Pronatoren im unteren Sprunggelenk sind, dadurch steht der Fuß in Supinationsstellung. Außerdem zeigt sich eine Hypästhesie im Bereich der sensorischen Versorgungsgebiete (laterale Wade und Fußrücken).

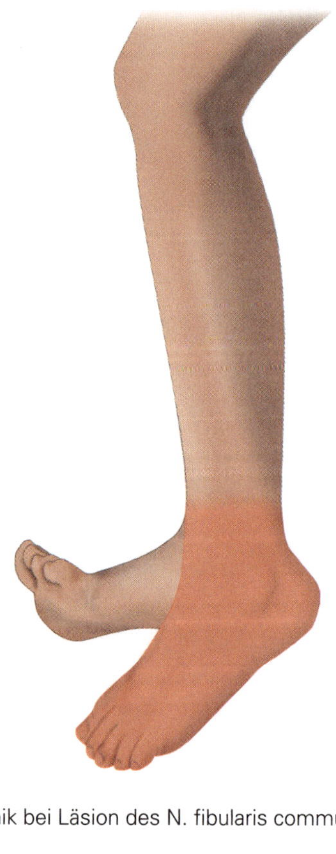

Abb. 10.35 Klinik bei Läsion des N. fibularis communis: „Spitzfußstellung".

Klinik

Ausfall des N. fibularis superficialis

Infolge eines Traumas der Mm. fibulares kann der N. fibularis superficialis geschädigt werden, der Fuß steht dann durch den Ausfall der Mm. fibulares in Supinationsstellung. Die Sensorik ist im Bereich des Fußrückens mit Ausnahme des ersten Zwischenzehenraums durch den Ausfall der Nn. cutaneus dorsalis intermedius und medialis aufgehoben.

Klinik

Ausfall des N. fibularis profundus

Infolge einer Fraktur des Unterschenkels kann sich ein Kompartment-Syndrom in der Loge der Extensoren entwickeln. Flüssigkeit kann sich in den Extensoren ansammeln, dadurch können die dort verlaufenden Blutgefäße und Nerven geschädigt werden. Eine so verursachte Läsion des N. fibularis profundus zeigt sich durch den Ausfall der Extensoren in dem Unvermögen der Dorsalflexion des Fußes, die Zehenspitzen hängen herab (Spitzfußstellung, ➤ Abb. 10.36). Beim Gehen wird zum Ausgleich der Unterschenkel durch eine verstärkte Beugung im Knie angehoben (Steppergang). Die Sensorik ist im Bereich des ersten Zwischenzehenraums gestört.

Klinik

Ausfall des N. tibialis

Eine Läsion des N. tibialis proximal des Abgangs der Rr. musculares resultiert in einem Ausfall der gesamten Flexoren und Supinatoren des Unterschenkels. Dadurch ist der Fuß in Pronationsstellung und dorsalflektiert, dies macht das Stehen auf Zehenspitzen (Zehenstand) unmöglich. Diese Stellung des Fußes wird als Hackenfuß (Pes calcaneus) bezeichnet (➤ Abb. 10.37). Durch den Ausfall der kurzen Fußmuskeln ist die Flexion, Abduktion und Adduktion der Zehen nicht mehr möglich. Der durch den N. tibialis vermittelte Achillessehnenreflex ist abgeschwächt. Die Sensorik im Bereich der medialen Wade und der Fußsohle, der Ferse und des lateralen Fußrandes ist gestört. Eine Kompression oder Läsion der Endäste des N. tibialis im Malleolenkanal (auch als Tarsaltunnel bezeichnet) resultiert in sensorischen Störungen der Fußsohle und Ausfall der kurzen Fußmuskeln (Tarsaltunnelsyndrom).

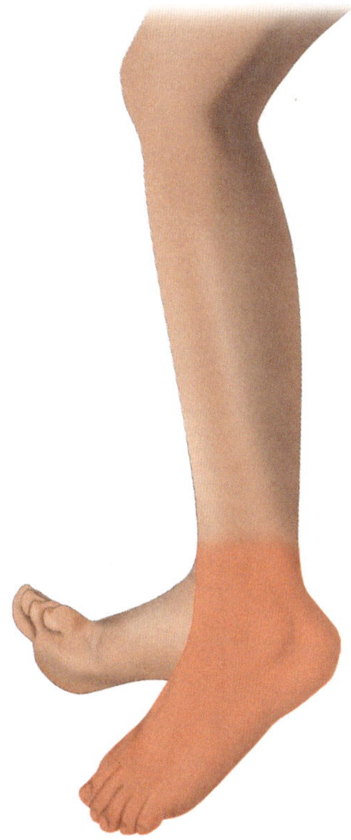

Abb. 10.36 Klinik bei Läsion des N. fibularis profundus: „Spitzfußstellung".

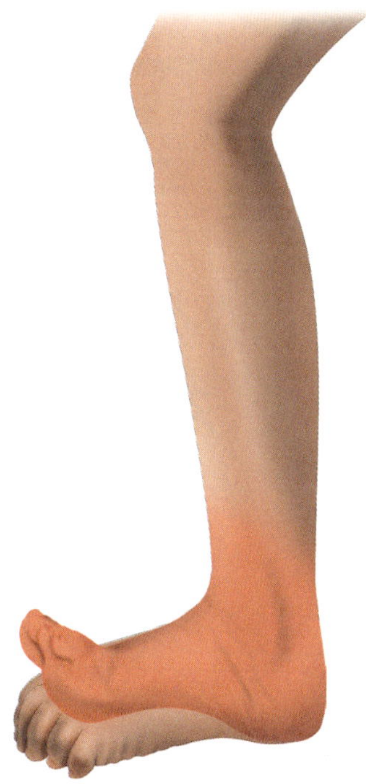

Abb. 10.37 Klinik bei Läsion des N. tibialis: „Hackenfuß".

10.16 N. pudendus

Aufgabe 1: Nennen Sie die Rückenmarkssegmente, aus deren Nervenfasern sich der N. pudendus zusammensetzt, und zeichnen Sie diese in ➤ Abb. 10.38 ein.

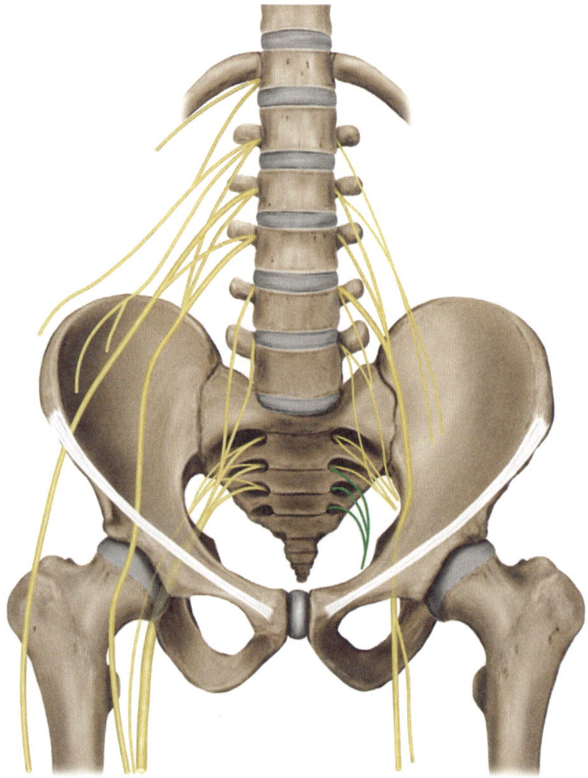

Abb. 10.38 Plexus lumbosacralis mit N. pudendus aus S2–S4, Ansicht von ventral.

Aufgabe 2: Beschreiben Sie die Äste des N. pudendus, deren Verlauf sowie sensorische und motorische Innervationsgebiete.

N. pudendus (S2–S4)

Der N. pudendus ist der letzte Ast des Plexus sacralis, er führt Nervenfasern aus den Rückenmarkssegmenten S2 bis S4, zudem führt er die Nervenfasern des sakralen Anteils des Parasympathikus (Nn. splanchnici pelvici). Er entspringt am Unterrand des M. piriformis und gibt Rr. musculares zur Innervation des M. levator ani und des M. ischiococcygeus ab. Er zieht durch das Foramen infrapiriforme und verläuft mit der A. pudenda interna über die Spina ischiadica, um anschließend durch das Foramen ischicadium minus zurück in das Becken zu gelangen. Auf diesem Weg gelangt der N. pudendus vom supra- in den infralevatorischen Raum, ohne durch die Muskulatur durchtreten zu müssen. Er verläuft in der Fossa ischioanalis wandständig innerhalb der Faszienduplikatur des M. obturatorius internus (ALCOCK-Kanal, Canalis pudendalis). Hier gibt er zunächst die Nn. rectales inferiores ab, die im Fett der Fossa ischioanalis verlaufen und motorisch den M. sphincter ani externus sowie sensorisch die perianale Haut innervieren.

Im Bereich des Damms (Perineurium) entspringen die Nn. perineales. Ihre Rr. musculares dienen der Innervation der oberflächlichen Dammmuskulatur (Mm. transversus perinei superficialis, ischiocavernosus, bulbospongiosus) und ihre sensorischen Äste der Versorgung der Haut des Damms. Die Nn. perineales ziehen entlang der Fascia perinei superficialis (Faszie des Damms) und setzen sich als Nn. labiales posteriores bzw. Nn. scrotales posteriores fort, um die großen Labien bzw. die dorsale Seite des Scrotums sensorisch zu innervieren. Im weiteren Verlauf durch den ALCOCK-Kanal gibt der N. pudendus Äste ab, welche die Membrana perinei und den M. transversus perinei profundus durchbohren, um im Spatium superficiale perinei (oberflächlicher Dammraum) über Rr. musculares die Mm. transversus perinei profundus et sphincter urethrae zu innervieren und über sensorische Äste die Schleimhaut von Vulva und Vagina und dem Corpus spongiosum penis zu versorgen. Die rein sensorischen Endäste des N. pudendus verlaufen als N. dorsalis clitoridis bzw. N. dorsalis penis entlang des unteren Schambeinastes (R. inferior ossis pubis) und innervieren die Haut der Glans clitoridis bzw. die Haut des Penis, der Glans penis und das Präputium penis. Die sensorischen und parasympathischen Äste ziehen über die Crura clitoridis/penis zum Corpus cavernosum clitoridis/penis.

In Kürze

motorisch: M. levator ani (M. puborectalis, M. pubococcygeus, M. iliococcygeus), M. ischiococcygeus, M. sphincter ani externus, M. transversus perinei profundus, M. transversus perinei superficialis, M. ischiocavernosus, M. bulbospongiosus, M. sphincter urethrae

sensorisch: Haut im Anus- und Dammbereich, Labia majora bzw. Scrotum, Schleimhaut von Vagina und Vulva, Haut der Glans clitoridis bzw. Haut von Penis, Glans penis und Präputium penis. Corpus cavernosum clitoridis/penis.

Aufgabe 3: Zeichnen Sie den Verlauf des N. pudendus und seine Äste in ➤ Abb. 10.39 ein.

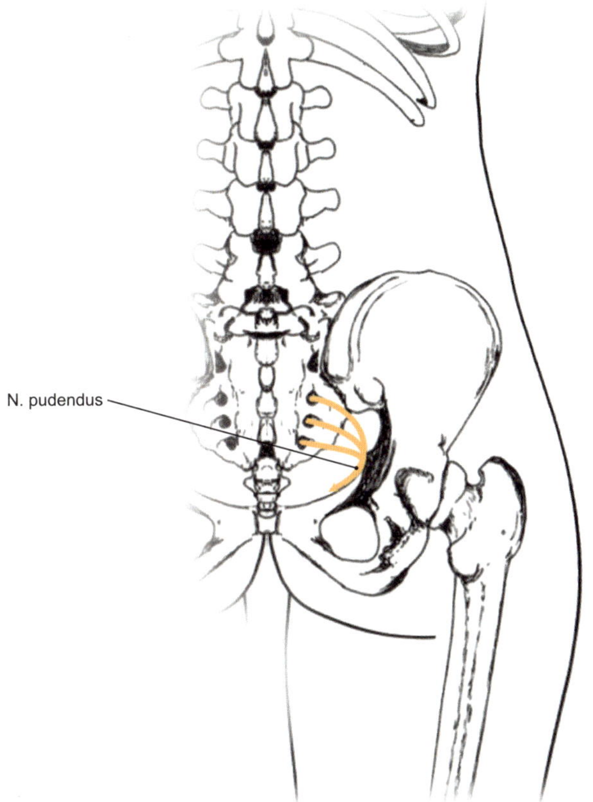

Abb. 10.39 Verlauf und Äste des N. pudendus, untere Extremität – Beckengürtel (rechts), Ansicht von dorsal.

Aufgabe 4: Beschreiben Sie die Klinik bei Ausfall des N. pudendus.

Klinik

Der N. pudendus kann durch mechanischen Druck infolge von Sport, Operationen, ausgedehnten Tumoren im Enddarm und Verletzungen oder infolge einer Dammverletzung bei der Geburt geschädigt werden. Dies resultiert in Schmerzen in der Genital- und Dammregion. Zudem kann je nach Stärke der Läsion durch den Ausfall des M. sphincter urethrae und des M. sphincter ani externus sowie der Beckenbodenmuskulatur eine Harn- und/oder Stuhlinkontinenz auftreten. Eine Störung der Sexualfunktion ist möglich.

Register